하나님이 살리시는
기적奇跡
라파성서요법

라파성서요법에서 '라파'는
히브리어 여호와 라파(Yahweh Rapha) אפר הוהי에서 나온 것이다.
'여호와 라파'는 '치료하시는 하나님'(출15:26)이라는 뜻이다.

하나님이 살리시는
기적 奇跡
라파성서요법

목사 **김현일** 지음
의료평론가 **윤승천** 감수

건강신문사
www.kksm.co.kr

| 감수의 글

라파성서요법은 병을 근본적으로 고치는 방법

1

30여년 전에는 유방암의 경우 아주 드문 경우를 제외하고는 대부분 양쪽 유방과 흉선, 겨드랑이 등의 임파선을 모두 제거하는 전 절제술이 유방암의 가장 확실한 치료법으로 시술되었다. 전 절제술후에도 추가적으로 항암제 투여와 방사선 치료도 재발과 전이를 예방하고 억제한다는 명분하에 사실상 코스처럼 시술됐다

나이 고하에 관계없이 여성성의 상징인 유방을 완전히 도려낸다는 것은 여자에게 있어서 받아들이기가 쉽지 않은 일이다.

지금처럼 유방제거 환자들에 대한 유방재건성형술이 보편화되지 않았던 시절이었던 만큼 유방암 환자들은 수술후 우울증 등의 심한 후유증을 앓았다. 겨드랑이의 임파선과 흉선등 면역기관들이 제거되다보니 면역기능도 그만큼 떨어지고 어깨통증 등 팔 기능에도 많은 제약을 받았다.

그럼에도 당시에는 그러한 치료법이 절대적이다 보니 어느 누구

도 이의를 제기하거나 거부하지 않았다.

그로부터 30여년의 세월이 흘렀다.
유방암관련학계는 유방암에 대한 유방의 전 절제술과 남은 유방을 최대한 보존하는 유방 부분절제술간 생존율과 치료율의 유의한 차이가 없다고 공식 인정했다. 30여년 간의 추적 관찰 결과 유방의 전절제술이나 유방을 보존하는 최소 절개술의 결과가 다를 바 없다는 것이었다. 그래서 남은 유방을 최대한 살리는 최소침습술이 요즈음은 유방암 절제술의 대세이다.
남은 유방과 흉선, 임파선을 보존하는 수술로 유방암의 외과적 절제술에 대한 교과서적인 치료법이 바뀐 것이다.
그렇다면 30여년 전에 절대적 치료법이라며 양쪽 유방 또는 한쪽 유방과 흉선, 겨드랑이 임파선을 모두 제거한 환자들은 어떻게 되는가. 그들의 삶의 질에 대한 책임을 과연 누가 질 것인가.

2
유방암을 예로 들었지만 다른 암이나 다른 질병도 이와 유사한 경우가 허다하다.
오늘 절대적인 최첨단 의술도 내일에는 얼마든지 바뀔 수 있다.
라파성서요법 감수의 글에서 유방암 얘기를 하는 것은 라파성서요법도 비슷한 경우이기 때문이다.
김현일 목사의 라파성서요법도 사실상 광의의 자연의학 또는 대체의학인데 30여년 전에는 현대의학으로부터 철저히 외면당했기 때문이다.

당시 물론 사이비 대체의학자연의학 관계자들 때문이기도 했지만 대체의학은 검증이 안된 민간요법으로 치부되면서 주류의학에서 밀려났다

식사와 생활습관만으로도 암, 당뇨, 고혈압, 비만 등 현대의학에서 난치, 불치로 꼽는 중증 질병들을 고치고 예방한다고 하니 제도권 의료계 입장에서는 얼마나 황당했겠는가.

그러나 30여년의 세월이 흐른 지금은 식사와 영양. 운동, 생활습관으로도 암이나 당뇨, 고혈압을 고치고 예방한다는 사실은 많은 논문과 임상사례로 증명되고 확인됐다. 먹는 음식과 운동, 환경, 생활습관이 뼈와 근육, 세포는 물론 나쁜 유전인자까지도 바꾼다는 사실도 확인했다. 그래서 지금은 오히려 현대의학에서도 보완대체의학이라는 이름으로 앞 다투어 수용하고 있는 실정이다.

식사, 생활습관, 운동 또는 영양물질 등을 통한 면역력 증강과 신경계의 평형유지가 핵심 내용인데 21세기 접어들면서 이 인체의 면역력 강화를 통한 질병의 치료 및 예방법이 붐을 일으키고 있는 것이다.

그러나 아직도 제도적 한계 때문에 우리나라의 대체의학에 대한 연구와 임상은 초보적 수준이다. 그러다보니 여전히 과학이나 의학으로 설명이 되지 않는 추론이 난무하고 있는 실정이다.

면역요법으로 통칭되고 있는 이러한 대체의학은 우리나라의 경우

20~30년 전에는 비의료인들에 의해 주로 시술돼왔으나 지금은 의료환경의 변화에 따른 상업적 목적 때문이기도 하지만 제도권으로 흡수되면서 의사, 약사, 한의사 등 전문인들에 의해 널리 소개되고 있다. 이에 따라 개인 병의원이나 한의원은 말할 것도 없고 삼성서울병원, 현대아산중앙병원, 서울대병원, 고려대병원, 차병원 등 국내 유수의 대학병원에서도 본격적으로 도입, 임상에 활용하고 있는 실정이다. 국내 최고의 대학병원급 의료기관에서 웃음요법을 강의하고 식사요법을 설명하고 음식과 환경, 운동, 생활습관의 중요성을 비중있게 가르치고 있는 것이다.

특히 인체의 자연치유력 강화를 통한 면역요법은 재생의학줄기세포치료과 접목되면서 최첨단 암치료법암의 제4세대 치료법의 하나로까지 등장했다.

이같은 면역요법의 논리는 어떤 중병이라도 치료의 주체는 인체의 자가면역력 즉 환자 자신이라는 것이다. 엄밀한 의미에서 치료의 주체는 환자 자신이 맞다. 수술이든, 화학적 약물치료항암제든, 방사선치료든 어떤 첨단의술도 치료의 객체 즉 보조적일 뿐이다. 그러나 오늘날 의료현실은 그 반대의 상황이다. 의사, 의료기관의 방법과 의료제도에 철저히 따라야 한다. 치료의 주체와 객체가 뒤바뀐 것이다.

상업적 의료제도의 어쩔수 없는 한계이기도 하다.

이 책 라파성서요법의 논리는 오늘날 상업적 의료제도 때문에 어쩔 수 없이 뒤바뀐 치료의 주체와 객체를 원래되로 돌려놓자는 주장이다.

　실제로 자기스스로도 얼마든지 모든 병을 근본적으로 고치고 예방할 수 있기 때문에 치료의 주체는 환자 자신이어야 한다. 인체를 해부학적으로 살펴보면 이런 사실은 더욱 분명해진다. 병든 세포를 바꾸고 근육과 뼈를 튼튼하게 하고 장기의 기능을 활성화시키는 일은 스스로 해야한다. 음식과 운동, 좋은 생활환경을 통해 인체를 바꾸어야 병을 근본적으로 고칠 수가 있는데 그것을 의사나, 의료기관은 결코 해줄 수가 없다.

3
　라파성서요법은 현대의학과 과학으로 설명할 수 있다.
　이런 점이 기존의 유사한 책들과 큰 차이점이다. 대체의학 자연의학 관련 책들의 대부분이 황당무계하거나 추론적인데 반해 김현일 목사의 주장은 의과학적으로 설명이 되고 있는 것이다.
　흉선, 임파선이 인체의 중요한 면역시스템이라는 것과 장관에도 면역시스템이 있다는 것, 또한 골수, 백혈구 세포에 대한 구체적 설명은 라파성서요법이 허무맹랑한 책이 아니라는 사실을 반증한다. 라파성서요법의 여러가지 실천방법들도 수십, 수백년의 세월을 거치면서 임상적, 의학적으로 확인된 방법들이다. 기독교적인 측면에서 연계시킨 성경의 논리가 추상적이지 않은 것도 이 책이 유사한 책들과 다른 부분이다.
　그럼에도 그 핵심 실천방법들은 너무도 간단하다. 식사, 영양, 운동, 휴식, 호흡, 웃음, 기도등 누구나 일상생활을 통해 큰 어려움없이 실천할 수 있는 방법들이다.

4

필자가 지난 30여년간 의학전문기자와 의료평론가로 활동하면서 가장 안타깝게 생각해왔던 것 중의 하나가 대체의학 자연의학을 연구했다거나 대체의학 관련 책을 출간한 사람들의 이력과 학력 등이 불분명 하다는 것이다.

자칭 대체의학 전문가라거나 대체의학을 10년 20년 공부했다며 필자를 찾아오거나 책 출간을 의뢰해오는 사람들을 만나보면 거의 대부분 과거의 행적이나 학력이 불분명한 경우였다. 분명 대체의학은 아무나 할 수 없는 전문분야인데도 이런저런 일을 하다 실패했거나 마땅히 할 일 없는 사람들이 손쉽게 할 수 있는 일쯤으로 인식됐다. 다시 말해 대체의학과 관계된 사람들이 사기꾼(?) 비슷한 사람들로 분류되다보니 과거에는 현대의학으로부터 외면당하고 또 국민들로부터도 신뢰받지 못했던 것이다.

지금도 크게 달라지지는 않았지만 상당수의 대체의학 관련 책들은 이론은 고사하고 상식으로도 납득이 가지 않는 추론과 황당무계한 내용들로 돼 있다.

이같은 현실에서 이 책 라파성서요법이 주목되고 있는 것은 김현일 목사의 이론과 주장이 과학과 의학으로 설명이 되고 있는 점이다. 그리고 김목사의 학력과 이력이 확실하다는 사실이다.

이런 점이 이 책이 기존의 유사한 책들과 다른 점이고 라파성서요법을 독자들에게 추천해 줄 수 있는 이유이기도 하다.

5

　이 책 내용에 따라 라파성서요법을 꾸준히 실천하면 웬만한 병들은 저절로 고쳐진다. 암도 경우에 따라 얼마든지 고칠 수 있다.

　세포와 뼈와 피를 바꾸는, 즉 인체를 변하게 하여 모든 병을 근본적으로 고치게 하는 방법들이 소개돼 있기 때문이다. 먹는 음식과 운동, 생활환경에 따라 육체와 유전인자가 달라진다는 사실을 알게 되면 병을 근본적으로 고칠 수 있는 방법도 깨닫게 된다.

　부분적으로 증상을 개선시키고 혹은 일시적으로 멎게 하는 대중요법이 아닌 질병을 근본적으로 고치는 방법이 라파성서요법이다.

　이름이 기독교적이고 논리도 기독교적인 부분이 있기는 하지만 성경의 논리도 사실상 광의의 자연의학이다. 건강의 개념이 정신과 육체를 포괄하는 점에서 보면 종교적 논리는 오히려 긍정적일 수 있다. 앞으로 계량화에 있어서의 미흡하고 부족한 부분을 잘 보완하고 고쳐나간다면 세상을 바꿀 수 있는 정의로운 책이 될 수 있을 것으로 기대된다. 온갖 엉터리 대체의학(자연의학) 책들이 난무하고 있는 시대에 올바른 정보를 제공해주는 책이기에 독자들에게 일독을 권한다.

尹承天
의료평론가

| 머리말

생로병사 生老病死의 길목에서

　사람은 어디에서 왔다가 어디로 가는가. 태어나는 순간 누구나 다 죽음을 향해 가고 있다. 인생을 살아가면 수많은 일들과 사고를 만나지만 특별히 마음과 육신의 질병이 오면 하던 일을 멈춰야 한다. 생로병사 生老病死는 이 땅에 태어난 사람이라면 누구나 겪어야 하는 일이다. 건강하게 살고 싶고 무병장수하고 싶은 것은 인지상정이다. 현대과학은 사람의 평균수명을 150세까지 가능하다고 추측한다. 하지만 세상에서 가장 오래된 책인 성경은 인생 70이요 강건하면 80이라고 했다.시편 90:10.

　성경에 보면, 120세까지 살아도 눈이 침침하지 않고 젊은이처럼 정정하게 살다간 모세 같은 사람도 있다. 또, 노아의 홍수가 있기 전에는 사람이 500~900세까지 살았다. 노아의 홍수는 지금부터 4,600여 년 전에 있었다. 노아의 홍수 이후에는 성경말씀대로 인간은 평균 70~80세를 살게 된 것이다. 하나님이 사람을 이 땅에 창조하시고 우리에게 주신 먹을거리는 씨 맺는 모든 채소와 씨 맺는 나무의 열매였다. 먹을거리가 채소와 과일이었을 때는 사람이 평균 700세를 살았다. 그러다 노아의 홍수 이후, 하나님께서 육식을 허용하셨는데 그때부터 사람의 평균 수명은 70~80세가 되어버렸다. 오래 사는 것, 병 없이 사는 것, 행복하게 사는 것, 꿈을 가지고 사는 것, 꿈을 이루고 사는 것… 이런 것은 누구라도 가질 수 있고 가져야 하는 생각인 것이다. 그러나 현실은 만만치가 않다. 인생을 살다보면 행복하고 평안한 날보다는 힘들고 어려운 날, 사건 사고가 있는 날, 그리고 질병으로 고통 받는 날이 더 많은 것 같다.

내가 건강과 질병, 그리고 그에 관련된 자연의학에 관심을 가진 것은 30년이 넘었다. 십대 때는 잠을 적게 자는 방법, 정신을 강하게 하는 방법, 공부를 잘하는 방법, 꿈을 간직하는 방법… 이런 것들에 관심이 있었다. 이십대와 삼십대 때는 여러 가지 학문과 다양한 종교와 철학과 사상들에 관심이 있었다. 거기에다 건강관리에도 관심이 많았다. 예를 들어, 연수기, 공기청정기벤타, 현미식 식사, 건강에 좋지 않은 오백五白을 먹지 않는 것 등이었다. 오백五白이란 흰 쌀, 흰 조미료, 흰 밀가루, 흰 설탕, 흰 소금을 말한다. 이런 것들이 건강에 좋지 않다는 것을 알고 내 자식들이 아주 어릴 때부터도 식이요법을 시행했다. 삼십대 때는 부산학원에서 전문영어 강사를 했는데 하루에 90분짜리 강의 6개는 기본이었다. 지식과 의지력도 중요하지만 체력이 되지 않으면 버틸 수 없는 고강도의 직업이었다. 그러다보니 건강과 체력에 좋은 음식은 안 먹어 본 것이 없다. 시중에서 좋다는 음식은 거의 다 먹어보았다. 또, 어머니의 몸살을 간호하기 위해 독학으로 익힌 지압술을 어머니에게 해드리기도 했다. 지금 생각해보니 이십대와 삼십대가 자연의학에 관한 워밍업 시대요, 나와 내 가족을 중심으로 한 일종의 임상실험(?) 때였던 것 같다. 건강에 관한 책들도 숱하게 읽었다. 삼십대에는 도인술까지 공부했다.

  삼십대 초반까지 신경성 과민 대장염 때문에 하루에 7~10번 설사를 했다. 그러다 명의한의사를 만났다. 한약 네 재를 먹고 대장염을 고친 후 지금까지 아무 이상이 없다. 그때는 강의 때문에 너무 오래 서있었고 밤을 새면서 5~7시간씩 보고 싶은 책들을 보다보니 허리가 내려앉아 버렸다. 이 디스크를 그 명의가 뜸으로 고쳐주었다. 부정맥이 있는 심장병도 그분이 처방한 한약과 환약으로 고쳤다. 삼십대와 사십대는 한의학의 신비에 눈을 뜨는 시기였다. 침과 뜸과 한약에 관해서… 그분은 청와대 파일에 한국에서 가장 침 잘 놓는 사람으로 등재되어 있는 명의였다. 중국 경도침술대학원을 나오신 분이다. 양의도 공부하신 분이다. 청맹과니당달봉사를 한 달 만에 눈뜨게 하고, 20년 넘은 중풍환자를 한 달 만에 고치고, 난치병인 열관절염 류마티스도 쉽게 고쳤다. 크고 작은 질병들은 그분에게는 병도 아니었다. 이 비법을 전수받아서 질병을 고쳐주면서 하나님의 복음을 전하고 싶었다. 그래서 그분에게 부탁했더니 자신은 나이가 많아서 내가 한의대를 나오고 나면 자기의 모든 비법을 전수해주겠다고 했다. 그러다가 삼십대 중반에 목사로서의 부르심을 받았다. 그때부터 신학과 성경에 몰두했다. 주경야독의 시대였다. 그 이후에도 계속 자연의학에 대한 관심과 책읽기는 계속되었다. 현대의학과 대체의학에 대한 눈은 뜬 상태였다.

그러다가 인생의 큰 위기가 왔다. 2003년부터 2006년까지 엄청난 인생의 문제에 직면해서 극심한 스트레스를 받았다. 2006년, 간암에 걸렸다. 인생의 기로에 섰을 때, 현대의학으로 가지 않고 대체의학 쪽으로 갔다. 그때까지 계속해오던 현미식 위주의 식이요법을 더욱더 철저하게 하면서 고기와 생선을 일체 입에 대지 않았다. 그리고는 대체식_{에너지식}과 황금수요법_{요료법}을 꾸준히 한 후에 2009년에 종합검진을 하니 간암은 완치가 되어 있었다. 지방간은 약간 있었다. 그 3년 6개월 동안에 다양한 대체의학 서적을 독파했다.

2013년 9월 어느 날이었다. 하나님께서 갑자기 현대의학과 대체의학 서적들을 집중적으로 보게 하셨다. 밤잠을 자지 않고 몰두했다. 20년 전에 본 것도 기억나게 하시고 밤에 자다가도 기억나게 하시고 목욕하다가도 기억나게 하셨다. 정신없이 받아 적은 것과 읽은 책들을 정리해 나갔다. 30년 동안 본 책들을 집대성하게 되었다. 7개월이 후딱 지나갔다. 라파성서요법이 완성되는 때였다.

하나님이 지시하시고 하나님이 주신 라파성서요법을 가장 먼저 나에게 적용했더니 오랫동안 고생했던 척추관 협착증_{척추의 뼈와 인대가 굳어지는 병}이 나았고 13년 간 계속된 이명증도 나았고 사타구니 백신과 발가락 무좀까지도 한 번에 나아버렸다. 그리고나서 내 가족들에게 라파성서요법을 적용했다. 아내는 5년 동안 고생했던 고혈압과 편두통이 한 달 만에 나아버렸고, 아침마다 두드려댔던 다리 부종도 다 나았고 불면증도 사라져서 머리만 대면 잔다. 대학을 졸업한 둘째 딸은 살이 빠지고 피부가 좋아지고 장이 튼튼해졌다. 66사이즈를 입다가 지금은 55사이즈를 입는다. 막내아들은 어릴 때부터 고질적으로 앓아왔던 위병이 거의 다 사라졌다.

이렇게 가족들에게 적용한 후에 이번에는 내가 담임하고 있는 사랑진교회 교인들에게 라파성서요법 특강을 시작하면서 요법대로 시행하게 했다. 빠른 경우는 3~4일만에 위병과 냉대하증이 나았고, 1~2개월 만에 고혈압을 비롯한 여러 질병들이 나아버렸다. 이 치유 사례들은 이 책안에 들어있다. 특히, 라파성서요법을 행한 사람들은 예외 없이 몸무게가 줄어들었는데 2~3개월 만에 6~21kg까지 빠졌다. 놀라운 일들이 일어난 것이다. 외부로 강의를 나가기 시작했다. 똑같은 일들이 일어났다. 순수소금을 2주 먹었는데 고혈압이 거의 잡혔다. 여기저기서 질병이 나아서 고맙다는 이야기를 들었다. 그러다가 건강신문사의 윤승천사장님을 만나게 되었다. 만난 그 날, 이것을 책으로 펴내자고 윤 사장님이 제안했다. 그래서 이 책이 세상에 나오게 된 것이다.

시중에는 많은 의학서적과 질병이 고쳐진다는 수많은 요법과 책들이 있다. 그 책들을 통해서도 크고 작은 질병이 고쳐진 사례를 익히 알고 있고, 듣고 있다. 굳이 나까지 책을 내야 하는 가 고민도 했다. 그러나 하나님의 강권하심이 있었다. 순종이 제사보다 낫다고 했다. 순종하기로 했다. 의사가 아닌 목사가 이런 책을 낸다는 것 때문에 망설여지기도 했지만 하나님이 직접 인도하신 것이고 지시하신 것이고 주신 것이기 때문에 순종하고 이 책을 썼다. 하나님은 나에게 먼저 풍토병과 여러 질병으로 고생하는 선교사들에게 이 요법을 전하라 하셨다. 그리고 주님 주신 사명을 감당하고자 하다가 몸이 망가져버린 많은 동역자 목사들에게도 전하고, 그리고 경제적인 여유가 없는 성도들과 세상 사람들에게도 전하라고 하셨다. 하나님이 시작하셨으니 하나님이 계속 인도하실 줄 믿는다. 이 모든 것으로 인해 영광 받으실 하나님께 감사드린다.

막상 책을 출판하려니 두려운 마음이 앞서지만 이런 얘기로 작은 위안을 삼는다. "개인의 질병은 사회의 질병이다." 다시 말해서 한 개인의 질병을 살펴보면 사회 전체를 볼 수 있고 역으로 한 사람이 건강해지면 그만큼 사회가 밝아진다는 얘기다. 한 사람이라도 고생하던 질병에서 벗어나기를 바라는 간절한 마음으로 무림(?)의 고수들이 즐비한 이 시대에 감히 이 책을 강호江湖에 내놓는다. 고수들과 독자 제위의 진솔한 충언을 기다리면서...

2014년 6월 해운대 달맞이 언덕에서
김현일

| 추천사 1

현대의학의 한계를 보완하는 훌륭한 지침서

　내가 아끼고 사랑하는 후배 김현일 목사의 라파성서요법은 사실은 하나님의 요법이다. 김목사는 단지 이 하나님의 요법을 전하는 목자일 뿐이다. 그래서 책 제목에서도 '하나님이 살리시는' 이라는 부제가 들어있다.

　천지만물을 창조하신 하나님에게는 불치병이란 없다. 병을 주셨으면 반드시 치료법이나 약도 주셨다. 우리 의료인들도 병을 고쳐주는 보조자일 뿐이다. 그러나 하나님은 모든 사람에게 다 치료법이나 약을 주시지는 않는다.

　땅 끝까지 복음을 전하고 예수 그리스도의 신실한 종이 될 수 있는 자에게만 특별한 은사를 주신다. 하나님은 당신의 요법으로 땅 끝까지 복음을 전하라고 김현일목사를 선택하셨다. 내가 김목사의 원고를 읽고 또 그의 이야기를 듣고 느낀 것은 라파성서요법은 바로 하나님의 요법이라는 것이다. 라파성서요법의 기적을 체험한 사람들도 실은 하나님의 은혜와 긍휼을 체험한 사람들인 것이다.

이 책의 가장 큰 특징은 크게 두 가지로 설명할 수 있을 것 같다.

첫 번째로 이 책의 내용은 하나님의 말씀과 섭리에 근거를 두고 있다는 것이다. 말씀과 섭리에 따르면 어떤 병도 다 고치고 예방할 수 있다고 저자는 확신한다.

두 번째로 김목사가 주장하고 있는 내용들은 현대의학이나 과학으로 모두 설명할 수 있는 자연건강법이라는 것이다. 현대의학과 과학으로 설명할 수 있다는 것은 그만큼 허황되거나 추상적이지가 않다는 것이다. 그의 주장이 허황되거나 추상적이지가 않다는 것은 그만큼 신뢰성이 있다는 얘기이다. 종교적 논리가 아니더라도 라파 성서요법의 핵심이론이 현대의학과 과학으로 입증되고 확인되고 있기 때문이다.

이 책의 내용들은 삼성서울병원, 서울대병원, 고려대병원, 차병원, 전주대병원 등 국내 유명 의과대학에서도 이미 보완대체의학 또는 통합의학이라는 교과목으로 많이들 수용하고 있다. 특히 국내 의료계를 선도하고 있는 유수의 의과대학병원에서 치료 및 예방의 한 방법으로 도입하고 있기도 하다.

지금까지 현대의학도 많은 질병을 고쳐왔지만, 아직도 그 원인과 치료방법을 모르는 수많은 불치병과 질병들이 존재하고 있다. 이런 상황에서 김현일 목사는 의사가 아니면서도 현대의학의 한계와 문제점에 대해서도 정확하게 지적하고 있다. 즉 부분의학의 한계를 직시하면서 왜 전체주의의 전인의학이 필요한지를 인식하고 있는 것이다. 굳이 한의학적 관점이 아니더라도 인체는 서로 긴밀하게 얽혀있는 유기체라는 사실을 요즈음은 의료인들도 동의하고 있다.

  이 책이 많은 사람들에게 읽혀져 하나님의 은총이 온 세상에 가득하기를 기원한다. 라파성서요법은 김목사의 요법이 아니라 하나님의 요법이기 때문이다. 이 요법이 땅 끝까지 전해지는 그날까지 우리 함께 기도하십시다.

오지섭
일신기독병원장, 의학박사, 전문의

| 추천사 2

이 시대에 주신 하나님의 치유법

　지구촌의 모든 현대인들에게는 의학과 과학이 발달되어도 질병이 끊이지 않고 있습니다. 병은 육체적인 병뿐만 아니라 정신적인 병도 무수한데, 강남제일교회에서 김현일 목사의 특강을 들었던 많은 목사님들은 물론, 교인들까지도 '라파성서요법'의 기적은 '하나님이 고치시고 치료하시는 출15:26' 요법임을 실감하게 되었습니다.
　근래 시중에서 여러 가지 식물들을 내세우면서 신이 내린 마지막 신비의 특효약이니, 신이 내린 마지막 열매라고 자랑하는 일도 많이 목격하게 됩니다. 그 중에는 한 두 가지 질병에 효과를 보이는 것도 있습니다. 그러나 어느 특정한 식물이나 열매가 모든 질병을 고치지는 못합니다. 하지만 마지막 시대를 살아가는 우리들에게 하나님께서는 김현일목사를 통하여 놀라운 치유법을 허락하셨습니다. 라파성서요법이 그것입니다. 음식과 생활운동만으로 하나님이 주신 자연치유력을 회복시켜서 각종 불치병과 질병이 고쳐지는 생활건강법입니다. 그러므로 라파성서요법은 하나님이 고치고 살리시는 치유법입니다.

라파성서요법 특강을 큰 호기심으로 듣고 보면서, "건강과 행복을 누리게 되는 하나님의 특별하신 치유법이 수많은 사람들을 낫게 하겠구나!" 하는 생각이 들었습니다. 참으로, '내 이름을 경외하는 너희에게는 의로운 해가 떠올라서 치료하는 광선을 발하리니 너희가 나가서 외양간에서 나온 송아지같이 뛰리라[말4:2]'는 말씀대로, 믿는 만큼 역사하시고 회복시키시는 '여호와 라파', 하나님의 축복이 이 책을 읽으시는 모든 분들에게 임하시기를 소원합니다.

'라파성서요법'이야말로 하나님의 특별한 지식과 지혜로 주어진 치료법이기에, 이 하나님의 치료방법으로 기적의 효과를 체험하기를 바라는 간절한 마음으로 이 책을 추천합니다.

지덕
한국기독교총연합회 증경대표회장, 목사

| 추천사 3

자연 속에서 찾아 낸 라파성서요법의 신비

오늘날 대부분의 사람들은 질병의 치료를 화학적 약물치료와 수술에 의해서만 치료할 수 있는 것처럼 생각한다. 이는 화학적 약물치료와 수술에 의존해 온 그 간의 생활 습관 때문이다. 그러나 하나님은 질병의 치료를 한 가지 길에만 두시지 않았다. 하나님은 다양한 방법으로 우리를 치료하시기를 기뻐하신다. 그것이 바로 라파성서요법이다. 라파성서요법은 몸속의 노폐물과 무기미네랄광물성미네랄을 몸 밖으로 배출하여 피를 깨끗하게 함으로써 몸이 스스로 질병을 고치게 하는 자연치유법이다. 의사도 아닌 김현일 목사님께서 자연치유법인 라파성서요법을 연구, 개발한 것은 자연을 신비의 눈으로 바라보고 찾게 하신 하나님이 주신 지혜라 할 것이다. 질병으로 인한 고통 속에 있는 환자 뿐 아니라 모든 사람들이 김현일 목사님의 라파성서요법을 통하여 건강을 되찾아 삶의 기쁨을 누리기를 바란다.

길자연

총신대학교 총장

| 추천사 4

기도와 음식으로 고치는 라파성서요법

의학의 시조 히포크라테스Hippocrates는 건강의 요소를 운동이요, 마사지요, 식이요법이요 그리고 믿기 어렵겠지만 기도라고 강조했다. 14세기 존 크리스톰John Christom은 기도의 능력에 대해 이렇게 정의했다.

"기도는 인간의 나약함을 하나님의 능력으로, 인간의 무지를 하나님의 지혜로, 인간의 공허를 하나님의 충만함으로, 인간의 빈곤을 하나님의 부요로, 인간의 무능을 하나님의 전능으로 전환하는 것이다.

기도의 능력은 화력을 능가한다. 분노하는 사자를 제어하며, 무질서를 평정케 하며, 난리를 그치게 하고, 폭풍우를 잔잔케 하고, 악신을 내쫓으며, 죽음의 사슬을 끊어버리며, 천국 문을 확장시키고, 질병을 완화시키고, 거짓을 없애고, 파멸의 위기에 처한 도성을 구하며, 태양이 제 궤도에 멈춰있게 하며, 벼락 치는 것을 막게 한다. 기도는 만능의 갑옷이요, 값이 떨어지지 않는 보화이며, 마르지 않는 샘이며, 어떤 구름으로도 흐려지지 않는 파란 창공이요, 폭풍우로도 구겨지지 않는 하늘이다. 기도는 뿌리요 지반이요, 한량없는 축복의 어머니다."

의사 암브로스 파레Ambrose Pare는 자기 진료실 앞에, '나 의사 파레는 상처를 치료하고, 하나님은 병을 낫게 하신다.' 라는 명패를 써 붙여놓고 환자들을 치료했다. 이 말씀에 근거하여 「약 위에 기도」라는 명언이 생긴 것이다.

하나님이 살리시는 '라파성서요법'의 저자 김현일 목사는 라파성서요법 실행 매뉴얼대로 순수 소금과 순수 물을 마시고 반신욕과 생활운동을 하면서 기도하면, 못 고칠 질병과 못 고칠 질환이 없다고 밝히고 있다.

말씀을 바탕으로 기도하면서 수백 권의 책을 통하여 찾고 빼 내어 실험과 검증을 거쳐 집대성하여 빛을 보게 된 '라파성서요법' 이 5천여만의 우리 국민뿐 아니라 전 세계 70억 500 만의 전 인류를 질병과 질환으로부터 해방시키리라는 확신을 가지고 가슴 뜨겁게 추천합니다.

신인식
(사)한국시각장애인선교연합회 이사장,
종달새전화도서관 관장, 이학박사

차례

감수의 글 라파성서요법은 병을 근본적으로 고치는 방법 • 5
머리말   생로병사(生老病死)의 길목에서 • 12
추천사 1 현대의학의 한계를 보완하는 훌륭한 지침서 • 18
추천사 2 이 시대에 주신 하나님의 치유법 • 21
추천사 3 자연 속에서 찾아 낸 라파성서요법의 신비 • 23
추천사 4 기도와 음식으로 고치는 라파성서요법 • 24

1부 하나님이 살리시는 라파성서요법

인간은 왜 생로병사의 길을 가게 되었나?   32
영혼육의 타락과 영혼육을 살리는 이야기   34

2부 라파성서요법이란 무엇인가?

자연치유력(Homeostasis)   38

인체의 면역체계   40
 면역세포   40
 면역기구   42

질병의 원인   44
 쌀밥(백미)   48
 백설탕   48
 화학조미료   49

흰 밀가루(표백소맥분)	50
정제염과 천일염	52
세균, 바이러스, 인체의 산성화	54

현대의학의 한계와 문제점   59
현대의학이 이루어진 배경	59
현대의학의 한계와 문제점	63

라파성서요법의 원리   69
면역기능이 약해지면 병에 걸린다	69
몸에서 보내는 구조 신호들	71
인체의 면역 기능을 증강시키는 자연식	72
긴장하거나 분노하지 말라	76
긴장·분노의 감정은 만병의 원인	77
건강한 삶은 마음먹기 나름	78

면역강화법   82
육식을 적게 하고 채식을 많이 하라	82
자연의 당분을 많이 섭취하라	83
적게 먹으면서 오래 씹어라	84
번민하지 말고 숙면을 취하라	85
화를 내지 말고 많이 웃어라	87
욕심을 적게 가지고 많이 베풀어라	87
옷을 얇게 입고 목욕을 자주 하라	88
차를 적게 타고 많이 걸어라	89
흉선을 강화해라	91
장관腸管과 골수骨髓의 기능을 강화해라	94

3부 라파성서요법 실천 방법

자연   100
햇빛	100

순수 물   102

자연은 증류공장	110
증류수의 가장 큰 기능	111

순수소금　　　　　　　　　　　　　　　111

순수소금 pure salt 은 몸의 건강에 꼭 필요하다!	113
소금의 진실	115
순수소금이 혈압을 낮춰 준다	117
내 몸속의 염도는 몇 퍼센트 일까?	121
순수소금	123
깨끗한 소금이란?	127
순수소금의 효과	130
순수 소금 음용법과 하루 마시는 물의 양	132

순수소금과 순수물(증류수) 치유사례　　　　135

고혈압, 이명증, 비문증, 불면증, 악성 변비, 발바닥 통증, 한 번에 다 나아	135
10년간 복용하던 고혈압약 끊고 만성피로감 사라져	138
라파성서요법으로 가슴통증 거의 없어져	139
라파요법으로 신장병(사구체 경화증) 3개월 만에 완치	140
체온이 올라가 겨울에도 춥지 않아	141
라파성서요법으로 숙면 취할 수 있어	143
뭉친 어깨 근육 풀리고 몸 따뜻해져	144
20년 만성두통 말끔히 사라져	145
반신욕으로 뱃살 완전 빠져	146
편두통 사라지고 5년 고혈압 사라져	147
3개월 만에 22kg 빠지고 편두통 고쳐	148
위 속쓰림. 복부팽만감 사라져	150
피부좋아지고 체중 감량	151

음식과 영양　　　　　　　　　　　　　152

음식과 영양	152
피해야 할 음식들	153
칼슘이 풍부한 음식	156
건강을 위해서라면 알칼리성 음식을 섭취하라	157
균형 있는 자연식을 하기 위한 노력	158

왜 대체식이 좋은가　　　　　　　　　　160

완전한 식사, 대체식	160

대체식의 효능	162
왜 대체식이 좋은가	169
명현현상	174

대체식 치유사례   179

암   179
전립선암 4기, 방광암, 골수암 4개월만에 고치다	179
갑상선암, 전신마비, 뇌종양, 위염 완치	183
현대의학에선 대책이 없는 말기 간암이 완전 회복되다	184
위암, 비만, 고혈압이 완치되고	186
대장암, 늑막염, 치질 완치	188
위암, 당뇨병이 회복되고	190
위암·당뇨병·심장병·비염·치질을 고침 받고	191

당뇨   194
10년간 앓던 당뇨병 6달 복용에 뿌리가 빠져	194
당뇨병도 고치고 간염항체도 생겨	197
당뇨병, 협심증, 부정맥, 전립선 비대증 모두를 고치고	199
당뇨병도 고치고 목회활동도 하고	200
당뇨, 고혈압, 비만까지 완치 눈도 좋아지고 정력도 회복돼	202
현대의학의 불치라던 당뇨병, 7개월 만에 완치	204
시력까지 앗아갈 뻔한 당뇨병, 10개월 만에 완치	204
대체식으로 당뇨병과 간질환 모두 완치	206
당뇨병에 합병증까지 100% 완치	208

고혈압   209
중풍, 고혈압 30일만에 정상으로	209
극심한 기관지 천식, 고혈압, 성생활까지 좋아져	210

간질환   213
3개월을 넘기지 못한다던 B형 간염, 간경화, 기미, 당뇨병 완치	213

비만   214
비만과 지독한 변비에서 해방	214
다이어트, 기적 같은 성공, 3개월 만에 14kg 빠졌다	216

기타   218
기억력과 집중력 높아져 학교 성적 월등히 향상	218
대체식은 내가 먹고 임신은 아내가 하고	220
위궤양, 식도염, 대장염, 변비 3개월 만에 호전	221
질병예방 효과 탁월한 대체식 150개 나라 동료 선교사들에게 권한다	222
당뇨병, C형 간염 완치	224

운동	226
걷기 운동	228
복부 운동의 중요성	228
라파생활운동	232
혈액순환운동	232
전신혈행운동	233
혈관망 Wonder Net 운동	234
라파 반신욕	236
호흡	238
가슴 호흡	238
횡경막 호흡	239
복식호흡(횡경막호흡)의 이점	240
복식호흡 실행법	241
휴식	243
잠	245
웃음	252
기도와 묵상	255
무병, 장수를 위해 인간은 어떤 심리를 가져야 하는가?	255
생각하는 대로 되어진다	256
기도와 묵상	257

4부 하나님은 어떻게 우리를 구원하시는가?

하나님은 사랑이시라	266
하나님은 어떻게 우리를 구원하시는가?	279
잃으면 잃으리라	294

라파성서요법 메뉴얼 • 306
참고 문헌 • 310

1부

하나님이 살리시는
라파성서요법
Rapha Bible Therapy

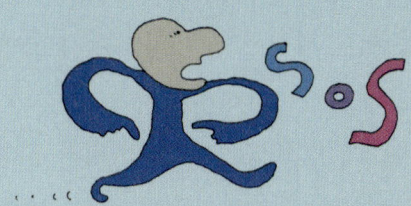

인간은 왜 생로병사의 길을 가게 되었나?

생로병사는 이 땅을 살아가는 사람이라면 누구에게라도 일어나는 일이다. 특별히 마음과 육신의 모든 질병은 하나님이 누구신지 내가 누구인지 알아야 고칠 수 있다. 이 세상은 누가 창조하셨나? 하나님이 창조하셨다. 요1:1~3 무엇으로 창조하셨나? 말씀으로 창조하셨다. 창1:1~4 말씀으로 세상을 창조하신 하나님은 지금도 말씀으로 세상을 붙들고 계신다. 히1:3 이것을 과학에서는 열역학 제1의 법칙, 다시 말해서 에너지 보존의 법칙이라고 한다. 느9:6 최초의 사람은 어떻게 창조되었을까? 사람은 하나님께서 흙으로 창조하셨다. 창2:7

하나님이 창조하신 사람은 영spirit과 혼soul과 육body으로 되어있었다. 최초의 사람 아담Adam은 영이 살아있었다. 그러다 하나님의 명령을 어기고 선악과선과 악을 알게 하는 나무의 열매를 따먹고 영이 죽어버렸다. 그때부터 지금까지 사람은 태어날 때 영이 죽은 채로 태어난다.창2:16~17 영이 죽어서 태어난 사람은 나중에 육이 죽게 되고, 육이 죽으면 혼이 떠나가게 된다. 사람의 영이 다시 살아나기 위해서는 살리시는 영인 하나님의 영이 그 속에 들어와야 한다. 그러면 그 영은 다시 살아난다. 영이 살아나는 방법은 생명의 빛으로 오신 예수 그리스도를 자신의 구원자와 구세주로 받아들이는 것이다.

사람의 혼은 마음과 생각을 통하여 표현된다. 마음은 모든 것보다 거짓되고 극도로 사악하다.렘17:9 그래서 성경은 "열심을 다하여 네 마음을 지키라. 생명의 근원이 거기에서 나오느니라."잠4:23 라고 말씀한다. 또 성경은 "사람이 자기 마음속에 생각하는 바가 그 사람이다."잠23:7 라고 증거 한다. 하여 성경 로마서는 마음을 새롭게 함으로 변화를 받으라고 한다.롬12:2 그러므로 마음을 지키지 않고 생각을 새롭게 하지 않으면 영혼에 평안과 즐거움이 없다.

영혼에 평안과 즐거움이 없으면 근심과 걱정이 뒤따르게 된다. 성경은 "즐거운 마음은 양약이라도 영혼의 근심은 뼈를 마르게 한다."고 한다.잠18:22 의학적으로 뼈가 마르게 되면 골수에서 피를 생산하지 못하게 된다. 그러면 암을 비롯한 각종 질병에 걸리는 것이다. 뿐만 아니라 근심과 걱정을 하게 되면 스트레스stress를 받게 된다. 알다시피 스트레스는 수많은 질병의 원인이 되는 것이다. 그래서 성경은 "무릇 지킬만한 것보다 네 마음을 지키라."고 하는 것이다.

영혼육의 타락과 영혼육을 살리는 이야기

이번에는 육에 대한 이야기를 해보자. 육체의 생명은 피에 있다. 레 17:11 피가 깨끗해야 건강하게 오래 산다. 피가 혼탁해지면 혈액순환에 문제가 생기고, 혈액순환에 문제가 생기면 말초신경이 약화된다. 이렇게 되면 혈관망Wonder Net의 기능이 떨어지게 된다. 시간이 지나면서 체온이 떨어진다. 여기서부터 모든 질병이 시작되는 것이다. 그러므로 질병을 치유하려면 혼탁한 피를 깨끗하게 하고 혈액 순환을 원활하게 하여 체온과 심부온도를 올려주어야 한다.

새가 날 수 있는 이유는 무엇일까? 날개가 있기 때문에? 가볍기 때문에? 아니다. 체온 때문이다. 항온 동물 중에서 체온이 가장 높은 것이 조류이다. 참새는 41~43°C나 된다. 그래서 날 수 있다. 참새뿐 아니라 새는 41°C 이상이 되어야 날 수 있다. 그런데 안타깝게도 닭은 40°C이다. 그래서 닭은 새처럼 계속해서 하늘을 날 수가 없고 조금 날아가는 듯 하다가 땅에 곤두박질한다.

사람의 적정체온은 36.5°C라고 알려져 있다. 그러나 진짜 건강한 체온은 아침에는 35.8°C, 저녁에는 36.3°C이다. 이 이하로 체온이 떨어지는 것을 저체온증hypothermia이라고 한다. 조류는 저체온이 되면 날 수 없지만, 사람이 저체온이 되면 만성피로가 오거나 몸 여기저기에 이상이 생기기 시작한다. 저체온은 모든 질병의 원인이다. 예를 들면, 암환자는 35°C 이거나 그 이하이다. 그래서 암환자뿐 아니라 일반적으로 저체온인 사람도 체온이 1°C만 올라가면 질병이 낫기 시작한다. 이것을 항간에서는 '온열치료법'이라고 한다. 라파성서요법은 온열치료법도 포함한다.

이제 라파성서요법의 원리를 간단하게 정의해보자. 라파성서요법 Rapha Bible Therapy은 몸 안의 독소노폐물와 방사능물질, 그리고 관절 및 몸을 굳어지게 하는 무기 광물질을 몸 밖으로 배출하게 한다. 그 해독작용으로 인하여 자율신경이 균형을 되찾고 혈액순환이 원활하게 되어 체온과 심부온도가 올라간다. 이렇게 되면 몸 전체의 면역시스템이 강화된다. 다시 말해서 자가면역력이 증강되는 것이다. 이 과정에서 몸이 스스로를 고쳐 나간다.

몸이 스스로를 고치는 힘을 현대의학에서는 '생체항상성'이라 하고, 자연의학대체의학에서는 '자연치유력'이라고 한다. 영어로는 둘 다 호메오스타시스Homeostasis이다. 이 자연치유력은 하나님이 인간을 만드실 때 주신 신비한 능력이다. 라파성서요법은 음식과 생활운동만으로 하나님이 주신 자연치유력을 회복시키는 생활건강법이다. 그러므로 라파성서요법은 하나님이 고치고 살리시는 치유법이다.

2부

라파성서요법이란 무엇인가?

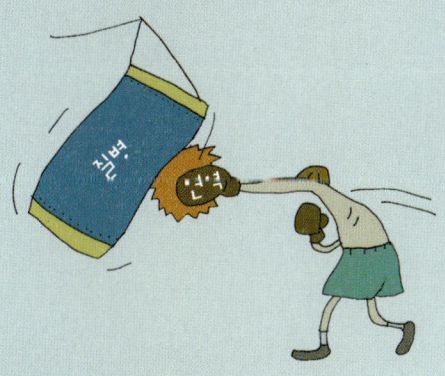

자연치유력(Homeostasis)

생물이 외부 조건이나 환경, 또는 자극에 따라 스스로를 적응시키거나 대응하여 안정화시키려는 작용을 말한다.

호메오스타시스Homeostasis로 생체항상성 이라고 하는 자연치유력은 1929년 미국의 생리학자인 W. B 카손 박사에 의해 주창되어 오늘에 이르고 있다.

이같은 자연치유력은 오늘날 전세계 대체의학 자연의학, 한의학의 가장 기본적인 이론으로 정립됐다. 이 생체 항상성의 한계를 넘어서게 될 때 우리는 이 인체의 상태를 병이라고 말한다.

따라서 성경적인 원리로 보면 우리 몸 스스로가 간직하고 있는 힘 즉 하나님께서 주신 자연치유력에 의해 우리들 스스로 건강을 지켜나가는 것이라고 할 수 있다.

자연치유력의 예를 들면 위가 나빠지면 인체는 스스로 위를 아프게 한다. 그러면 인체는 또 몸을 웅크리게 하거나 아픈 부위를 쓰다듬게 하는 등 혈액을 아픈 곳으로 모이게 하면서 본래의 상태로 복구하기 위해 본능적인 행동을 취하게 한다.

병은 우리들의 잘못된 생활태도와 습관을 버리고 말씀 중심의 생활로 돌아가라는 하나님의 경고이기도 하다. 그러므로 하나님의 말씀과 명령을 지키면 하나님께서도 인체의 자연치유력을 통해 스스로 병을 예방할 수 있게 하고 또 치료도 할 수 있게 해 주시는 것이다.

> 오라, 우리가 주께로 돌아가자. 그분께서 우리를 찢으셨으나 낫게 하시리라. 그분께서 우리를 치셨으나 싸매어 주시리라. 이틀 후에 그분께서 우리를 되살리시며 셋째 날에 우리를 일으켜 세우시리니 우리가 그분의 눈앞에서 살리로다. (호6:1~2)

인체의 면역체계

우리들의 몸은 입이나 코 또는 피부 혹은 음식, 호흡 등을 통해 바이러스나 세균 등의 이물질이 침입하게 되면 이것들을 죽이거나 분해하여 몸 밖으로 내보내는 일을 하는 시스템이 있다. 이런 일을 하는 일련의 체내 시스템을 면역체계라고 한다.

현대의학에서는 외부에서 침입해 온 이물질을 항원이라고 하며 이 항원에 맞서 제거하려는 물질은 항체 즉 면역 글로블린이라고 한다. 항원과 항체가 체내에서 서로 적대적으로 반응하면서 항상성을 유지하려고 하는 것을 면역반응 또는 항원-항체반응이라고 한다.

면역세포

뼈의 골수에서 만들어진 소위 간세포는 혈관을 통해 인체의 각 기관으로 분포된다. 분화가 덜된 이 간세포의 일부가 흉선으로 들어가게 되면 흉선내의 특수환경에서 백혈구라는 면역세포로 성숙한 후 다시 혈액을 타고 몸 안을 돌면서 비장, 각 임파절, 말초기관으로 이동하게 된다. 인체의 각 요소마다 분포하고 있는 선腺이라는 기관이 효소나 호르몬 분비와 함께 면역기능도 수행하고 있는 것이다. 예를 들면 타액선, 갑상선, 전립선, 임파선 등이 그것이다.

우리들이 흔히 백혈구라고 통칭하는 면역세포는 크게 임파구와 단구, 호산구, 호염기구, 호중구로 분류된다. 임파구세포는 다시 T-임파구와 β-임파구 세포로 나뉘어진다.

임파구 세포는 주로 인체의 말초기관에 분포하는데 T임파구는 세균이나 바이러스같은 항원정보의 인식과 기억, 그리고 항체생산 및 억제 명령을 내리는 역할을 담당한다.

β-임파구는 T-임파구의 명령에 따라 형질세포로 변하고 면역글로블린을 생산하는 역할을 한다. 단구세포는 직접적으로 항원을 잡아먹으며 잡아먹은 항원정보를 T-임파구에 전달하는 기능을 한다.

호산구는 이물질에 대한 알레르기 반응을 억제하는 작용을 하며 호염기구는 항체와 결합한 상태에서 다시 항원과 반응하여 히스타민 등을 방출한다. 호중구는 항원과 항체가 반응한 복합물을 잡아먹는다. 이런 과정에서 호중구세포 자체도 무수히 죽게 되는데 우리가 흔히 고름이라고 하는 것이 바로 이 호중구세포의 시체이다.

골수에서 생성된 간세포가 비장에서 성숙하여 면역세포로 활동하는 것이 일명 식균세포라고 하는 마크로파지Macrophage이다. 이 마크로파지는 임파구와는 달리 혈액중에서 항원-항체반응이 일어나므로 의학적으로는 액성면역, 또는 체액성면역이라고 한다.

그리고 T-임파구와 마크로파지 등을 통해 항원을 제거하는 반응은 세포성면역이라고 하는데 이 체액성면역과 세포성면역이 체내에서 서로 원조, 촉진, 또는 방해의 상호작용을 통해 생물체를 정상적으로 계속 유지시키고 생명을 보존한다.

백혈구 세포의 종류와 작용

종류		작용
임파구	T - 임파구	항원 정보의 인식과 기억, 항체생산 및 억제 명령
	β - 임파구	T - 임파구의 명령에 의해 형질세포로 변하고, 면역 글로블린 생산
단구(單球 : 조직내에서는 마크로파지)		항원을 잡아먹으며, 항원 정보를 T - 임파구에 전달
호산구(好酸球)		알레르기 반응을 억제하는 작용
호염기구(好塩其球 : 조직내에서는 비만세포)		IgE 항체와 결합한 상태에서 항원과 다시 반응하여, 히스타민 등 방출
호중구(好中球)		알레르기 반응이 일어나면 이 장소에 모이고, 항원과 항원항체 복합물을 잡아먹는다. 호중구 자체의 시체를 고름이라고 함

면역기구

백혈구에 존재하고 있는 면역세포들은 체내의 정교한 면역시스템에 의해 세균이나 바이러스, 이물질 등으로부터 인체를 보호한다.

마크로파지는 식균세포로 이물질을 직접 잡아먹거나 표식을 한다. 그리고 이 표식을 T-세포에 즉각 전달한다. T-세포에는 킬러 T-세포, 헬퍼 T-세포, 스프레서 T-세포 등이 활동하며 T-세포의 활동에 따라 각종 면역세포를 활성화시키는 림포카인물질이 생성된다. 이런 일련의 활동을 수행하는 체내 시스템을 현대의학에서 인체의 면역기구라고 하는데 이를 강화하여 질병을 물리치는 이른바 면역요법이 21세기 들어서면서 전 세계적으로 붐을 일으키고 있는 것이다. 한의학이나 대체의학 자연의학에서는 이미 오래전부터 이같은 면역력 강화로 불치, 난치병을 치료할 수 있다고 주장하고 있는 것이다.

질병의 원인

세균설, 바이러스설, 유전, 생활습관, 영양부족, 환경오염, 잘못된 음식, 면역체계 붕괴 등 여러 가지가 있지만 한두가지로 단정할 수는 없다. 이 때문에 세분화 돼있는 현대의학과는 달리 한의학이나 재야의 대체의학, 자연의학분야에서는 아직까지도 추상적인 주장을 하고 있다. 의학적인 또는 객관적인 근거없이 질병의 원인을 추론하고 있는 것이다. 일반적으로 거론되고 있는 병을 만드는 요인들은 대개 다음과 같은것들이다.

과식
음식을 잘못 먹거나 과식을 함으로써 병을 만들거나 건강을 해치고 있는 것만은 사실이다. 특히 구라파나 미국에서는 사람들이 우리보다 더 많이 음식을 먹어서 비만과 암, 당뇨, 고혈압등의 생활습관병이 많다. 동물성 지방질의 과다섭취나 지나친 육식등도 병을 만드는 주요 요인들이다.

운동부족

사람은 동물이기 때문에 가능한 한 움직이고 활동하여야 한다. 여행, 운전 등으로 장시간 의자에 앉아 있으면 무릎뼈가 굳어지고 걸음을 잘 걷지 못한다. 그리고 같은 동작을 계속 많이 해도 면역기능이 떨어진다. 건강을 위한 운동이 아니고 오히려 건강을 해치는 노동이 되기 때문이다.

현대인들은 또 차를 타거나 실내에서도 엘리베이터, 에스컬레이터를 타고 다니는 실정이다. 이것도 시간 절약은 되지만 건강에는 해롭다. 어느 쪽을 선택할 것인지는 개개인들의 판단일 뿐이다.

흡연·지나친 음주

최근 들어 금연운동이 확산되고 있는 것은 좋은 일이다. 담배는 원시인들이 야생의 맹수나 뱀 등을 쫓기 위하여 태운데서 유래됐는데 문화인의 호기심에 따라 악습으로 전래된 것이다.

담배의 연기는 사실상 유독가스로 폐와 심장의 기능을 위축시킬 뿐만 아니라 인체의 전기관에 부정적 영향을 미친다. 모세혈관에 침입하여 헤모글로빈과 응고하여 혈행血行을 방해하고 인후에 닿으면 기침을 유발시킨다. 이처럼 담배는 백해무익이라고 하지만 그러나 술은 적당히 마시면 건강에 좋다고 한다.

우리 선조들은 약주라는 말을 사용해 왔다. 그렇더라도 취기가 없을 정도로 가볍게 마시면 약이 되지만 지나친 음주는 질병의 원인이 되기도 한다.

> 더 이상 물만 마시지 말고 네 위장과 자주 있는 병을 위하여 포도즙(wine, 개역성경, 포도주)을 조금 쓰라. (딤전5:23 AV직역)

과로

사람은 생각하고 움직이는 동물이지만 그러나 분수에 넘치는 생각과 지나친 동작은 건강에 해롭다.

지나친 야심과 목표를 가지고 살거나 휴식없이 밀어붙이고 일을 추진해 나가며 몸부림치는 생활을 하는 사람, 퇴근할 때도 사무실에서 일감을 많이 가지고 집으로 가는 사람, 좀 더 높은 위치에 승진하려고 안달을 하는 사람, 건강을 해쳐도 일을 계속 하는 사람들은 스스로 병을 만들고 있다는 사실을 빨리 깨달아야 한다.

지나친 긴장

긴장은 혈액의 콜레스테롤을 크게 증가시킬 뿐만 아니라 아드레날린이라는 호르몬을 분비시켜 인체를 비상체계로 만들어버린다. 인체가 비상체계화 되면 순간적으로 체내 기능이 멎거나 역행하게 된다. 긴장이 왜 질병을 유발하게 되는지는 뒤에서 다시 설명하겠다.

커피, 과음

커피를 적당히 마시면 인체에 도움이 될 수도 있지만 카페인은 중추신경계를 항진시키므로 과음하면 생리 기능을 저해하거나 마비를 가져온다. 과음하면 또 변비가 생기고 소화장애를 유발시키며 흥분과 불면증에 걸린다. 특히 커피를 술과 같이 마시면 심장에 상당히 위험하다. 하루 6잔 이상의 커피는 위험수위의 건강상태를 유발시킨다. 그러므로 심장질환 환자가 커피를 많이 마시면 병이 악화되고 통증이 증가한다.

화학가공식품

오늘날 문명을 자랑하는 선진 각국 사람들은 환경공해 뿐만 아니라 식품공해에도 직면하고 있다. 식생활에 있어 자연의 맛을 멀리하고 화학가공식품을 가까이 한 때문이다.

상점에는 수많은 가공식품을 진열하고 있으며 이런 식품들에는 식품첨가물 중 몇 가지씩은 다 들어있다. 이것을 사람들이 일상적으로 섭취하고 있다. 이 가공식품을 계속하여 섭취하면 건강에 해가 된다는 생각을 하면서도 먹어야 할 수 밖에 없는 현실이다.

오염된 원료를 사용하고 각종 유해첨가물이 들어있는 화학가공식품은 더 위험하다. 그리하여 자신들도 모르는 사이에 각종 질병에 걸리게 되고 반건강인이 된다.

우리가 직접 만들어 먹는 식사 중에도 우리들이 잘 모르고 또는 알면서도 습관적으로 나쁜 것을 그대로 먹는 예가 많다. 그중 3가지 백색음식이 있는데 이것을 3백이라고 하며 여기에 2백이 더 추가돼 5백의 식품이 그것들이다. 3백三白이란 백미白米, 백설당白雪糖, 백색화학조미료白色化學調味料이며 여기에 표백소맥분漂白小麥分과 정제백

색염精制白色鹽을 합하여 5백五白이라고 한다. 오백이 건강에 얼마나 해로운지 살펴보자.

쌀밥(백미)

우리국민의 주식인 쌀밥의 원료인 쌀은 대체로 배아胚芽, 배유, 과피果皮의 3부분으로 되어 있다. 영양의 보고인 현미는 이 3부분을 다 포함하고 있다. 그런데 우리가 즐겨먹는 백미는 과피와 쌀의 핵인 배아가 없다.

쌀은 형태적으로 외과피, 중과피, 내과피, 그레-베르층, 상, 하 전분층의 6층으로 되어있다. 외과피는 보호막이라고 할수 있는데 이것은 황산, 질산, 염산, 가성소다 또 벤졸, 불화수소 등에도 침식되지 않는 화학적 특성을 갖고 있다.

중과피, 내과피는 단백질, 지방, 비타민류와 무기염류를 함유하고 있다. 그러나 생명체에 없어서는 안되는 영양분을 제거한 백미는 집에 비유하자면 골격이 없는 집과 같다. 전분과 배유만인 백미는 한마디로 생명력이 없다고 할 수 있다. 따라서 생명과 건강을 유지하고자 한다면 현미가 훨씬 유익하다.

현미에는 인체의 자가면역기능을 강화시키는데 중요한 비타민류와 각종 미네랄류가 인간이 필요로 하는 양만큼 아주 적당하게 배합되어 있다. 물론 이런 현미는 농약을 전혀 사용하지 않은 유기농법으로 지은 것이라야 한다. 그리고 현미는 심으면 발아하지만 백미는 발아하지 않는다.

백설탕

사탕수수, 사탕무에서 직접 짜낸 흑갈색 농축액을 당밀(糖蜜)이라고 한다. 그러나 현대인들이 보기 좋게 하기 위하여 이것을 정제하여 백설탕을 만들었다. 자연 그대로의 당밀은 미국의 저명한 영양학자 하우더 박사의 3대 영양식(당밀, 녹야채, 효모) 중의 하나이다. 그런데 문명을 자랑하는 현대인이 막대한 시설을 갖추고 머리를 짜내어 화학약품을 사용하여 보기 좋게 만들어 낸 것이 백설탕이다.

지구상의 식물 중 당질을 함유하고 있는 것은 많다. 각종 과실과 사탕수수, 사탕무 등이 있다.

식물체내에 있는 자연당은 각종 비타민류, 미네랄군, 효소류, 단백질 기타 영양분들이 함께 들어있다. 여러 가지 활성물질이 종합적으로 함유되어 있는 것이다. 그런데 백설탕을 만들 때에 자연당인 식물액체에 각종 화학약품을 넣어서 끓이거나 걸러서 당분을 표백한다. 이런 과정을 거치면서 백설탕에는 활성이 있는 자연의 여러 가지 영양분이 제거된다.

백설탕을 과다 섭취하면 혈액도 강산성으로 된다. 이것을 중화하는데는 체내의 칼슘, 비타민류를 다량으로 소모시키므로 면역기능이 떨어진다는 얘기다.

화학조미료

일본에서 시작된 조미료 글루타민산나트륨은 이를 발명한 이께다 박사가 '다시마는 왜 맛이 좋은가'라는 딸의 질문을 받고 그 맛의 성분을 연구하게 되어 이께다 박사에 의해 1908년 처음으로 다시마의 맛은 글루타민산이 주성분인 것을 알게 되었다.

그후 글루타민산에 탄산나트륨을 붙여서 수용성 결정체를 제조하는데 성공하였다. 이것이 바로 세계적으로 유명한 조미료의 시초이다. 그러나 당시 이께다 박사에 의해 제조된 조미료는 현재의 화학 조미료와 같이 인체에 그렇게 해로운 것은 아니었다. 그때의 글루타민산나트륨은 밀가루에서 글루텐을 분리한 식물단백질을 염산과 같이 끓여서 가수분해하여 얻은 글루타민산에 탄산나트륨을 붙여서, 일정한 수소이온 농도에서 미소味素의 결정체를 만들었다. 그 다음에는 좀 경제적으로 생산하기 위하여 기름을 짜 낸 탈지 대두박을 원료로 사용하였다. 그 후 제조업자들의 상업적 경쟁이 심해지자 이 식물성 단백질로 조미료를 제조하는 방법은 아무리 하여도 생산비가 높아 경제성이 있는 다른 제조 방법을 경쟁적으로 연구 개발하게 되었다. 그래서 나온 것이 화학적으로 합성한 현재의 조미료인 것이다.

그런데 문제가 되는 것은 사용하는 원료에 있다. 합성화학 조미료의 원료에 들어있는 물질은 그 양이 극히 미량이라고 할지라도 몇 해 몇십 년을 계속하여 매일같이 섭취하게되면 몸에 좋을리가 없다. 이 화학 조미료는 현재 건강을 해치는 부정적인 삼백三白의 하나로 지목되고 있는 것이다.

흰 밀가루(표백소맥분)

　밀은 쌀과 함께 세계 각 지방에서 가장 많이 생산되고 있는 곡식 중의 하나이다. 따라서 밀가루는 인류의 식생활에서 가장 많이 소비되고 있는 식품의 원료인 셈이다.

　소맥인 밀은 식물학상 일종의 과실이다. 밀은 과실, 종피, 외배유, 내배유와 배아로 형성되었다.

　밀가루는 내배유만 박리하여 제분한 것이다. 소맥 배아는 다른 곡물의 배아와는 성질이 달라서 분리가 잘 안되고 밀가루에 혼입하면 변질이 빠르다고 한다. 밀가루에 물을 넣어 반죽을 하면 물이 흡수된다. 진흙을 이긴 것과 같이 되는것이다.

　이것은 밀가루의 전분질과 단백질 글루테인의 끈기에 기인된다. 물 속에서 이것을 계속하여 비비면 밀가루는 떨어져 나가고 밀단백질이 남게 된다.

　밀가루에 글루테인이 많으면 끈기가 강하므로 강력분이라 한다. 글루테인이 적으면 끈기가 적으므로 박력분이 된다.

　밀가루는 밀의 품종에 따라 또는 용도에 따라서 제분하여 등급을 구분하고 있다.

　색이 흰 것은 상품이고 색이 나쁜 것은 하품이다. 그리고 겨가 많은 것이 하품에 속한다. 그러나 겨가 들어있는 것이 건강식에 가깝다. 단백질, 지방, Ca, Na, P, $B_1 \cdot B_2$ 니코틴산이 더 많은 것이다. 그러니까 값이 싼 하품이 건강에는 더 좋다는 것이다.

　시중에서 판매하고 있는 밀가루는 보기 좋게 하기 위하여 표백하였다. 밀가루를 표백하는데는 몇 가지 화학약품을 사용하기 때문에 이 또한 3백의 하나로 지목되고 있는 것이다.

밀가루 제분공장에서 포대에 넣기 전에 가루를 표백한다. 그리고 소맥분의 색은 그 입자의 크기, 겨의 혼입 정도, 정선情選 여부, 소맥분의 색소에 따라서 결정된다. 표백의 목적은 소맥분 자체내의 지방 중에 함유되어 있는 황산 색소 곧 카로틴을 산화하여 무색으로 하는 것이다.

정제염과 천일염

자연염은 천일염이라고 해서 순수소금 pure water을 만드는 원료가 된다. 정제염은 그렇지 않다. 순수소금에 대해서는 나중에 설명하기로 한다.

우리들의 식생활에는 다량의 소금이 필요하다. 된장, 간장, 김치를 비롯하여 찌개, 죽, 생선구이, 나물, 국수의 맛에는 소금의 맛이 다 들어있다. 또 소금은 연산, 가성소다, 인조식초를 비롯하여 여러 가지 화학약품의 원료가 된다.

소금의 화학성분은 염화나트륨이며 순수한 나트륨은 식염과는 다르다. 우리의 식생활에 사용하는 소금의 일반 개념은 해수를 농축하여 만든 고형물 전체를 말한다. 땅속에서 암반을 파내어 쓰는 일도 있다.

소금의 주성분은 염화나트륨인데 이 외에도 소금 안에는 염화마그네슘, 염화칼슘, 황산마그네슘이 들어있고, 옥소, 불소, 아르곤 등의 포유금속을 합하여 100종 이상의 미네랄을 함유하고 있다.

상식적으로 우리는 소금에 포함된 미네랄을 섭취하면 몸에 좋다고 알고 있다. 여기서 미네랄은 무기미네랄inorganic minerals이다. 그러나 사람의 몸은 무기미네랄을 그대로 섭취하면 오히려 몸에 큰 이상이 오는 것이다. 이에 대해서는 뒤에서 다시 설명하겠다..

병을 예방하고 건강을 유지하는데 있어 음식에 천일염을 융용한 순수소금을 사용하는가 아니면 천일염 그대로나 백색 정제염을 사용하는가 하는 것도 자가면역기능에 중요한 영향을 미친다.

소금은 옛날부터 우리들의 일상생활에 없어서는 안되었다. 따라서 소금을 알맞게 잘 먹으면 자가면역력강화에 큰 도움이 된다.

몸이 마르고 허약한 사람들은 대부분이 저혈압에 저산증이다. 이런 사람들은 조석으로 2~5g정도 냉수에 타서 복용하면 위산이 증가함으로 소화가 잘된다. 그리고 뱃속이 편안해 진다. 이렇게 계속하면 식욕이 증진하고 혈액순환이 잘되어 저혈압도 나을 수 있다. 그리고 피로가 심할 때, 피부병, 통증에도 염분이 부족한 경우가 많다. 자연요법에서는 신경통, 디스크, 당뇨병, 심장병 등 대부분의 생활습관병에 유효하다고 권장하고 있다. 운동선수들이 땀을 많이 흘렸을 때나 피로할 때에 식염을 섭취하고 있다. 만약에 소금을 과도하게 취했을 때에는 생수나 야채·과일즙을 취하면 용이하게 불필요한 염분을 쉽게 배설시킬 수 있다.

또 위경련이 일어났을 때 소금을 적당히 먹으면 가라앉는다. 물론 이럴 때의 식염은 천일염이 아니다. 정제염은 더 더욱 아니다. 식염은 순수소금pure water을 사용해야 한다. 그러나 염분을 과도하게 섭취하면 신장이나 폐에 고장을 일으키고 신경통이나 류마티스의 원인이 되기도 한다. 특히 간장질환간경화자가 과다섭취하면 황달이나 복수가 올 수 있으니 이런 경우는 주의가 요망된다.

세균, 바이러스, 인체의 산성화

오늘날 우리나라에서는 '파스퇴르 우유'라는 이름으로 더 많이 알려진 루이 파스퇴르Louis Pasteur는 1800년대의 프랑스 화학자였다. 파스퇴르는 당시 인간이 질병에 걸리는 이유를 세균과 바이러스 때문이라는 세균설細菌說을 주장했다. 따라서 역병이라고도 하는 유행병이 돌고 있을 때는 이 균을 죽이든지, 아니면 이 균을 피하라고 우리들에게 충고를 해주고 있다. 실제로 체내에 어떤 세균이나 바이러스가 침입해오면 그 세균이나 바이러스에 의해 병에 걸리게 된다. 파스퇴르의 주장이 사실상 일리가 없는 것은 아니다.

인간을 괴롭히는 많은 질병들이 세균과 바이러스에 의해 유발되고 있기 때문이다. 그러나 파스퇴르와 비슷한 시대에 활동한 독일 뮌헨대학의 세균학자이며 위생학 교수인 페텐코프Max Pettenkofer 박사는 우연한 실험실에서의 실수를 통해 사람의 체질이 알칼리성으로 유지되고 있게 되면 세균이나 바이러스가 외부에서 사람의 몸속으로 침입하더라도 병에 걸리지 않는다는 사실을 알아냈다.

그 후 페텐코프 박사는 인간이 병에 걸리게 되는 원인에 대해 파스퇴르의 세균설을 반대하고 인체의 '체질설體質說'을 주장했다. 즉 사람의 몸이 산성으로 되지 않고 알칼리성이면 세균이나 바이러스가 침입하더라도 힘을 쓸 수가 없어 사람이 질병에 걸리지 않는다는 것이다.

페텐코퍼는 사람의 체질이 산성화되어 산성체질로 되는 것을 막아주는 방법도 제시했는데 소화과정에서 산을 생성하는 음식과 스트레스를 피하는 생활습관을 가져야 한다고 주장했다.

페텐코퍼의 이 같은 체질설은 후대의 많은 의과학자들에 의해 증명되면서 오늘날 병을 예방하고 치료하는 식사와 영양요법의 근간으로 자리 잡았다.

인간이 육식을 하게 되면 소화대사과정에서 황산, 인산, 질산, 요산 등 갖가지 산이 발생한다는 사실을 현대 의과학에서 밝혀낸 것이다. 또한 흰 쌀밥이나 흰 설탕도 몸 안에서 불완전 연소하게 되면 피부르산, 젖산 등과 같은 산(酸)을 생성하기 때문에 지나친 육식과 흰 쌀밥, 흰 설탕도 사람의 몸을 산성화시켜 불건강하게 만든다는 것이 밝혀졌다. 화를 내거나 심한 스트레스도 사람의 체질을 산성체질로 변하게 한다는 사실도 밝혀졌다.

이런 이론에 근거하여 오늘날 수많은 의료인들과 영양학자, 한의사, 대체의학 관계자들이 사람이 병에 걸리는 중요 이유로 산성체질을 거론하고 있는 것이다. 그리고 의과학자들은 산성체질을 알칼리성 체질로 바꾸거나 체내의 산(酸)을 중화시킬 수 있는 방법도 알아냈다.

완전 곡채식과 자연을 거스리지 않는 생활 등이 사람의 체질을 알칼리성 체질로 바꾸게 하거나 유지시켜 준다는 것이다. 그런데 세균설이나 체질설 이전에 하나님께서는 이미 성경을 통해 인간이 왜 병에 걸리는지와 또 병에 걸리지 않는 방법 즉 알칼리성 체질을 유지할 수 있는 훌륭한 방법을 제시해 주셨다. 따라서 사실상 하나님의 법칙만 따른다면 얼마든지 무병장수 할 수가 있는 것이다.

말씀대로 먹어도 되는 것과 먹지 말아야 할 것을 구분하고 또 해도 되는 일과 해서는 안 되는 일을 구분한다면 틀림없이 사람의 체질은 알칼리성 체질을 유지할 수 있을 것이다.

같은 논리로 누구라도 하나님의 말씀을 따르지 않게 되면 질병이라는 채찍을 맞게 된다는 사실을 성경을 통해서 확인할 수가 있을 것이다.

질병과 관련한 하나님의 말씀은 이미 수천 년 전에 성경을 통해 우리에게 지시되었다.

> "이르시되, 네가 주 네 하나님의 음성에 부지런히 귀를 기울이고 그의 눈앞에서 옳은 것을 행하며 그의 명령들을 귀담아 듣고 그의 모든 법규를 지키면 내가 이집트 사람들에게 내린 이 질병 중 하나도 너희에게 내리지 아니하리니 나는 너를 치유하는 주니라, 하시니라." (출15:26)

신명기에서도 하나님은 분명하게 말씀하신 것을 알 수 있다. 하나님의 명령과 그 계명을 지키고 순종하면 인간이 건강을 유지할 수 있지만 하나님의 계명과 말씀에 순종하지 않으면 병에 걸리게 된다는 사실을 성경은 우리에게 너무도 명확하게 설명하고 있는 것이다. 특히 성경은 육체적인 병뿐만 아니라 정신적인 병 즉 불안, 두려움, 우울, 스트레스 등으로 산성체질화 되는 것에 대해서도 놀랍도록 정확하게 지시하고 있다.

"네가 만일 이 책에 기록된 이 율법의 모든 말씀을 지켜 행하지 아니하고 이로써 주 너의 하나님이라 하는 이 영화롭고 두려운 이름을 두려워하지 아니하면 주께서 네가 당할 재앙과 네 씨가 당할 재앙을 놀라운 것으로 만드시리니 그 재앙이 크고 오래가며 질병이 심하고 오래가리라. 또한 그분께서 네가 두려워하던 이집트의 모든 질병을 네게로 가져다가 네 몸에 붙게 하시며 또 주께서 이 율법 책에 기록되지 않은 모든 질병과 모든 재앙을 네게 내리시리니 마침내 네가 멸망하리로다. 너희가 하늘의 별들같이 많았을지라도 네가 주 네 하나님의 음성에 순종하려 하지 아니하므로 남는 자의 수가 많지 않으리라." (신28:58~62)

오늘날 현대의과학이 최첨단이라며 정립하고 있는 모든 의술과 과학도 사실은 하나님의 말씀으로 보면 이미 수천 년 전에 우리에게 지시한 것들이다.

병을 주신 것도 하나님이고 병을 고치게 하는 것도 천지만물을 창조하신 하나님이기 때문이다. 인간이 규정하고 있는 자연과 우주도 궁극적으로 모두 하나님의 나라에 속해 있을 뿐이다.

"너는 이 율법 책을 네 입에서 떠나지 말게 하며 밤낮으로 그것을 묵상하여 그 안에 기록된 대로 다 지켜 행하라. 그리하면 네가 네 길을 형통하게 하며 또한 크게 성공하리라." (수1:8)

"이제는 나 곧 내가 그인 줄 알라. 나와 견줄 신이 없도다. 내가 죽이기도 하고 살리기도 하며 상하게도 하고 낫게도 하나니 내 손에서 능히 건져낼 자가 없도다."(신32:39)

"주를 두려워하는 것은 사망의 올무들에서 벗어나게 하는 생명 샘이니라."(잠14:27)

이처럼 하나님의 말씀으로 보면 질병의 원인은 아주 단순하다. 말씀과 계명을 따르지 않는 것. 그러므로 하나님께 순종하고 말씀대로 살아간다면 천국이 모두 저의 것이요 영생을 얻을 것이다.

그렇지 않고 인간의 논리로 따지게 되면 앞에서 설명했듯이 수많은 원인에 의해 질병이 유발된다. 우리가 무엇하러 그 복잡한 길을 갈 필요가 있겠는가.

현대의학의 한계와 문제점

현대의학이 이루어진 배경

현대의학이 오늘날의 정통 치료법으로 자리 잡게 된 것은 불과 20세기 초였으며 그때까지는 모든 나라에서 대체의학이라고 불리는 자연치료법, 즉 자연의학이 주류를 이루고 있었다. 그러다가 오늘날과 같이 절대적인 현대의학이 자리를 잡게 된 기초는 미국에서 먼저 시작했다.

많은 사람들이 알고 있는 바와 같이 프랑스의 화학자 루이 파스퇴르Louis Pasteur 1822~1896가 세균을 발견하여 모든 질병의 원인이 세균에 있다고 주장하면서 현대의학이 자리 잡게 된 배경이 된 것이다.

그러나 파스퇴르의 주장이 아무리 훌륭하고 논리적이라고 하더라도 막강한 세력이나 어느 힘있는 국가의 지원이 없이는 그러한 논리를 세계의 모든 대학과 정부기관은 물론이고 세계의 모든 병원에 그토록 신속하게 파고들게 할 수는 없었을 것이다.

더욱이 세균이 모든 질병을 일으키는 원인이라는 주장을 폈던 파스퇴르 자신도 주위로부터 거센 항의를 받게 되자 재고를 하게 되었으며 죽기 전에는 결국 자신의 논리에 무리가 있었음을 인정하게 되었다고 한다.

그렇다면 모든 질병의 원인은 세균의 출현에 의한 것이기 때문에 질병의 치료에는 반드시 세균의 박멸이 기조가 되어야 하며 그러기 위해서는 투약과 주사가 치료법의 기본이 되어야하고, 나아가서는 암과 같은 질병의 경우엔 상한 부위를 절제하고 화학약품을 투여하고 거기에 방사선을 쏘여야 한다는 주장은 어디에서 비롯되었을까?

어찌하여 오늘날 세계의 모든 의과대학에서 현대의학만을 가르치게 되었으며 의사들은 학교에서 배운 대로 실천을 해야 의료보험이 적용이 되어 비로소 치료비를 받을 수가 있게 되었을까?

현대의 정통치료법이 정리되고 공식화되면서 세계의 모든 나라로 확산이 된 계기는 미국에서 비롯되었다고 한다. 미국의 자본가들이 파스퇴르의 세균병원설을 미국을 위시한 각국의 의학교와 의료기관에서 받아들이게 소위 로비를 했던 것이라는 것이다.

의료의 자유권 죽이기The Assault on Medicine Freedom라는 책을 쓴 조셉 리사P. Joseph Lisa에 의하면 현재 세계의 여러 나라에서 정통치료법의 주류로 현대의학이 자리 잡게 된 것은 거대한 석유재벌의 음모에서 시작되었다고 한다.

석유에서 소위 의약품들을 개발하게 된 록펠러 재단에서 플렉스너 형제Abraham Flexner와 Simon Flexner들을 이용하여 미국의 전 의과대학에서 병의 증상을 치료하는 대증요법을 정통의학으로 받아들이게 회유했다는 것이다.

그들 형제중 형이 교육자였으며 아우가 의사였기 때문에 그들은 대학교의 운영자들과 병원의 의사들을 설득하기가 쉬웠다는 것이다. 그들은 록펠러 재단의 막강한 자본을 배경으로 의학교에다 근대화된 시설을 기증하는 등 백방의 로비활동을 하여 마침내 미국의 전 의과대학에서 소위 현대의학을 정립시켜 나가게 했다.

그들의 이러한 로비활동은 미국에서만 이루어진 것이 아니었다. 자본주의가 아직 만개되지 않은 사회인 독일과 일본도 그들의 좋은 사냥감이 되었으며 마침내 그들도 선진국의 의료체계를 받아 들여 오늘날과 같이 현대의학을 중심으로 치료하는 체계로 바꾸어 나가게 되었던 것이다.

플렉스너 형제들이 활동을 개시했던 시절인 1904년의 경우 전 미국의 의사 수는 5,747명이었는데 그 숫자는 해마다 점점 줄어들어 1919년에는 2,658명에 불과했다고 한다. 이 기간 동안에 의과대학의 수는 162개교에서 81개교로 줄어들었다.

그후 미국의 의과대학 수가 다시 늘어나기 시작하여 1970년에는 107개교가 되었으며 1980년대에는 140개교로 늘어났다. 이 사실은 미국에서 경제의 규모가 커지면서 의과대학의 수와 의사의 수가 늘어났다는 것을 말해주고 있다. 그리고 그것은 이제껏 학자들이 사회가 풍요로워지면서 사람들의 삶의 질을 높이는데 공헌하는 의사의 수가 늘어났다고 말해 왔으나 사실은 그렇지 않다는 것을 증명하고 있는 셈이다.

다시 말해서 질병의 치료가 잘 되지 않았기 때문에 사회가 발전하고 번영해지면서 의사의 수가 늘어났다고 말할 수가 있는 것이다. 그것은 또한 생활방식이 근대화되면서 질병의 가지 수가 늘어나 병을 앓는 시민들도 계속 증가되었다는 사실을 증명하고 있기도 하다.

플렉스너의 보고에 의하면 1910년대만 해도 미국의 162개 의과대학중 131개의 대학에서 동종요법을 주로 가르쳤으며 대중요법은 별로 중요시하지 않았다고 한다.

당시에 대중요법의 경우 겨우 15%~20%만이 효과를 내고 있었다는 것이 미국 정부 당국의 조사로 밝혀졌다. 동종요법의 경우엔 필요한 약값이 엄청나게 저렴했다. 1902년도에 미국의 유명한 대중 백화점 시어즈 로박이 발행한 카다로그에 의하면 약 12상자의 값이 겨우 15~60센트에 지나지 않았다는 것이다.

이와 같이 저렴한 약을 사다가 가정에 비치해 두고서 설사가 나면 설사를 더하게 하는 약을, 감기로 열이 오르면 열을 더 올리는 약을 먹음으로써 시민들은 거뜬히 질병을 완쾌시킬 수가 있었던 것이다.

영국 왕실에서는 지난 150년동안 동종요법만을 고집하고 있는 것으로 유명한데 이 치료법의 효과가 얼마나 뛰어난 것인가를 알 수가 있는 좋은 예가 된다. 비단 동종요법만이 아니라 정골요법, 정체요법들도 대단히 훌륭한 효과를 갖고 있다는 것을 관심있는 현대 의사들은 경험에 의해서 솔직하게 인정하고 있다.

미국의 자연의학자 엔드류 와일 박사가 쓴 『자연치유』라는 책이 있는데 그는 그 책속에서 정골요법의 효과에 대하여 여러 페이지를 할애하여 자신이 경험한 바를 증언하고 있다.

1900년초 미국의 의사들이 환자들에게 처방했던 치료법은 1)동종요법 2)정골요법 3)정체요법 4)자연요법 그리고 이 4가지 요법들을 절충한 치료법들이었다고 한다. 그러나 현대에 와서 이러한 요법들은 일부는 부분적으로 현대의학에 흡수되고 일부는 외면되고 있다.

현대의학의 한계와 문제점

현대의학과 자연의학의 세계는 아주 다르다. 우선 질병의 원인에 대한 해석이 다르기 때문에 그에 대한 치료법도 전혀 판이해질 수밖에 없다. 자연의학의 세계에서는 질병의 원인이 단순한 만큼 그에 대한 치료법도 단순하다. 그래서 자연의학의 질병관이 너무나 단순하며 때로는 신비주의적이고 미신적이며 비과학적이라고 현대의학에서는 질타할 수도 있다.

이 비과학적이라는 말에 오늘날 전세계 자연의학계의 대부라고 할 수 있는 막스 거슨 박사는 차라리 자신은 비과학적인 세계에 들어가겠다고 공언한 바가 있다. 막스 거슨이 젊었을 때의 전문분야는 내과와 신경과였다. 그는 학생시절부터 심한 편두통을 앓아 많은 고생을 했는데 그에 대한 치료법을 아는 의사가 없었다. 많은 선배 의사들에게 편두통에 대한 치료법을 물어 보았으나 그들은 한결같이 그에 대한 치료법이 개발되지 않았기 때문에 평생 고생을 감내

하면서 생활 할 수밖에 없다고 했다.

그러나 그 자신은 편두통에 대한 치료법을 반드시 찾아내리라 결심하고서 틈이 나는대로 옛 사람들이 쓴 글들을 읽어나가면서 연구를 거듭했다. 그러다가 우연히 접하게 된 글에서 한 여인이 식사법으로 편두통을 고쳤다는 내용을 읽게 되었다. 그러나 어떠한 식사법이었는지 자세한 내용은 밝혀져 있지 않았다.

그는 여러 가지로 고심을 한 결과 태어나서 처음으로 먹는 음식물을 먹으면 어떠할까 하고 우유만을 먹어 보았다. 우유만을 먹기 시작했을 때 편두통이 나아지는 것이 아니라 더욱 더 심하게 아파진다는 사실을 알게 되어 그 식사법을 중단 하였다.

그러다가 그는 자신이 살고 있던 고장에서 가장 많이 생산되는 사과만을 먹는 식사법을 해보기로 했다. 그랬더니 편두통이 없어졌다. 그래서 그는 사과식사법에다 생야채를 한 가지씩 보태어 나가기 시작했다. 편두통을 일으키는 것으로 믿어지는 생야채는 피하고 편두통과 관계가 없는 것들만 선택해 나갔다. 그러다가 마침내 편두통을 일으키지 않는 식사법을 알아 내어 자신의 고질병을 완전히 고칠 수가 있게 되었다. 그것은 실로 놀라운 발견이었다.

그러한 그에게 어느날 한 편두통 환자가 우연히 찾아 왔었는데 그는 편두통 때문에 회사의 출근율이 좋지 않아서 쫓겨날 지경이라고 호소했다. 막스 거슨은 그에게 자신이 취했던 식사법을 그대로 안내하면서 철저히 준수할 것을 다짐했다. 그리고 그는 그 환자에 대한 일을 까맣게 잊어버리고 있었다.

어느날 편두통을 완쾌시킨 그 환자가 찾아 왔었는데 거슨 박사는 그를 전혀 알아 보지 못했다. 그럴 수 밖에 없었던 것이 그 환자는 심한 낭창루푸스, systemic lupus erythematosus도 앓고 있었는데 거슨이 안내한 식사법으로 그는 편두통만 고치게 된 것이 아니라 그 보기 흉한 낭창까지도 완쾌시켜서 깨끗한 모습으로 나타났기 때문이었다.

막스 거슨이 식사법으로 낭창을 고쳤다는 소문이 퍼져나가자 많은 낭창환자들이 막스 거슨의 병원으로 몰려 들게 되었다. 그 당시 유럽에는 낭창환자들이 아주 많았다고 한다. 피부과가 전공이 아닌 막스 거슨의 병원에 낭창환자들이 몰려들자, 피부과 의사들이 그의 행위가 비과학적이라고 비난을 했다. 그에 대하여 막스 거슨은 차라리 자기는 비과학의 길을 걷겠다고 선언했다.

자연의학을 주장하고 지지하는 이들도 막스 거슨처럼 현대의학의 눈으로 보면 모두 비과학적인 길을 걷고 있는 셈이다. 그들 정통의학자들은 현대의학계에서 정의하고 공인된 치료법만이 과학적이라고 믿고 있기 때문에 자연의학의 치료법을 비과학적 이라고 몰아 붙이게 되는 것이다.

문제는 그들 과학자들이 행하는 치료법에 의해 확실히 고쳐지는 질병들이 과연 있는가 하는 것이다. 있다면 어떠한 질병들이며 치유율은 어느 정도인가.

암 전문가들은 암을 치료한 후 그 환자가 5년동안 생존하게 되면 완치된 것이라고 주장한다. 이러한 주장을 펴기 시작했던 당시에는 암의 발생이 주로 노인들에게서 일어났다. 그 당시에는 오늘 날 처럼 젊은이들에게는 암이 잘 발병하지 않았다. 만일 어느 분이

60세에 암이 걸렸다고 하자. 그는 수술, 주사, 약물투여, 방사선 치료 등의 치료를 받아서 65세까지 살게 되었다면 환자나 가족들은 크게 불만해 하지는 않았을 것이다. 만일 그 환자가 60이 아닌 70세의 노인이었다면 의사의 도움으로 5년의 수명을 연장하게 된 환자나 그의 가족들은 주치의와 집도의에게 크게 감사해 했을 것이다. 그는 이미 충분히 살아온 나이인데도 덤으로 5년이란 긴 세월 동안 잘 먹고 잘 지낼 수가 있었기 때문이다.

그런데 그들의 경우 대개 암이 재발하여 죽음을 맞을 수 밖에 없었다면 어떻게 설명 할 수가 있었겠는가. 위암으로 수술을 받아 그 쪽은 완치시켰으나 척주脊柱에 암이 발생하여 죽게 되었으니 의사의 치료내용과는 무관하다고 할 것인가? 그래서 의사는 무능의 혐의에서 벗어날 수가 있을까. 아니면 그 위장에 다시 암이 재발하여 죽게 되었다면 어떻게 설명할 것인가?

그 보다 이러한 경우엔 어떻게 말할 것인가. 최근의 경우엔 나이와 관계없이 전 세대에 걸쳐 거의 무차별적으로 암이 발생하고 있다. 20살의 환자가 수술후 25세 까지 살았다면 그것을 완치시킨 것으로 볼 수가 있을까? 30살의 경우엔? 10살의 경우엔? 그들이 고작 25살, 35살, 15살 밖에 살지 못했는데도 현대의학이 암을 완치시켰다고 할 수가 있을까. 절대로 이러한 경우를 완치시켰다고 말할 수가 없을것이다.

한국인의 평균수명이 70세라고 하면 10살에 암에 걸렸던, 20살에 암에 걸렸던, 그 환자가 70세가 되기까지 생존할 수가 있어야 하며 더욱이 그동안 활기차게 활동을 하면서 인생을 살아갔을 때

라야 비로소 그 의사가 암을 완치시켰다고 할 수가 있을 것이다.

감기의 경우에도 마찬가지이다. 초가을에 든 감기를 고쳤는데 겨울에 다시 감기가 찾아왔다고 하면 과연 초가을에 발생했던 감기를 완치시킨 것이라고 주장할 수가 있을까?

현대의학에서는 그렇게 주장하고 있다. 그들은 초가을에 감기를 일으킨 바이러스와 겨울에 감기를 일으키는 바이러스의 종류가 전혀 다르다고 주장한다.

자연의학을 모르는 사람들은 여전히 현대의학을 절대적으로 신뢰하고 있을 것이다. 그래서 병원의 모든 의사들이 감기를, 아주 쉽게 완치시킬 수가 있다고 믿고 있을것이다.

그러나 병원과 약국들은 급증하고 있는데도 해가 갈수록 병은 점점 더 늘어만 가고 있다. 해마다 일년에 몇 차례씩 걸리는 감기의 횟수가 늘어났으며 아무리 좋다는 약을 이용해 보아도 발가락 사이에서 말썽을 피우는 무좀이 수그러들지 않고 있다.

길거리에 나서면 수많은 약국과 의료기관의 간판들, 실로 많은 사람들이 초대형 병원과 의료진들을 믿고 들락거리지만 해마다 환자와 의료비는 늘고 있다.

20세기초 미국 정부에서 현대의 정통치료법의 효과가 겨우 15~20% 밖에 되지 않는다고 공언했다는 사실은 시사하는 바가 크다.

우리나라도 일부 양심적인 의사들은 현대의학에서 진단이 가능한 질병이 전체 질병 중에서 20% 정도이며 그중 치료가 가능한 질병은 10%정도에 불과하다고 고백하고 있기도 하다.

눈부신 발전을 거듭하고 있다는 현대의학이지만 인간에게 나타나는 질병 중 고작 10% 정도만 고칠 수가 있고 나머지 90%의 병에 대해서는 사실상 속수무책이라는 것이다.

결론적으로 현대의학의 가장큰 한계와 문제점은 질병과 치료를 부분적으로 생각하고 있는 점이다. 현대의학의 특징이 계량화, 정량화, 세분화인데 이 계량화, 정량화, 세분화가 오히려 현대의학의 한계와 문제점이 되고 있다는 뜻이다. 인체는 모든 부분이 유기적으로 연결돼 있는 유기체이기 때문이다. 오늘날 현대의학에서도 일부 선각자적인 의료인들이 전인의학을 수용하고 있는 이유이기도 하다.

라파성서요법의 원리

라파성서요법의 원리는 두가지로 설명할 수가 있다. 하나는 인간의 논리인 전인의학적 원리이고 다른 한가지는 인간의 논리를 초월한 하나님의 논리이다.

먼저 인간의 논리로 살펴보자.

면역기능이 약해지면 병에 걸린다

자연치유력에서 설명했듯이 인간은 누구나 태어나면서 외부의 수많은 유해물질 또는 병균으로부터 자신의 신체를 방어하고 보호하는 면역기능을 가지고 있는데 살아가면서 또는 태어날 때부터 이 자가면역 기능이 약해졌거나 무슨 이유에서건 제 기능을 할 수 없게 되면 병에 걸린다는 논리다.

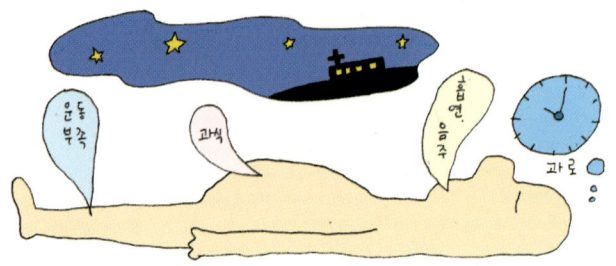

　요즘은 현대의학에서도 많은 의사들이 이 인체의 자가면역기능에 대해 수긍하면서 인정을 한다. 필자가 잘 아는 모 대학병원의 병원장 한 분이 있는데 이 분은 늘 입버릇처럼 자신이 환자들의 병을 고쳐주는 것은 아니라고 말한다. 독실한 기독교 신자인 그분은 하나님이 병을 고쳐주거나 환자 자신이 병을 고칠 뿐, 자신이 병을 고쳐주는 것은 아니라고 말하는 것이다.

　자신은 그저 하나님이건 환자 자신이건 병을 고칠 수 있도록 보조적 역할만 해주고 있을 뿐이라는 것이 그분의 주장이었다. 현대의학의 눈부신 발달이나 그 빛나는 성과를 부인하거나 가볍게 여긴다는 뜻은 절대 아니다. 어떤 형태로든 모든 질병은 인체 자가면역기능의 약화 내지는 상실로부터 오는 것만은 분명하다. 유해환경이나 음식 또는 병균에 노출되었을 때 인체 면역기능이 능히 이를 물리칠 수 있는 힘이 있다면 병에 걸리지 않는다.

　21세기 흑사병 혹은 천형으로 명명되기까지 하는 AIDS의 우리말 번역이 바로 후천성 면역결핍증이라는 것만 봐도 인체 자가면역기능의 중요성은 더 이상 설명이 필요 없다. 에이즈 바이러스에 의해 면역기능이 공격받아 제 기능을 발휘하지 못하다보니 사소한 균이나 유해환경에 노출돼도 치명적일 수밖에 없지 않는가. 에이즈에 대해서는 뒤에서 다시 설명하겠다.

사람은 누구나 몸이 아플 때나 병에 걸리게 될 때쯤이면 본능적으로 그 며칠 전에 이상한 감느낌을 감지한다. 흔히들 하는 말로 '요즈음 이상하게 컨디션이 좋지 않아', '몸이 괜히 으슬으슬한데 감기가 오려나봐', '짜증이 나고 이상하게 몸이 무겁고 피곤해'하는 등등의 조짐이 나타나는 것이다.

외부의 적병균이나 유해환경으로부터 자신의 신체를 방어할 수 있는 면역기능이 떨어졌다는 징조다. 이럴 때는 앞 뒤 가릴 것 없이 쉬든지 현대 의학적인 도움을 받든지 아니면 면역기능을 증강시킬 수 있는 방법을 강구해야 한다. 그런 상태임에도 일상생활을 평소대로 한다면 유해환경이나 병균에 질 수밖에 없다.

몸에서 보내는 구조 신호들

한 번이라도 감기나 아니면 다른 질병을 앓아 본 경험이 있는 사람이라면 되짚어 생각해보라. 아무런 전조 증상 없이 어느날 갑자기 감기에 걸려 기침을 쿨럭이고 오한에 떨고 콧물이 줄줄 흐르거나 또 목이 잠기는 증상이 나타났는가를!

각종 생활습관병이나 만성병 심지어 암 같은 무서운 병도 마찬가지이다. 인체

면역기능은 반드시 자신의 능력으로 방어하지 못하는 무서운 유해환경 또는 적병균이 침입하게 되면 신호를 보낸다. 어떤 형태로든 구조신호를 보내면서 몸을 지키려고 최선을 다한다. 이것을 감지하여 즉각 대처하는 사람은 건강을 지킬 수 있는 것이겠고 방치하는 사람은 반드시 그 대가를 치르게 된다.

대부분의 난·불치병 환자들은 자가면역기능이 형편없는 환자들이다. 이런 환자들이 현대적 외과수술이나 또는 방사선, 항암요법 등을 받는다 해도 견디지 못한다.

인체의 면역 기능을 증강시키는 자연식

현대에 와서 생활습관병의 대부분은 잘못된 섭생에서 비롯된다는 데에 거의 모든 사람들이 동의하는 추세다. 정제된 가공식품, 지나친 육식, 인체에 위해한 각종 화학첨가물들이 체내에 축적되면서 오랜 세월 동안 자가 면역 기능을 퇴화시키거나 무력화시켜 병을 유발시키는 것이다.

흔히 육식을 적게 먹고 채식을 많이 해야 만성 생활습관병을 비롯한 각종 질병에 강해진다는 얘기는 아마 독자들도 귀에 못이 박히도록 들어왔을 것이다.

인간은 애초 태어날 때부터 채식을 해야 하는 알칼리성 신체 구조로 태어났다. 육식동물과는 달리 장의 길이가 길다는 것이 바로 사람은 채식 동물이라는 증거이다. 동물 중에서도 육식동물과 채식동물은 장의 길이가 현격하게 다르다. 육식동물은 장의 길이가 짧은 반면 사람을 위시해 소나 양 등의 채식 동물은 장의 길이가 상당히 길다. 태초에 인간은 자연에서 태어나서 자연 속에서 가장 자연적인 것으로 의식주를 해결하다가 자연으로 돌아갔다.

두뇌가 발달한 인간이 불을 발견하고 편리성을 추구하면서 현대에 이르게 되어 지구상에서 가장 먹는 것을 가리지 않는 잡식 동물화된 것이다.

최근 들어 공해·무공해 공방이 치열해지면서 무공해 식품이 각광을 받는 것도 인간의 본능적인 생존에 대한 집착이다.

자연 그대로의 산나물과 더덕, 도라지, 토란, 연근, 연밥, 고사리, 두릅, 달래, 시금치, 뽕잎, 오디, 버찌, 대추, 밤, 도토리, 산초, 호두, 잣, 콩, 깨, 달래 등의 수많은 열매와 냉이, 씀바귀 등등 들나물은 불과 수십 년 전만 하더라도 일상적으로 먹던 음식들이었는데 지금은 귀한 건강식 또는 강장식으로 사람들에게 대접받고 있다.

특히 수십 년 된 도라지의 경우 그 탁월한 효능은 최근 들어 의학적으로도 인정받고 있으며, 심지어 시골 등지에서 지천에 널려 있던 솔잎조차 요즘에 와서는 '즙을 짜서 먹는다', '말려 갈아서 차를 만들어 마신다' 하면서 법석을 떨고 있다.

생식이 현대인들에게 대체식으로 각광받는 것은 애당초 채식 동물인 인간이 육식 위주의 식사를 함으로써 각종 난·불치성 병에 걸리기 때문이다. 물론 생식이나 자연식이 무조건 좋거나 만병통치라는 것은 아니다. 단지 난·불치병에 걸릴 확률이 그만큼 낮아진다는 얘기다.

일부 서양 의학자들 사이에서도 생식의 효능과 놀라운 자가 면역

복원력을 인정하여 이를 암 등의 환자 치료에 이용하고 있다. 건강을 유지하는 것은 가장 자연적인 상태에서 가장 자연적으로 살아가는 것이 질병에 걸릴 확률이 가장 적은 것만은 분명한 사실이다.

주지하다시피 약은 어떤 약이건 반드시 약과 독의 양면성을 지니고 있다. 따라서 질병을 고쳐주는 약이 될 수도 있지만 또 다른 몸의 면역 기능을 해치는 독이 될 수도 있다는 사실을 명심해야 한다. 암 환자의 경우 항암제나 방사선 요법의 부작용이 그 실례다.

항암제의 엄청난 고통과 부작용을 경험한 환자들은 대부분 항암제의 사용을 꺼리는 실정이다. 비단 항암제 뿐만아니라 가장 일반적인 감기약 종류도 마찬가지다. 대뇌 중추 기능에 작용해서 졸음을 오게 한다거나 간 기능에 장애를 초래케 하는 등 약이 되면서 독이 되는 이중성을 보인다.

인간의 역사가 자연에서 시작되며 수많은 산야채와 열매와 초근목피를 먹고 살아왔다는 것은 누구도 부인하지 못할 역사적인 진실이다. 현대에 와서 물론 체질이 변한 것도 사실이다. 채식 위주의 신체 구조가 육식 위주의 신체 구조로 아주 조금씩 변하는 것은 사실이다. 그러나 육식 위주의 서구인들이 난·불치성 만성병에 훨씬 더 많이 시달리고 있다는 것 또한 주목해야 한다. 인체가 필요로 하는 단백질이나 지방질이 채소류에도 얼마든지 있다.

고단백요법이라고 하면 사람들은 무조건 쇠고기, 닭고기 등을 연상하며 지방질 하면 돼지고기 등을 연상하는데 이는 아주 잘못된 생각이다. 콩이나 깨 같은 식물성 음식에도 얼마든지 인체가 필요로 하는 고단백질이 함유돼 있다. 호두나 참깨, 들깨는 물론 암 환자에게 놀라운 치료 효과를 보이는 비타민 B_{17}의 원료가 되는 살구씨 등에도 훌륭한 기름이 함유돼 있다.

이런 식물성 고단백질이나 지방질에는 동물성 단백질이나 지방과는 달리 혈관을 틀어막아 피의 흐름을 방해하거나 막는 콜레스테롤이 거의 없다.

식물성 단백질과 지방은 콜레스테롤이 적을 뿐만 아니라 오히려 그 성분 중의 하나인 불포화 지방산은 콜레스테롤 등을 없애 동맥경화증을 치유시켜 주기도 한다.

우리는 이따금 병원에서 시한부 선고를 받은 난·불치병 환자들이 산 속에 들어가 자연과 생활하면서 기적처럼 병을 고쳤다는 얘기를 듣는다. 그러나 자세히 알고 보면 결코 기적이 아니다.

깨끗한 공기(산소), 깨끗한 물, 대지(땅)의 정기를 온몸으로 흡수하면서 세속의 가공식품 대신 무공해의 풀뿌리, 나무열매, 나무껍질, 나뭇잎 등 초근목피로 연명하면서 인체의 자가 면역 기능을 강화시켜 난·불치병을 물리치는 것일 뿐이다. 선지자들의 양생 비법은 가장 자연적인 것이다.

필자가 가급적 화학 성분의 약을 자제하고 자연식이나 대체식 위주의 방법으로 자가 면역 기능을 강화하라고 하는 것도 선지자들의 놀라운 경험방을 원용한 것일 뿐이다.

육식을 가급적 줄이고 채식 위주의 식생활을 권장한다.

긴장하거나 분노하지 말라

긴장, 분노, 좌절감, 적대감, 흥분 등 인체의 생리 기능에 부정적 영향을 미치는 감정 스트레스. 비록 스트레스의 수치적 객관화는 현대과학이나 의학으로 불가능하지만 만병의 원인이라는 것은 수많은 실험과 임상결과로 확인된 사실이다.

스트레스 중에서도 특히 지나친 긴장이나 분노는 인체에 치명적으로 작용한다. 즉 모든 생리 기능을 순간적으로 멈추게 하거나 역행시켜 버리기 때문이다. 이런 멈춤이나 역행의 시간이 길거나 잦을수록 그만큼 몸이 망가질 수밖에 없다.

사람이 스트레스를 받게 되면 즉각적으로 뇌의 교감신경으로 전해져 즉시 온몸에 스트레스에 대처하기 위한 비상령을 내린다. 이렇게 되면 내장, 근육은 물론 인체의 모든 자율신경까지 순간적으로 기능을 멈추고 교감신경의 명령을 따른다. 물론 그 시간은 0.1초 또는 0.01초일 정도의 찰나에 불과하겠지만 결과는 때론 목숨을 잃을만큼 치명적으로 작용한다. 심장마비 등 급사뿐만 아니라 모든 심인성 질병을 유발케 하는 것이다.

특히 스트레스에 민감한 심장·위장·간장은 스트레스를 받을수록 그 기능이 정지 또는 역행으로 인체의 모든 기관·기능에 장해를 초래케 한다.

심장의 경우 긴장과 분노는 뇌의 교감신경으로 전해져 뇌의 부신을 자극하면 아드레날린이라는 호르몬이 분비되는데 이 아드레날린 호르몬은 혈관을 수축시켜 혈압을 오르게 할 뿐만 아니라 심장박동 횟수와 강도를 증가시켜서 심장의 혈액방출량을 대량으로 증

가시킨다. 결과적으로 심장의 산
소 소비량을 증가시키는 것이다.

  그러나 심장의 산소 소비량
은 증가된 반면 심장근육에
혈액을 공급해 주는 관상동맥
은 오히려 수축되어 혈액순환이 증가되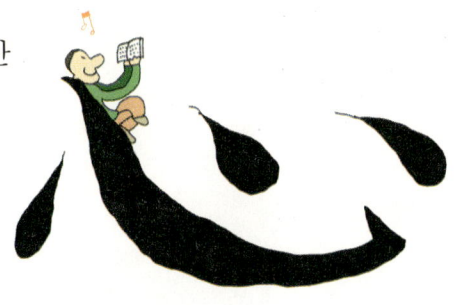
지 못해 결국 심장에 피가 모자라는 허혈현상이 발생하며 이로 인
해 심장근육이 굳어지는 심근경색증이라는 심장병이 발병되는 것이
다. 심장병 환자들에게 긴장이나 흥분, 분노가 급사를 일으킬 수
있는 것도 바로 이러한 인체의 영향 때문이다.

긴장·분노의 감정은 만병의 원인

  위장의 경우도 마찬가지다. 위의 연동운동을 관장하고 있는 자
율신경이 긴장과 분노로 자주 멈추게 되면 그 기능을 상실하게 된
다. 즉 자율신경실조로 위의 연동이 무력화되어 소화장애, 위축성위
염 등 각종 위장병을 초래케하는 것이다.

  긴장 또한 그 어느 장기 못지 않게 간장에 직접적인 반응을 한다.
긴장이나 분노뿐만 아니라 깜짝 놀라거나 순간적으로 무서운 일을
겪을 때도 이러한 반응은 일어난다.

  흔히 사람들이 '아이구 깜짝이야. 간 떨어질 뻔했네' 또는 '간이
콩알만해졌다'는 표현을 쓰기도 하는데 이것은 이러한 반응을 잘
나타낸 말이다.

인간에게 간이 떨어진다는 것은 곧 죽음을 의미한다. 죽는 줄 알 만큼 무서운 일을 겪었다는 뜻이다. 간이 콩알만해졌다는 것은 강력한 간의 수축작용을 나타내 주는 말이다. 간의 놀라운 재생 또는 복원능력은 최근에 와서 의학적으로 증명되었지만 이의 수축작용이나 중요도는 본능적으로 우리 생활에서 오래 전부터 암시돼왔던 것이다. 그만큼 크게 놀라거나 노여워하는 등 부정적인 인체의 감정에 가장 민감하게 작용하는 것이 간장이다. 이는 역설적으로 신경질적이고 벌컥벌컥 화를 잘 낸다거나 예민한 사람은 십중팔구 간장이 튼튼하지 못했다는 것을 의미한다.

열심을 다하여 네 마음을 지키라. 생명의 근원이 거기에서 나오느니라. (잠4:23)

건강한 삶은 마음먹기 나름

긴장이나 분노뿐만 아니라 공포감도 인체에 치명적이다. 극도의 공포감 즉 생명에 위협을 느낄 정도의 상황에 직면하게 됐을 때 사람들은 '온몸이 얼어붙는다', '등골이 오싹하다', '살 떨린다' 등의 반응을 겪는다. 사람이 극도로 흥분, 분노하게 되면 온몸이 부들부들 떨리듯이 극도의 공포감, 불안감도 온몸을 떨리게 한다. 이 모든 상태가 스트레스에 대응하기 위한 신체의 비상반응이다.

이순간 인체의 모든 다른 기능이 정지되는 것이다. 이 반응 상태가 제어한계를 넘으면 졸도, 의식불명, 심지어 사망까지 이르게 되는 것이다. 따라서 이런 스트레스에 자주 노출된다거나 지속적으로 계속되면 제아무리 철인이라도 견딜 수가 없게 된다. 인체의 자가면역 기능까지 약화 또는 무력화시켜 버리기 때문에 만병의 근원이 되고 있는 것이다.

어떤 위기 상황을 겪고 났을 때 '휴우-' 하고 내쉬는 안도의 한숨, 그 '휴우-'의 의미를 생각해 보면 순간적으로 호흡기능이 정지됐기 때문에 자신도 모르게 큰 숨이 나온 것이다.

우리가 일상생활을 하면서 무심히 지나칠 수 있는 모든 신체반응은 이처럼 다 이유 있는 반응인 것이다.

그렇다면 건강하게 살기 위한 방법은 간단하다. 우리 몸에 스트레스를 주지 않는 것, 즉 질병 예방을 위해서 우리가 할 수 있는 일은 웃으며, 행복하고 즐거워하며, 기쁘고 감사하며 사는 삶이다. 바로 건강한 삶에 이르는 지름길은 우리 마음에 달린 것이다.

> 즐거운 마음은 얼굴을 기쁘게 하나 마음의 슬픔은 영을 상하게 하느니라. (잠15:13)

이번에는 하나님의 논리로 살펴보자.

하나님의 논리에서 라파성서요법의 원리를 살펴보면 단순하다.
성서의 창세기 1장을 보면 하나님께서 천지를 창조하신 역사가 자세히 기록되어 있는데 하나님께서 남자와 여자를 만드시고 세상의 모든것을 다스리게 하셨다고 기록되어 있다.

> "하나님께서 이르시되, 우리가 우리의 형상으로 우리의 모양에 따라 사람을 만들고 그들이 바다의 물고기와 공중의 날짐승과 가축과 온 땅과 땅에서 기는 모든 기는 것을 지배하게 하자, 하시고 이처럼 하나님께서 자신의 형상으로 사람을 창조하시되 하나님의 형상으로 그를 창조하시고 그들을 남성과 여성으로 창조하시니라. 하나님께서 그들에게 복을 주시며 그들에게 이르시되, 다산하고 번성하여 땅을 채우라. 땅을 정복하라. 또 바다의 물고기와 공중의 날짐승과 땅 위에서 움직이는 모든 생물을 지배하라, 하시니라. (창 1:26~28)

이처럼 하나님은 인간을 만드시고 생육하고 번성하면서 땅과 바다와 하나님이 만드신 모든 것을 다스리라고 하시면서 먹고 살아갈 수 있는 양식을 또 주셨다.

> 하나님께서 이르시되, 보라, 내가 온 지면 위에 있는 씨 맺는 모든 채소와 속에 씨 맺는 나무의 열매를 가진 모든 나무를 너희에게 주었노니 그것이 너희에게 먹을 것이 되리라. (창1:29)

그런데 하나님은 이같은 식물食物을 주시면서 인간이 제 마음대로 아무것이나 먹고 자유방종으로 살아가는 것을 금하셨다. 말씀을 따르고 하나님이 허락하신 것만 먹고 살아야 한다는 규율을 만드신 것이다. 이 말씀을 따르고 규율을 지키는 것이 바로 라파성서요법의 기본 원리인 것이다.

천지창조때 허락하신 씨맺는 모든 채소와 씨가진 열매는 오늘날 현대의과학이 무병장수를 위해 앞 다투어 주장하고 있는 곡채식이니 우리가 하나님을 두려워할 수 밖에 없지 않은가.

1950년대에도 육식위주의 고단백질 섭취는 소화과정에서 많은 산酸과 독소를 생성하여 혈액을 산성화시켜 사람을 산성체질로 변하게 한다고 많은 의과학자들이 주장했다.

말씀과 계명을 통해 하나님의 섭리를 따르는 것이 무병장수하는 지름길이다. 라파성서요법은 특별한 논리나 복잡한 이론이 아니라 누구니 쉽게 이해하고 실천할 수 있는 생활요법인 것이다.

면역강화법

육식을 적게 하고 채식을 많이 하라

"돈을 잃는 것은 적게 잃는 것이요, 명예를 잃는 것은 크게 잃는 것이요, 건강을 잃는 것은 모든 것을 잃는 것이다."

사람이 태어날 때 부터 육식이 아닌 채식주의자라는 사실은 앞에서도 설명했듯이 신체구조적으로 긴 장의 길이가 입증해 주고 있다. 또한 육식을 많이 하게 되면 동물성 지방과 단백질의 콜레스테롤로 인하여 동맥경화의 우려가 높으나 식물성 단백질과 지방은 콜레스테롤이 없고 그 불포화 지방산은 오히려 동맥경화증을 치유하기도 한다.

옛날 우리 조상들 중에도 무병장수하고자 한 사람들은 정기가 좋고 물이 맑은 깊은 산 속에 들어가서 신체를 다듬었다. 그들은 세속의 음식 대신 산 속에서 나는 풀뿌리, 나무열매, 나무껍질, 나뭇잎 등의 초근목피로 연명하면서 생활하였다. 그처럼 선지자들의 무병장수 비법은 지극히 평범했다. 따라서 육식보다는 자연식인 채식이 무병장수에 훨씬 더 도움이 되는 것이다.

자연의 당분을 많이 섭취하라

가공된 단것을 적게 먹고 자연의 당분을 많이 섭취하는 것이 건강에 좋다. 백설탕과 백미를 많이 먹는 것은 몸에 나쁘다는 것을 다 알면서도 현미식 실천을 하지 못하고 있다. 백미는 자연의 영양분이 없어져 나쁘며 현미나 통밀가루는 자연의 영양분이 살아있기 때문에 우리 몸에 유익하다. 흰 설탕, 백미, 흰 밀가루는 우리 몸에 들어가서 다시 몸속의 영양분과 화학반응을 일으켜 흡수 또는 배설이 되므로 지나친 섭취는 몸에 해로운 것이다.

즉 쌀밥을 먹으면 몸속에서 소화되어 전화당이 되었다가 포도당이 되어서 에너지로 흡수된다. 그러나 자연의 당분(과당)은 인슐린이 없어도 직접 몸에 흡수가 된다. 그렇다고 한꺼번에 너무 많이 먹는 것도 좋지 않다. 아무리 자연의 과당이라도 인체의 흡수에도 한계가 있기 때문이다.

먹는 방법은 농약이 없다면 과실 껍질에 영양분이 많이 들어있기 때문에 껍질째 먹는 것이 좋다. 또 섬유질도 많아서 좋다. 한편 살구씨, 복숭아씨를 핵과라고 할 수 있는데 특히 이 과일은 체내의 독성을 배출시켜 주는 작용을 한다. 그러나 이러한 과일도 사람에 따라 몸에 잘 맞고 맞지 않기도 한다. 배를 좋아하는 사람, 사과를 좋아하는 사람, 딸기를 좋아하는 사람, 포도를 좋아하는 사람 등 각각이기 때문이다.

적게 먹으면서 오래 씹어라

모든 음식은 적게 먹고 오래 씹어야 한다.

지금도 지구촌 일부에서는 식량이 부족하여 많은 사람들이 굶어 죽어간다고 보도되고 있다. 그러나 식량이 풍부한 나라에서는 오히려 사람들이 음식을 너무 많이 먹어 병에 걸려서 일찍 죽는다고 한다. 일찍이 미국 상원위원회에서 미국인들이 건강이 나쁘고 병이 너무 많다며 막대한 예산을 들여서 원인규명을 했는데 결론은 잘못된 식생활 습관 때문이라는 것이었다.

육식, 미식을 너무 많이 하여 스스로 병을 만들고 빨리 죽어가고 있다는 것이다. 우리는 TV와 잡지, 신문 등 매스미디어를 통해 자연식을 하면 건강에 더 좋다는 이야기를 자주보고 듣고 하고 있다. 그래서 소식포만감의 80% 정도을 하고 섬유질이 많은 것을 자연 그대로 전체식을 하면 인체의 자가면역력이 배가 된다는 사실도 알게 되었다. 그리고 입안에 들어간 음식을 50~100번 정도 잘 씹어 먹으면 소화가 잘되며 영양분의 흡수도 잘 된다는 사실도 알게 되었다. 음식을 잘 씹어 먹으면 소화뿐만 아니라 침의 놀라운 살균작용과 함께 면역력이 강화되며 구강운동도 그만큼 많이 되는 것이다.

그러나 문제는 실천이다. 실천하지 않으면 무병장수와는 아무런 관련이 없는 지식이 될 뿐이다.

번민하지 말고 숙면을 취하라

사람들이 즐겁고 행복해 할 때는 얼굴표정에 나타날 뿐만 아니라 혈액순환도 잘된다. 즉 엔돌핀이 잘 분비된다. 그러나 놀라거나 나쁜 말을 듣거나 근심을 하게 되면 곧 밥맛이 떨어지고 맥이 풀린다. 혈액순환이 잘 안되니 얼굴 표정도 좋을리가 없다.

물약유희勿藥有喜리 는 말이 있다. 의약품에 의존하지 말고 항상 유쾌한 생활을 하라는 것이다. 약물을 많이 복용하는 것은 건강을 도리어 해칠 수도 있고 근본적으로 해결이 되지 않는다는 뜻이다. 바로 약이면서 독이 될 수도 있는 약의 양면성 때문이다. 그러므로 마음을 안정시키고 즐겁고 행복하게 생활 하는 것이 건강의 근본이 된다는 말이다.

동양사상에 일체유심조一切唯心造, 즉 세상만사는 사람의 마음먹기에 따라서 좋게도 되고 나쁘게 되기도 한다는 말이 있다. 요새말로 매사에 긍정적인 사고를 하자는 것이다. 그러므로 번민하지 말고 항상 기쁘고 즐겁게 인생을 살아가라도록 하라. 그리고 사람은

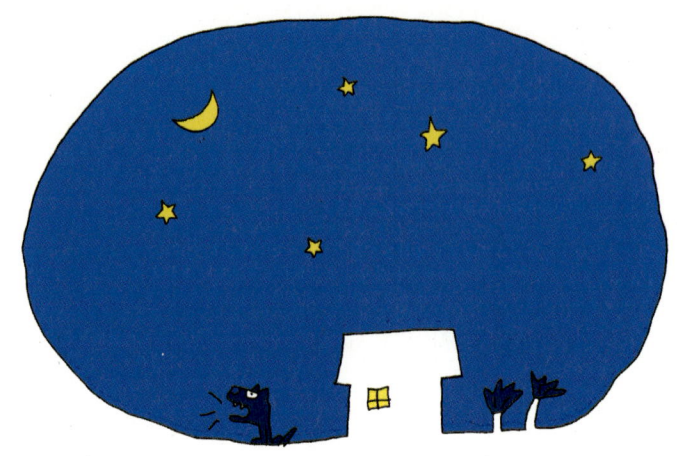

　왕성하게 움직이고 활동하는 것도 좋지만 그것도 무턱된 것보다는 조화가 있는 것이 좋다.

　인간 동작은 그 자체가 늘 긴장 상태이므로 리듬을 조절하기 위해서는 이따금 긴장을 풀어야 한다. 그러기 위해서 휴식이 필요한 것이다. 즉 일을 하다가 쉬기도 하고 앉아서 호흡을 조절하며 긴장을 풀기도 해주어야 하는 것이다.

　건강한 사람이라면 하루 종일 피로와 긴장을 푸는데 밤사이에 잠을 잠으로써 해결된다. 잠을 잘 때에는 생리상태가 일부 중단 되므로 혈액순환이 잘 되지 않는다. 이때에 요와 이불을 너무 두껍게 해서도 안되며, 잠자리의 온도를 너무 덥게 해도 체력이 소모되며, 너무 차게 해도 근육이 굳어진다. 따라서 실내 온도를 적당히 조절해야 하며 또 산소공급을 위하여 환기가 잘 되게 하는 것이 좋다.

　휴식을 지나치게 취하거나 잠을 너무 오래 자면 오히려 피곤한 것도 이런 원리 때문이다.

화를 내지 말고 많이 웃어라

　일상생활을 하면서 노하거나 흥분하는 것이 나쁘다는 것 또한 다 아는 사실이다. 한번씩 흥분할 때마다 그만큼 생리상태가 중단되거나 역행될 뿐만 아니라 체내의 내분비선에서 독소가 나오기 때문에 생리적 기능에 도움이 되지 않고 생명을 단축하는 방향으로 작용하기 때문이다. 흥분하거나 긴장하게 되면 인체의 모든 기관이 비상상태가 된다는 것은 의학적으로도 이미 알려진 사실이다.

　노기 충천하다거나 살기를 띤다는 것은 그만큼 독소를 많이 내뿜기 때문에 타인의 눈에도 보이는 것이다. 남에게도 그러할진대 당사자의 몸은 얼마나 망가지겠는가.

　전술한 일노일노, 일소일소 一怒一老, 一笑一少라는 말처럼 노하면 노한만큼 늙어지고 한 번 웃으면 또 그만큼 젊어진다는 것이다.

욕심을 적게 가지고 많이 베풀어라

　사람들은 누구나 살아가면서 무엇인가 하고자 하는 욕심이 있다. 그리고 사람들은 그 희망으로 삶의 보람과 성취감을 느낀다. 희망이 없는 사람은 죽은 사람과 같다. 그러나 자기의 분수를 모르는 지나친 욕심은 허례허식이라고 할 수 있는데 이 욕심은 건강을 해칠 뿐 아니라 타인의 조소를 면치 못한다. 그러므로 지나친 욕심은 억제하여야 한다. 즉 절제생활을 하여야 한다는 것이다.

'사람이 중심과 바른 바를 잊으면 모든 일을 이룰 수가 없고, 물건이 중심을 잃고 비뚤어지면 드디어 자체가 거꾸로 넘어진다'는 말이 있다. 그러므로 쓸데없이 욕심만 내는 것은 건강에 좋지 않으며 또 베풀수록 건강에도 유익하다.

이와 함께 좋지 못하고 쓸데없는 과거의 일은 빨리 잊어버릴수록 좋으며 잠은 충분하게 자야 그 다음 깨어나서 일을 잘 할 수 있으며 땀도 적당히 흘리고 대소변도 잘 보아야 체내의 불필요한 독소들을 빨리 체외로 내보낼 수 있는 것이다. 또한 사람을 많이 사귀고 유쾌히 살면서 일상생활에 있어서는 활동을 많이 하면서 또 운동을 하면 혈액순환이 잘 되기 때문에 강건해질 수 있는 것이다.

옷을 얇게 입고 목욕을 자주 하라

옷을 얇게 입고 목욕을 자주 하는 것이 좋다. 옷을 얇게 입으라는 말은 가능한 한 공기의 유통을 좋게 하여 산소의 공급을 많이 해 피부의 호흡을 잘하게 하라는 뜻이다. 이렇게 하여 인체 내에서 나오는 독소를 빨리 외기 중으로 분산시키라는 것이다. 병의 근원이 되는 체내 독소를 체외로 빨리 배설하는 것이야 말로 무병장수 방법의 핵심이다.

독소의 체외배출은 수많은 생활습관병은 물론 노화방지, 암예방에 특히 유효하다. 암환자의 자연요법에는 풍욕이 좋으며 병원에서는 산소요법을 하는 것이 좋다는 것은 수차 강조했듯이 암세포가 산소에게 꼼짝 못하는 혐기성 세포이기 때문이다.

그런데 사람들은 별로 춥지 않은데도 합성섬유의 옷을 몇 겹씩 껴 입고 있다. 그것도 모자라 목도리를 하고 장갑까지 낌으로써 피부의 호흡을 완전히 막고 있다. 이런 측면에서 한 겨울이 아닌 경우라면 미니스커트는 건강에 좋다고 할 수 있다. 손목과 발목 부분에서 수시로 공기가 들어가게 하고 가능한 내의를 얇게 입거나 입지 않는 것이 좋다. 습관이 되면 가끔 찬 공기가 몸에 스며드는 것이 피부단련에도 도움이 된다. 이것이 습관화되면 감기같은 잔병치레는 하지 않게 된다.

겨울에는 더운 방에 있다가 가끔 밖에 나가서 찬 공기를 마시고 쐬는 것이 좋다.

목욕을 자주 하는 것이 좋은 것은 몸을 깨끗하게 하는 것도 있지만 목욕은 공기욕을 겸하고 있기 때문이다. 특히 여름의 야외 수영은 공기욕, 일광욕과 운동을 겸하는 목욕인 것이다. 목욕할 때에 최근에는 목욕물에 인삼, 창포, 쑥, 솔잎을 넣어서 하는 사람들도 있다. 목욕을 하고 나면 얼굴에 윤기가 나고 피부도 매끄러워지는 것은 누구나 체험했을 것이다.

차를 적게 타고 많이 걸어라

20~30년 전만 해도 가까운 곳은 물론 20~30리 8~12㎞ 거리쯤은 걸어서 다녔다. 그때문에 사람들이 그렇게 운동이 부족하지 않았고 대체로 건강했다. 그런데 요즘은 버스정류장 하나 정도의 거리도

자가용이나 버스를 기다려서 타고 간다. 조금 걷는다면 굳어졌던 근육이 얼마나 부드러워질까? 또 아파트와 같은 고층 건물들이 많아 하루에 2~3회씩만 걸어서 오르내리면 건강에 도움이 될 터인데도 꼭 엘리베이터를 기다려서 타고 다니는 실정이다.

또 지금은 교통수단이 빠르고 좋아져서 더욱더 사람들이 걷지 않으려고하고 걷지도 않는다. 그러므로 건강이 나빠지고 인내력이 약해졌다. 최근 신문보도에 따르면 우리나라 청소년들이 체격은 커졌는데도 끈기나 인내력은 오히려 몇년전보다 떨어졌다는 사실이 확인됐다. 그만큼 내공이 없다는 것이다. 따라서 생활 속에 운동을 겸하거나 늘 걸어다니는 습관을 갖는 것이 좋을 것이다.

걸음은 사람이 자연으로 하는 전신조절 운동이다. 전신의 피로가 풀리고 혈액순환과 소화가 잘 되며 정신도 상쾌해진다. 그리고 외기를 쏘이므로 피부미용에도 도움이 된다. 신선한 공기를 마시러 산과 바다로 가서 걸어보자. 걷기운동의 좋은점에 대해서는 뒤에서 다시 설명하겠다.

이상에서 본 바와 같이 무병장수를 위한 자가면역력 증강법의 원리는 화학기호나 수학공식처럼 복잡하거나 어렵지 않다. 누구나

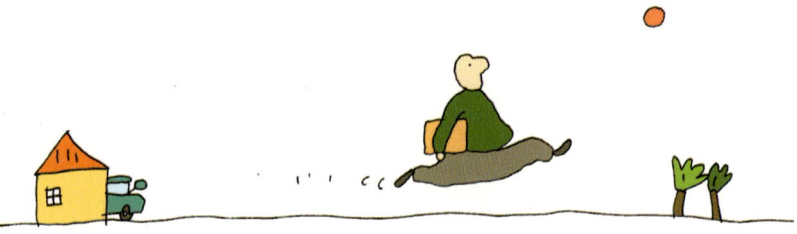

마음만 먹으면 실천할 수 있는 내용들이다. 그러나 그 실천의 유·무에 따른 결과는 어느 것과도 비교할 수 없다. 자가면역력을 증강시킬 수 있다는 것, 그것은 바로 무병장수로 귀결되기 때문이다.

이 책을 읽은 독자들에게 모든 병의 근원은 바로 자신이며 치료 또한 자신으로부터 시작된다는 것을 강조하고 싶다. 그러므로 난·불치병은 결코 있을 수 없는 것이다. 인간이 찾지 못했다고 해서 '희망'마저 버릴 필요가 있겠는가.

인간의 논리로 '난·불치병'이라고 한만큼 다시 인간의 논리로 '고칠 수도 있는 것'이다.

흉선을 강화해라

인간이 나이가 들면서 면역계가 약해지는 것은 주로 흉선Thymus에 있는 T-세포의 활동이 약해지기 때문이라는 주장이 오늘날 현대의학의 주된 이론이다. 원래 200~250g 정도이던 흉선이 성장이 멈추면서부터 점점 축소되어 60세가 넘으면서는 사람에 따라 약간씩 차이는 있겠지만 거의 흔적만 있을 정도로 줄어든다고 한다.

골수에서 생성된 간세포幹細胞를 성숙시켜 T-세포로 분화되게 해주는 것이 흉선에서 분비되는 티모신Thymosine 이라는 호르몬인데 나이가 들게 되면 흉선이 수축되어 티모신 분비량이 줄어든다는 것이다. T-세포의 분화를 돕는 결정적인 호르몬이 티모신인데 이 티모신의 양이 줄어들게 되면 자연히 T-세포의 능력도 급격히 떨어지게 된다는 것이다. T-세포의 능력이 약화되면 당연히 체내의 면역체계도 약화되어 인체의 항상성 즉 자연치유력도 떨어진다는 것이다. 따라서 면역력을 높이려면 가장 먼저 해야 할 일이 흉선을 강화하는 것이다.

인체의 면역체계에서 T-세포는 면역체계를 총괄하는 사령관격이라 할 수 있다. T-세포가 제기능을 발휘 못하면 면역을 직접 실행할 수 있는 항체 생산 명령을 내려줄 수가 없기 때문이다. 군대나 경찰이라고도 할 수 있는 항체가 없으면 면역체계 전체가 의미가 없기 때문이다. 따라서 흉선의 강화는 면역을 높여주는데 있어 가장 중요한 일이라 할 수 있다.

1980년대초에 전세계를 공포로 몰아넣은 AIDS 라는 병을 우리는 기억하고 있다.

영어로 Acguired Immune Deficiency Syndrome 인데 이 머리글자를 따서 에이즈 AIDS 라고 불리고 있다. 이 에이즈라는 병은 에이즈 바이러스가 몸안에 들어오면 제일 먼저 체내의 헬퍼 T-세포TH를 파괴시켜버린다. 다시말해 면역계의 총사령관을 제거해 버리니까 인체의 면역체계 자체가 무너져 버리는 것이다. 그렇게 되면 에이즈 환자는 면역부전免疫不全이 되고 사소한 세균이나 바이러스에도 병을 앓게 되는 것이다. 우리말로 후천성면역결핍증후군後天性免疫缺乏症候群 이라고 하는 것은 에이즈 바이러스로 인해 후천적으로 면역체계가 붕괴되었다는 것을 뜻하는 것이다.

현대의학이든, 영양학이든, 한의학, 대체의학에서든지 면역력을 높이기 위해서 무엇보다도 흉선을 강화하여야 하는 이유가 여기에 있는것이다.

그렇다면 어떻게 하면 흉선을 튼튼하게 할수 있을까. 비타민 B군을 일반적으로 면역 비타민이라고 한다. 비타민 B가 부족하면 흉선이 위축되면서 활동력이 떨어지게 된다. 결국 T-세포에 영향을 주어 면역계통이 약해지게 되는 것이다.

비타민 B군에는 B_1, B_2, B_3, B_6, 판토텐산, 엽산, 비오틴, 콜린, 이노시톨, B_{12} 등 10여 종류가 있다. 비타민 B군과 면역계와의 상관관계에 대한 의학적, 영양학적 복잡한 이론이 있으나 여기서는 비타민 B군이 부족하게 되면 흉선의 기능이 떨어져 결국 면역기능이 약해진다는 사실만 밝힌다. 항원-항체 반응이 순조롭지 않다는 이야기다.

흉선을 강화하기 위한 비타민 B군의 음식물들은 다음과 같은 것들이 있다.

비타민 B군 함유식품류

종류	함유식품류
비타민 B_1 (티아민)	맥주효모, 땅콩, 밀눈, 쌀겨, 콩, 달걀, 동물의 간, 돼지고기, 뱀장어 등.
비타민 B_2 (리보플라빈)	정제하지 않은 곡식류, 아몬드, 양배추, 동물의 간, 고등어 등.
비타민 B_3 (니아신)	맥주효모, 동물의 간, 정제하지 않은 곡식류, 달걀, 콩, 황록색 채소 등.
비타민 B_5 (판토텐산)	동물의 간, 정제하지 않은 곡식류, 맥주효모, 달걀, 생선, 콩 등.
비타민 B_6 (피리독신)	정제하지 않은 곡식류, 효모, 살구, 콩, 동물의 간, 생선, 꿀, 옥수수 등.
비타민 B_{12} (코발라민)	치즈, 분유, 젖제품, 동물의 간, 고기, 달걀, 조개, 굴, 동물의 내장 등.

비타민B₁₅ (팡가민산)	정제하지 않은 곡식류, 맥주효모, 해바라기 씨, 현미, 호박 씨 등
콜린	콩, 맥주효모, 동물의 간, 밀눈, 달걀 등.
엽산	젖제품, 황록색 채소, 콩, 달걀, 맥주효모, 생선, 고기 등
이노시톨	밀감류, 정제하지 않은 곡식류, 벌꿀, 맥주효모, 황록색 채소 등
PABA (파라아미노벤즈산)	맥주효모, 동물의 간, 벌꿀, 밀눈 등.
비오틴	맥주효모, 정제하지 않은 곡식류, 달걀, 콩, 동물의 간, 호박 씨 등.

장관腸管과 골수骨髓의 기능을 강화해라

흉선과 마찬가지로 현대의학적 측면에서 보면 장관과 골수도 자연치유력 즉 면역에 중요한 역할을 한다. 장관은 항체를 생산하는 β-임파구의 생산능력을 좌우하고 있기 때문이다.

이같은 장관을 강화시켜주는 방법에는 크게 두 가지가 있는데 하나는 장관의 점막을 보호해주는 방법이고 다른 하나는 장관 속에 살고 있는 여러 가지 좋은 균을 활성화시켜주는 방법이다.

피부와 점막을 보호해주고 활성화시켜주는데 비타민 A가 중요하다는 사실은 의학적으로 밝혀졌다. 따라서 피부가 건조하여 거칠어지고 각화를 잘 일으킨다면 비타민 A 결핍을 생각해볼 필요가 있다.

코, 구강, 위, 장관, 기관지, 눈 결막, 요도 등의 점막이 사실상 면역시스템인데 이 점막을 보호해주는 점액粘液이 항상 분비되어 점막을 보호해주고 있다.

이 점액의 주성분이 무신Mucin이라는 사실도 의과학자들은 밝혀냈다. 이 무신의 합성에 비타민A가 필요하기때문에 비타민 A가 결핍되면 무신의 공급이 충분하지 못하게 되고 점막의 표면은 거칠게 되어 건조하고 굳어지게 된다. 이와 같이 점막이 굳어지는 상태가 호흡기관에 일어나면 감기와 기관지염에 걸리게 되며 코의 점막도 약해져 바이러스 등의 침입을 막을 수 없게 된다. 비염이나 폐렴이 유발되는 이유가 되는 것이다.

이런 상태가 위나 장에서 일어나게 되면 소화흡수작용이 떨어지게 돼 염증이나 궤양이 발생하게 된다. 특히 장관중 소장과 회장回腸에 많이 존재하고 있는 파이에르peyer 판板의 점막이 약해지면 β-임파구의 기능저하로 글로블린 항체 형성에 지장이 초래된다. 이 파이에르 판은 1977년 파이에르에 의해 발견된 체내 면역시스템이다.

장관내 유해균의 증가도 이 파이에르판의 기능을 저하시킨다는 사실도 의과학자들에 의해 밝혀졌다. 이 장관의 기능을 강화시키는 영양소가 비타민 A이다. 1968년 미국 MIT대학의 조지울프 박사가 MIT대학에서 열린 국제의학관련 학술대회에서 비타민 A의 혈중농도가 떨어지면 감염성질환에 잘 걸린다고 발표했다.

1969년 미국에서 발간되는 '과학'이라는 잡지 2월호에서는 비타민 A가 결핍된 쥐는 박테리아에 대한 저항력이 저하되어 장내의 염증성 질환으로 죽는다는 사실이 발표됐다.

결론적으로 비타민 A가 인체의 면역력을 높여주며 또한 점액을 많이 생성해 장관점막 즉 파이에르판을 보호해 준다는 것이다. 그런데 이런 효능이 있는 비타민 A도 지나치게 많이 복용하게 되면 두통, 구토, 피부발진 등의 부작용이 초래될 수도 있다. 이런 비타민 A의 과잉섭취에 따른 부작용 방지를 위해 체내에서 비타민 A로 변하는 프로비타민A$^{Provitamin\ A}$를 섭취하는 것이 안전하다.

요즈음 한창 뜨고 있는 β-카로틴 함유식품이다.

당근, 시금치, 케일, 호박, 고구마, 살구, 복숭아, 참외 등 주로 노란색 계열의 야채나 과일에 β-카로틴이 많이 함유돼있다.

β-카로틴이 최근 들어 면역증강물질로 각광받고 있는 이유도 바로 이런 의과학적 이론 때문이다. 면역력을 높여 암을 치료한다는 면역요법의 중심에 β-카로틴이 있는 것이다.

장관에 좋은 균과 나쁜 균의 종류와 역할

좋은 균과 역할	나쁜 균과 역할
비피두스균, 젖산균, 아시도필르스균 등	웨르슈균, 포도상구균, 아노이리나제균 등
1) 콜레라, 티푸스, 이질, 식중독을 일으키는 살모넬라균 등의 번식 방지 2) 장관내의 나쁜 균에 의해 만들어지는 암모니아, 나이트로조아민 등의 유해 물질, 발암물질을 분해, 해독 3) 좋은균에 대한 면역반응으로 나쁜 균에 대한 방어력이 강해지고 몸 전체의 면역력이 높아진다. 4) 음식물의 찌꺼기인 식물 섬유의 일부를 분해하여 장에서 흡수 5) 비타민 B1, B2, B6, B12, 엽산, K 등을 합성	1) 체내에 흡수되지 않은 단백질과 아미노산을 부패시켜 암모니아, 아민, 인돌 등의 유해 물질과 유독가스 생산 2) 나이트로조아민, 페놀 등 발암물질을 생산 3) 소장내에서 세균이 번식하면, 영양의 흡수가 방해되어 설사를 유발 4) 청량 음료수, 소시지 등 식품에 포함되어 있는 색소류는 장관내 나쁜 균의 작용으로 발암 물질인 방향족 아민 유도체를 생성 5) 담즙의 주성분인 담즙산은 95%가 소장에서 흡수되는데, 흡수되지 않은 것은 대장에서 나쁜 균에 의하여 유해물질을 형성. 이것이 점점 많아지면 장점막의 흡수가 저하되어 설사하게 된다. 또 담즙산은 발암제가 된다. 6) 아노이리나제균에 의해 비타민 B1이 파괴된다. 7) 암모니아가 요소로 변하는 과정을 나쁜 균이 방해한다.

장관에 좋은 세균과 나쁜 세균이 있다는 사실도 이제는 널리 알려졌다. 장관의 유해균은 대변에 남은 단백질을 분해하면서 발암물질을 생성하기도 한다.

지나친 육식이 몸에 좋지 않은 이유 중의 하나가 육식으로 인한 단백질은 장내에서 수많은 나쁜 균을 번식시키기 때문이다. 시중에 비피더스균으로 만든 요구르트가 판매 되고 있는 것도 이런 사실 때문이다.

면역에 있어 골수의 역할도 대단히 중요하다.

뼈의 중심부를 골수Bone marrow라고 하는데 이 골수에서 적혈구, 백혈구가 생성된다. 그런데 이 골수의 생성에도 비타민A와 C가 필요하다. 복잡한 이론을 설명하지 않더라 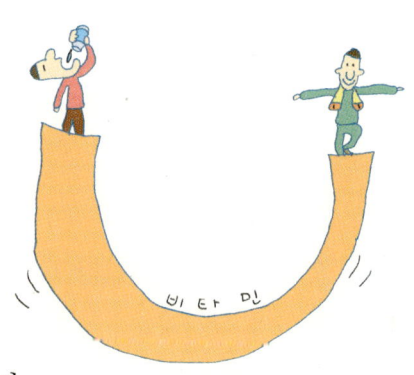 도 뼈를 튼튼하게 강화시키는 방법 중의 하나가 비타민 A와 C의 충분한 섭취이다.

뼈는 단백질 콜라겐이라는 젤라틴과 점액질 다당체인 콘드로이틴 황산을 주성분으로 하고 있다. 이 콘드로이틴 황산에 칼슘이 결합되면 뼈가 된다. 따라서 일반적으로 뼈가 약해지면 칼슘이 부족한 것으로 인식하고 있지만 사실은 비타민 A와 C도 뼈 건강에 중요하다.

미국 하버드대학의 H.쇼우 박사는 실험을 통해 비타민 A가 결핍

되면 뼈의 발육이 좋지 않게 된다는 사실을 밝혔다. 특히 유아기에 비타민 A가 부족하게 되면 성장발육에 큰 영향을 미친다고 주장했다. 따라서 면역세포의 전구前驅 물질을 형성하는 뼈의 골수기능을 강화해야 면역력이 높아지는 것이다.

> 네 눈에 지혜롭게 되지 말지어다. 주를 두려워하며 악을 떠날지어다. 그것이 네 배꼽에게 건강이 되며 네 뼈에게 골수(marrow)가 되리라. (잠3:7~8)

> 즐거운 마음은 약같이 좋으나 상한 영은 뼈를 마르게 하느니라. (잠17:22)

이런 측면에서 일반적인 추론이 아닌 의과학적 측면에서 보면 흉선강화와 장관강화, 골수기능강화가 면역력 향상의 핵심이다. 라파성서요법의 면역력 강화이론이 바로 이같은 현대의과학의 이론으로 설명이 가능한 것이다.

더 나아가 라파성서요법의 이론은 하나님의 말씀과도 일맥상통하기 때문에 궁극적으로 라파성서요법은 하나님의 요법이라고 할 수 있는 것이다.

3부

라파성서요법의 실천 방법

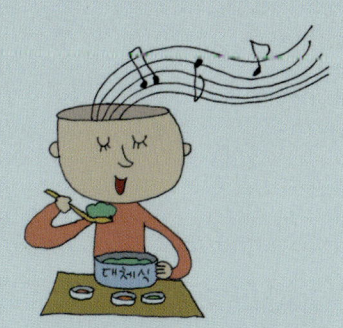

자연

햇빛

햇빛은 위대한 치료제이자 인체의 면역력 증강을 위해서 반드시 필요한 절대적 에너지이다. 세상의 모든 풀잎, 넝쿨, 나무, 덤불, 꽃, 과일, 그리고 채소들은 그들의 생명을 햇빛으로부터 받아들이는 것이다. 지구 위의 모든 생물들은 햇빛 에너지에 의존하고 있다. 만약 이같은 햇빛이 없다면, 지구는 황폐하고, 모든 생물이 존재할 수가 없다.

인간은 창백한 피부를 갖도록 창조된 것은 결코 아니다. 인간의 피부는 햇빛과 공기에 의해 지금보다 짙은 색깔을 띠어야 한다.

오랫동안 실내에 머물면 누구나 창백한 모습의 피부를 갖게 되는데 이것은 햇빛에너지를 받지 못했기 때문이다. 햇빛이 차단된 지하실에 살면 눈에도 곰팡이가 낀다.

생명의 원천인 햇빛 광선이 부족한 사람은 창백한 모습이다. 무기력하고, 빈혈증의 사람들은 대개 햇빛 부족에서 오는 경우가 많다. 실제로 많은 사람들이 단지 햇빛 광선만으로도 병을 치료하고 건강을 회복하기도 한다. 특히 많은 질병의 원인으로 밝혀진 비타민 D 결핍의 경우 비타민 D섭취가 아닌 햇빛을 쬐는 것만으로도 고칠수가 있다. 하루 20분 정도 햇빛을 쬐면서 산책하면 충분하다.

햇빛 광선은 강력한 힘을 가진 살균제이다. 이런 광선을 피부로 흡수함으로써 수많은 양의 살균 에너지를 축적하게 되는것이다. 햇빛은 신경질적인 사람에게 특히 가장 좋은 치료제이다. 긴장된 사람이 햇살 아래에 가만히 누워 있기만 해도 태양의 강력한 빛은 신경과 육체가 원하는 것을 주는데, 그것이 바로 긴장 완화인 것이다.

햇빛은 또한 강장제이며, 안정제이다. 따뜻한 햇빛을 쬐는 동안, 수 백 만의 신경 기관들은 햇빛 에너지를 흡수하여 신경이 과민한 조직에 전달한다.

아름다운 잔디의 작은 공간을 나무 조각과 금속 조각으로 덮어 놓아 보자. 나날이 그 아름다운 풀은 수액(樹液)으로 가득 차 있는 엽록소가 시들어 병이 든 노란 색으로 바뀌어 가는 것을 관찰하게 될 것이다. 잔디가 시들어 죽는 비극이 발생하는데, 그것은 햇빛의 부족에 의한 것이다. 따라서 과일이나 채소와 같은 햇빛에너지가 풍부한 음식의 섭취가 없으면, 생명을 주는 햇빛의 결여로 인체 내에서도 같은 일이 일어난다.

인간은 햇빛 광선을 필수적으로 쬐어야 할 뿐 아니라 태양 아래에서 익은 자연식을 섭취할수록 건강해진다. 신선한 과일과 생야채를 먹으면 수액과 풍부한 영양가가 있는 엽록소를 섭취하게 된다. 엽록소는 식물이 태양으로부터 흡수한 햇빛 에너지로서 손쉽게 먹을 수 있는 가장 풍성하고, 영양가 있는 음식인 것이다.

엽록소는 액체 햇빛이다. 녹색식물만이 강력한 햇빛 에너지를 모아서 인간이나 모든 다른 생물에게 전달하는 비밀스런 방법을 지니고 있다.

신체의 피부에 햇빛을 쬐고, 음식물의 50%를 과일이나 야채로 섭취하면 뛰어난 건강을 갖게 될 것이다.

가장 좋은 햇빛은 이른 아침의 서늘한 광선이다. 오전 11시와 오후 3시 사이의 햇빛은 너무 뜨겁고 자외선이 많다.

과일이나 생야채 같은 자연식을 먹는 것에도 같은 주의가 요구된다. 주로 요리된 음식을 먹어온 사람들이 갑자기 많은 양의 과일이나 생야채를 섭취하게 되면 부작용을 일으킨다는 것이다. 따라서 점진적으로 양을 늘려 나가는 것이 현명하다. 그리고 인체에 좋지 않은 자외선이 발견되고부터 피부를 태양에 노출시키는 데에도 적절한 판단과 주의가 필요하다.

순수 물

물은 음식물만큼 중요하다. 생명에 필요한 모든 중요한 액체는 물에 의존한다. 물이 없이는 원형질이 존재할 수가 없다. 동식물과 곤충은 물론 새나 물고기도 물이 없이는 존재하지 못한다. 세포도 수분이 부족하게 되면 활동이 중지된다.

음식은 물이 없이는 소화가 되지 않는다. 인체의 작용 중 가수 분해라고 알려진 화학반응이 있다. 단백질, 녹말, 지방질 등을 변화시켜 세포의 활동에 필요한 영양을 만드는 데에도 물이 필요하다.

입안에서는 대부분이 수분인 타액이 나와 섭취된 음식물을 소화시키기 시작한다. 다음에는 수분량이 90%인 위액이 위속에서 음식을 소화시킨다. 완전히 액체가 된 음식은 십이지장으로 가거나 혹은 소장의 윗부분으로 가는데, 액체 상태로 소, 대장을 지나면서 내벽을 통해 흡수된다. 물은 결장에서 가장 많이 흡수되는데 여기에서 흡수가 잘 되지 않으면 설사가 일어난다.

　인체는 숨을 내쉬는 데에도 물이 필요하다. 공기가 건조할수록 더 많이 소비되는데 요즈음은 사람들이 가습기를 사용하여 이 수분을 흡수하기도 한다.

물은 윤활유

　인체의 기본적인 윤활유는 물이다. 물은 인체 기관들을 서로 구부러지고 미끄러지게 한다. 물은 관절을 매끄럽게 해준다. 물이 없이는 무릎이나 팔꿈치를 구부릴 수가 없다. 또한 다치지 않도록 충격을 흡수한다.

　안구는 물이 없이는 아무 것도 볼 수가 없다. 물이 없이는 근육도 유지될 수가 없다. 근육의 상당부분도 물로 이루어져 있다.

물의 공급원

　인체가 물을 공급하는 데는 3가지 경로가 있는데 첫 번째는 물이나 과일주스, 커피, 수프, 음료수 등 물을 포함한 액체를 마시는 방법이다. 두 번째는 식사를 통한 공급이다. 세번째의 중요한 공급원은 신진대사이다. 이때의 물은 신진대사액이라 하며 인체 내에서 음식물로 만들어진다. 다시 말해서 화학적으로 생성된 물이다. 이 물은 섭취된 음식물이 세포의 영양으로 바뀔 때 생긴다.

　체내에서 물을 만들어 내는 전형적인 예가 낙타이다. 낙타는 물을 저장하는 것이 아니다. 등에 있는 혹에 지방을 저장해 놓고 탄수화물을 먹는다. 그러면 이 음식물을 소화시키면서 많은 양의 물이 생성되어 낙타는 마치 체내의 화학작용으로 생수를 마신 것처럼 된다. 수분이 적은 메마른 먹이를 먹는 곤충들 가운데에도 생수를 들이키지 않고 낙타와 같이 체내에서 물을 생산하는 종류가 있다.

갈증

인체에 물이 불충분하면 부작용이 일어난다.

먼저 분비액이 줄어든다. 침이 마르고, 막이 말라붙는다. 목이 탄다. 이것은 물이 필요하다는 신호이다. 소비된 물에 대한 충분한 공급이 뒤따르지 않으면 여러 가지 증상이 일어난다. 두통과 신경질이 일어나 집중력이 떨어진다거나 소화불량이 낫지 않는 등의 현상이 생긴다.

물이 이처럼 면역력 증강과 인체에 중요하다는 사실을 알게 되면 물을 함부로 섭취하지는 않을 것이다. 물만 잘 섭취해도 중병을 고칠 수 있는 것은 이같은 사실 때문이다.

물의 진실

물은 생명수이다. 물은 몸의 체액과 혈액 그리고 위와 장에 직접적인 영향을 끼친다. 다시 말해서 물은 생존과 건강에 꼭 있어야 한다. 어떤 물을 먹어야 하나? "미네랄이 풍부한 물을 먹어야 한다."는 것이 일반적으로 알려진 이야기다. 이 말은 반은 맞고 반은 틀린다. 왜냐하면 사람이 직접 먹어도 되는 좋은 미네랄이 있고 몸에 질병을 유발하는 미네랄이 있기 때문이다.

미네랄은 무기미네랄과 유기미네랄로 나누어진다. 무기미네랄은 에너지가 없는 미네랄이다. 광물성 미네랄의 다른 이름은 무기광물질이다. 무기광물질은 탄산칼슘, 탄산마그네슘, 탄산칼륨, 그리고 석회 등을 말한다. 알다시피 석회는 시멘트의 원료로 쓰인다.

미네랄은 크게 식물이나 동물에 함유되어 세포막을 통과하고 인체에 흡수될 수 있는 유기 미네랄_{야채, 과일, 생선, 육류의 미네랄}과 공기, 흙, 물에 함유되어 있는 미네랄 즉, 인체가 흡수할 수 없는 무기미네랄_{광물성 미네랄}로 나눌 수 있다.

세계적으로 유명한 건강학자인 폴 C. 브래그 박사와 노만 워커 박사, 미네랄에 관한 세계적인 권위자인 헨리 A. 슈레더 박사는 "미네랄은 반드시 음식(동·식물)을 통해서 흡수해야지 물이나 광물에 있는 무기미네랄을 섭취하는 것은 오히려 우리 몸속의 중추기관을 해치고 몸에 축적되어 각종 질병을 야기 한다" 고 경고하고 있다.

시중에서 흔히 미네랄이 풍부한 물을 마셔야 한다고 하는데 사실 그 미네랄은 무기미네랄이다. 다시 말해서 석회질이 주성분이다.

석회질이 몸속에 들어가서 배출되지 않고 쌓이게 되면 동맥경화, 관절통증, 노화, 이명증 등을 일으킨다. 무기미네랄은 식물이 땅 속에 있는 뿌리를 통해 흡수한다. 그리고는 광합성 작용을 통하여 유기미네랄로 바꾸어서 간직하고 있다.

사람은 무기미네랄을 직접 먹으면 각종 질병에 걸리지만, 식물과 채소를 섭취하면 그 속에 있는 유기미네랄을 먹음으로 건강해지는 것이다.

수돗물은 그 속에 무기미네랄이 많이 들어 있기 때문에 몸에 좋은 물이라고는 할 수 없다. 생수는 수돗물보다는 많이 낫지만 그 속

다양한 물을 증류한 후에 남은 찌꺼기 사진

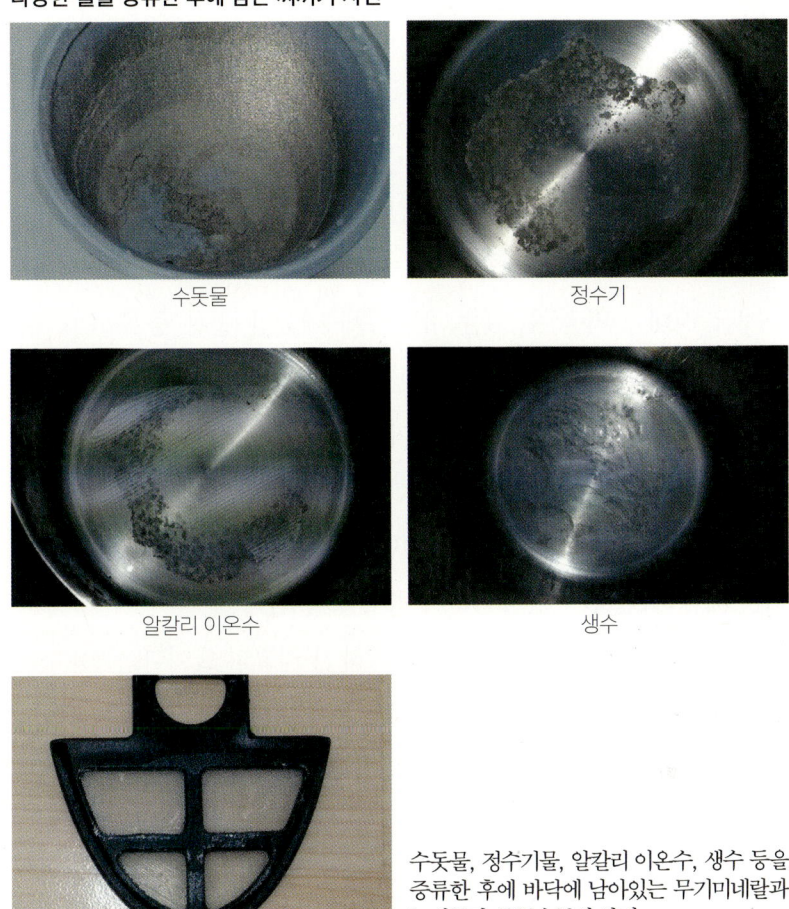

수돗물, 정수기물, 알칼리 이온수, 생수 등을 증류한 후에 바닥에 남아있는 무기미네랄과 노폐물과 중금속들의 사진.

에 있는 무기미네랄은 역시 문제가 된다. 정수기 물과 알칼리 이온수도 기본적인 정수를 하기 때문에 수돗물보다는 훨씬 낫다. 하지만 정수한 물도 무기미네랄은 해결할 수가 없다.

빗물

자연이 주는 최고의 물은 빗물이다. 노아 홍수 이전에는 사람이 500~900세를 살았다. 왜냐하면 오염되지 않은 물을 먹었기 때문이다. 지금은 하늘과 땅과 바다가 오염되어 있다. 그래서 지금은 원리적으로는 빗물이 가장 깨끗하긴 하지만 바로 받아서 먹을 수는 없다.

지금 시대에 먹을 수 있는 유일하게 깨끗한 물은 증류수^{이슬물}이다. 증류수는 자연수라 하기도 한다. 하나님이 주신 지구에서 가장 깨끗한 물인 빗물의 원리로 만들어지는 물이다. 실례로 암환자들에게 주사를 놓을 때는 네 번 증류한 물로 주사를 놓는다. 증류수는 용제 Solvent 이다. 몸속에 있는 무기미네랄, 산성체, 노폐물 등을 분해해서 배출하는 놀라운 자연수가 증류수이다.

증류수는 하나님이 인류에게 허락하신 최고의 물이다. 증류수는 기화된 물을 다시 응축 시켜 만드는 물이기 때문에 모든 불순물을 제거한 순수한 물이 된다. 증류수는 유일하게 순수한 물이며 인류에게 허락하신 신이 내려준 물이다.

아프리카 반투 Bantu 족은 세계적으로 가장 깨끗하고 가장 유연한 동맥의 소유자로 알려진다. 이 부족은 우물을 파지 않고 빗물을 받아 사용한다. 이 빗물은 박테리아로 오염되기는 하였으나 무기미네랄은 거의 없는 물이다. 문명사회에서와 같이 대기오염과 수질오염은 아직 심각할 정도로 영향을 주지 않고 있다.

이것은 무기미네랄이 제거된 물에 대한 하나의 놀라운 증거이다. 유럽인들은 미국인들보다 포도주를 더 많이 마신다. 포도주는 일종의 증류수에 해당된다. 식물의 뿌리를 통과하는 모든 물은 무기 미네랄이 유기 미네랄을 함유한다면 그것을 유기 분자구조를 가진 미네랄을 가지게 된다. 식물은 뿌리에서 흡수한 무기 미네랄을 광합성 작용을 통해 인체에 유익하면서 꼭 있어야 될 유기미네랄로 바꾼다. 그래서 사람은 무기미네랄을 그대로 섭취하면 몸에 각종 질병이 생기지만, 식물을 먹으면 그 속에 있는 유기 미네랄을 섭취할 수 있다, 다시 말해서 무기미네랄은 그대로 먹으면 안되는 것이다 .

미네랄의 문제점

사람들은 공기와 땅 속에서 검출되는 미네랄이 모두 무기 미네랄 inorganic minerals이라는 사실을 인식하지 못하고 있다.

무기 미네랄은 유기 분자organic molecules로 구조 변화가 일어나기 전에는 인체가 흡수할 수 없다. 인체가 흡수할 수 있는 유일한 미네랄은 유기 미네랄organic minerals이다. 다른 모든 미네랄은 해로운 것이며 제거되지 않으면 안된다. 여기에 문제점이 있는데 사람들은 무기 미네랄이 거의 모든 노화성 질병의 원인이 된다는 사실을 염두에 두고 있지 않다는 것이다.

물의 종류

모든 물이 다 같은 것은 아니다. 물은 적어도 아홉 가지로 나눌 수 있다. 어떤 물은 동맥경화를 일으키고, 담석과 신장결석을 형성하고, 노화현상을 앞당기기도 하며 질병의 원인이 될 수도 있다.

다른 종류의 물은 이와 반대되는 작용을 하기도 한다. 인체의 조직으로 흡수되는 물도 있고 조직에서 배설되는 물도 있다. 이 아홉가지의 물은 경수hard water, 생수raw water, 끓인 물boiled water, 연수soft water, 빗물rain water, 설수snow water, 여과수filtered water, 탈 이온수de-ionized water 그리고 증류수distilled water 등으로 분류된다.

모든 종류의 물이 열거되었다. 그러나 기억할 것은 아홉가지 물 중에서 단 한가지만이 가장 유익한 물이라는 사실이다. 그것은 바로 증류수다.

자연은 증류공장

물을 끓이면 수중기로 변하고 이 수중기가 응축되면 다시 순수한 물이 된다. 증발하는 수중기는 미네랄이

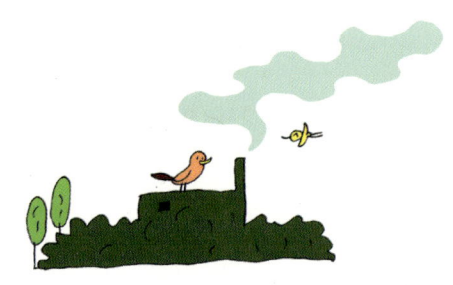

나 다른 고형물질을 운반할 수 없다. 즉 그것은 죽은 것이나 산 것이나 간에 병균을 운반하지 못한다. 비결이 여기 있는데 수중기는 대기 속에 있는 모든 이물질과 화학물질 틈새로 올라가며 이것이 응축되어 빗방울로 떨어질 때 대기 속의 오염물질을 흡수한다. 증류기 내에서는 오염물질의 흡수문제가 없어진다. 순수 한 증류수가 주전자에서 끓을 때는 칼슘이나 어떤 형태의 미네랄도 주전자 내면에 덮이는 일이 없을 것이다. 같은 주전자를 10년을 사용해도 똑같을 것이다.

증류수는 살펴본 바와 같이 순수한 물이다. 증류수는 무취, 무

색, 무미의 특성을 갖는다. 물이 갖는 천부의 목적은 온도조절과 용제로써의 역할이다. 자연 속에서 증발하는 물은 아주 미세하여 그것이 구름을 형성할 때까지 육안으로 감지할 수 없다. 다음 그것이 비가 되어 떨어지고 대지가 메마르거나 불에 타지 않도록 보존해 준다. 용제로써 물은 바위나 흙을 용해한다. 또한 영양소를 운반하면서 식물의 생명을 유지시킨다.

증류수의 가장 큰 기능

증류수는 체내에서 용제solvent 역할을 한다. 그것은 음식물을 분해하여 각 세포 속으로 소화 흡수되게 한다. 그것은 세포 활동의 부산물을 분해하여 독소를 제거시킬 수 있다.

증류수는 인체 조직에 붙어있는 무기 미네랄을 분해하여 인체의 정화 과정에서 배설되도록 한다. 증류수는 지상에서 가장 위대한 용제이다.

곧 인체조직에 손상을 주지 않고 체내로 유입될 수 있는 유일한 용제이다. 증류수를 계속 사용하면 무기 미네랄, 산성체, 그리고 다른 모든 노폐물을 인체조직에 손상을 주지 않고 분해시킬 수 있다.

무기 미네랄 축적은 반드시 제거되어야 한다

정화 목적이라면 증류수야말로 선택된 용제이다. 축적된 광물질이 용해가 된 후에 부드러운 근육 운동은 용해된 독소와 노폐물을 조직에서 혈액 속으로 밀어내어 혈액이 노폐물을 배설 기관으로 운반할 수 있도록 한다. 다음 배설기관은 노폐물을 쥐어짜서 체외로 내보낸다.

매우 간단한 실험을 실시할 수 있다. 유리판이나 거울 위에 몇 방울의 수돗물을 떨어뜨린 후 이것을 말린다. 그리고 물의 흔적을 관찰한다. 증류수 몇 방울을 그 흔적 위에 떨어뜨린다. 증류수가 물방울 흔적을 지워 버리는 것을 볼 수 있을 것이다. 이 간단한 실험으로 노화성 질병생활습관병의 원인이 어떤 것인가를 확인하게 된다.

증류수가 그 해답이 되지 않겠는가! 이것이 사실이라면 이 세상에서 얼마나 다르게 살 수 있게 되겠는가. 우리는 이 세상에서 단 한번밖에 살 수 없기 때문에 사는 동안에 가장 지혜롭게 살아야 하지 않겠는가? 선택은 분명하다! 이제부터 증류수를 마시는 일이다.

1980년대부터 미국에서는 본격적으로 가정용 증류수기 distiller를 보급하기 시작함으로써 증류수가 건강관리에 탁월한 효능이 있는 것으로 평가받고 있다. 뿐만 아니라 캐나다와 미국 등지에서는 일반생수처럼 슈퍼마켓에서 판매할 정도로 대중화 되어 있다.

특히 미항공우주국 NASA 직원들과 우주비행사들은 증류수를 마시고 있다. 또 병원에서 의사들이 환자들에게 증류수를 권하고 있다.

순수소금

순수소금pure salt은 몸의 건강에 꼭 필요하다!

태아는 모태의 양수에서 자라나서 세상에 태어난다. 양수는 약 0.9%_{정확하게는 0.895%}의 소금물로 이루어져 있다. 양수가 0.9%의 소금물로 이루어진 근본 이유는 태아에게 다른 병균의 침투를 막아주고 건강하게 자랄 수 있도록 하기 위해서이다. 그래서 산모가 물과 소금을 충분히 섭취하지 않으면 양수의 소금 농도가 옅어지거나 양수의 부족으로 인해 태아가 잘 자라지 못하고 엄마의 뱃속에서부터 각종 병균에 노출되어 선천적인 병을 가지고 태어나는 것이다.

선천적 질병의 대부분은 이 양수의 이상이 생겨서 발생하는 질병이 대부분이라고 한다. 그래서 산모는 불순물이 완전히 제거된 깨끗한 소금을 많이 섭취해야 적당한 농도의 양수_{0.9%}를 유지하게 되고 그것이 곧 태아의 건강에 직접적인 영향을 미치게 되는 것이다.

태아뿐만 아니라 성인들도 우리 몸의 체액을 양수0.9%상태로 만들어 주는 것이 중요하다. 우리 몸의 체액이 양수 상태와 같은 염분 농도를 유지할 때 각종 세균의 감염에서 우리 몸을 지킬 수가 있고 소금부족으로 오는 대사성 질환인 암, 당뇨병, 위장병, 간경변, 심장병, 피부병 등에서 벗어날 수 있게 된다.

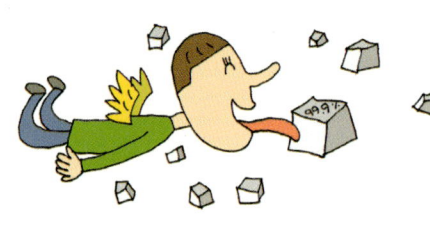

인간을 포함한 모든 동물의 체액은 소금기를 함유하고 있으며 이 소금에 의해 혈액이 맑아지고 혈액 본래의 기능을 가지게 된다. 소금은 침, 오줌, 담즙에도 침투하여 그 기능이 원활해지도록 돕고 있다.

위액에서는 그 중요 성분인 염산을 소금이 구성하고 있어서 위장에 소금이 부족하면 위액의 분비가 제대로 되지 않아 소화기능이 약해지게 되며 영양분이 제대로 공급되지 않게 된다. 그 결과, 면역력이 저하되어 질병에 노출되는 것이다. 또, 우리 몸속에 0.9%의 염분이 유지되지 않으면 혈액이 차가워져서 냉병이 온다. 세균감염이 쉬워 염증이 생긴다.

불순물을 용해시키는 힘이 약해져서 간결석, 담결석, 신장결석 등이 생기는 원인이 되고, 피가 탁해져 혈액 순환에 장애가 생긴다. 염분이 없으면 노폐물이 소변과 땀으로 빠져나가지 못해 피로가 누적되어 만성피로에 시달리게 된다. 소금을 충분히 섭취하여 우리 몸을 소금기에 푹 절여서 체액을 양수0.9%상태로 만들어야 한다. 0.9%의 체액을 유지할 때 면역력을 높여서 각종 생활습관병을 예방, 치유할 수 있다.

성경은 육체의 생명은 피에 있다고 증거 한다. 레17:11 피혈액가 깨끗해야 무병장수한다. 혈액은 화학성분의 양약신약으로는 깨끗이 할 수 없다. 오히려 양약은 독약과 같아서 혈액을 더럽혀 수명을 단축하는 원인 중의 하나가 될 가능성이 높다. 인간의 혈액은 순수한 물과 순수한 소금으로 이루어졌기 때문에 깨끗한 물과 순수소금만이 혈액을 깨끗이 할 수 있고 혈액이 깨끗해야 모든 질병으로부터 벗어날 수 있다.

소금의 진실

물의 진실에서 언급했듯이, 소금도 무기소금과 유기소금이 있다. 무기소금은 무기염화나트륨으로서, 우리가 보통 알고 있는 정제염꽃소금, 천일염 같은 일반소금들이다.

우리는 그 동안 절대 먹어서는 안 되는 무기미네랄광물성 미네랄이 든 일반소금을 평생 동안 먹어 왔다. 소금은 주변의 비非소금물질중금속, 무기미네랄, 간수, 가스 등 오염물질을 강력하게 잡아당겨 결합하는 성질을 가지고 있다. 특히 일반소금 속의 무기미네랄은 무기 광물질이기 때문에 인체가 흡수할 수 없을 뿐만 아니라 인체에 축적되어 우리의 건강에 치명적인 작용을 한다. 따라서 인체를 병들게 하고 각종 질명의 원인이 되는 비소금물질중금속, 무기미네랄, 간수, 가스 등등을 완전히 제거한 순수소금을 섭취해야만 한다.

일반소금과 함께 섭취된 돌가루나 중금속들이 우리 몸 속에 들어와 이물질로 떠돌다가 일부는 배설되지만 배설되지 못한 무기미네 랄은 각종 질병관절염, 신장결석, 담석증, 동맥경화, 심장질환, 폐기종, 백내장, 녹내장의 원인이 된다. Bragg박사와 Banik박사

　의사들이 소금을 많이 먹으면 고혈압을 유발하거나 각종질병을 일으킨다고 할 때, 그들이 지적하는 소금은 바로 일반 소금이다. 그래서 저염식이니 무염식이니 이런 이야기가 나온 것이다. 일반소금을 놓고 볼 때는 의사들의 말에 어느 정도 타당성이 있다. 그러나 이것도 다 맞는 것은 아니다.

　무염식이나 저염식보다는 고염식이 훨씬 더 건강에 좋고 질병을 치료한다는 것이 미국에 권위 있는 기관 IOM Institute Of Medicine에서 발표해서 WHO가 전 세계에 홍보했다.

　소금은 사람의 몸에 꼭 필요한 것이기에 소금을 먹어야 건강하다. 그리고 질병을 예방하고 고칠 수 있다. 어떤 소금인가 하면 순수소금이다. 순수소금은 유기염화나트륨이다. 순수소금을 먹게 되면 혈관을 깨끗하게 하고 혈압을 낮추고 몸 속의 모든 노폐물을 용해시켜서 몸 밖으로 배출한다.

　놀라운 것은 순수물증류수처럼 순수소금도 용제Solvent인 것이다. 뿐만 아니라 체액과 혈액 속에 염분농도는 0.9%를 유지해야 한다. 이보다 낮으면 각종 질병을 유발한다. 0.8% 이하가 되면 몸의 이상이 시작된다.

　만성 피로가 오고 각종질병이 시작된다. 암환자는 몸속 염분 농도가 0.2~0.3% 밖에 안 된다. 그래서 암환자는 0.9%까지 올려야 질병이 낫는다. 몸 속 염도가 왜 중요한가 하면 0.9%의 염도를 유

지해야 삼투압 현상으로 인해 삼투압현상이 제대로 작용해서 혈액이 묽어지는 것을 방지해주는 것이다.

혈액이 묽어지면 각종 세균이 침투하게 되고 노폐물 운반이 더뎌지고 면역력이 약해지는 것이다. 어머니 양수의 염도가 0.9%이고 링거박사가 만든 링거액이 염도가 0.9%이다.

링거주사는 수많은 질병을 고쳤고 지금도 고치고 있다. 그래서 몸 속 염도를 0.9%로 유지하는 게 중요한데, 몸 속 염도를 알 수가 없기에 자기 오줌의 염도를 측정하는 방법이 개발되어 있다. 디지털 염도 측정기를 사용해서 자기 오줌의 염도가 1.2~1.8%가 되면 몸 속의 염도가 0.9%가 되는 것이다. 신기하지 않은가! 이렇게 순수물 증류수과 순수소금은 질병을 고치고 예방한다.

순수소금이 혈압을 낮춰 준다

1980년 초에 앨라배마 대학 심장연구소 소장인 해리어트 P. 더스틴은 150명의 건강한 사람을 대상으로 실시한 연구에서 염분이 많은 식사를 한 그룹과 염분이 적은 식사를 한 그룹을 비교 조사한 연구에서 혈압 변화에 아무런 차이를 발견하지 못했다고 한다. 그는 "소금 섭취 문제로 야단법석을 떨 필요가 없다. 대부분의 사람에게 소금은 고혈압을 유발하지 않기 때문에 소금을 얼마나 먹느냐는 문제가 되지 않는다."고 결론을 내린바 있다.

또한 1988년에 전 세계 52개 지역에서 10,079명을 대상으로 실시한 연구에 의하면 소금 섭취량과 혈압은 관계가 없다는 결론을 내렸다. 즉, 수축기 혈압에서는 평균 2.2포인트, 이완기 혈압에서는 평균 0.1포인트가 내려갔다며 이는 혈압에는 아무런 의미가 없는 수치라고 한다.

이후 연방정부의 지원 아래 고혈압협회에서는 "소금이 혈압을 높인다."는 결론을 이미 내려놓고 이를 뒷받침하는 과학적 자료를 찾으려는 비공개 연구를 진행해 1997년과 2001년에 발표했지만 1997년의 발표에서는 소금과 고혈압의 문제는 일체 발표에서 삭제했고 2001년 발표에서는 412명을 대상으로 한 연구에서 저염식을 한 실험군에서 혈압강하 효과가 나타났다고 한다. 그러나 연구과정을 공개하지 않은 문제가 지적되면서 신뢰성을 잃게 되었다.

반면 뉴욕 코넬 의과대학과 알베르트 아인슈타인 의과대학의 공동 연구에서는 한 그룹의 고혈압 환자군에게는 소금을 적게 먹이고, 한 그룹의 고혈압 환자군에는 소금을 많이 먹였다. 그 결과 소금을 적게 먹인 환자군에서 소금을 많이 먹인 환자군에 비해 심장마비가 일어날 위험이 4배나 높게 나타났다.

1998년 3월 마이클 올드만 교수가 11,346명을 상대로 한 연구에 의하면 소금을 적당히 먹는 경우가 소금을 피하는 경우보다 심장마비를 크게 줄일 수 있음이 확인됐다며 "저염식은 오히려 고혈압 환자에게 위험하기 때문에 미국에서 시행하고 있는 소금을 줄이라는 권장사항을 빨리 중단하라."고 촉구했다. 그의 연구에 의하면 일일 염분 섭취량을 1,000밀리그램씩 증가시키면 고혈압 등의 질병의 원인으로 한 사망률을 10퍼센트씩 줄일 수 있다고 한다.

소금이 오히려 건강을 유지시켜준다는 연구는 그 후에도 계속 발표된다. 2011년 미국에서 진행된 6개의 연구를 분석한 결과 6,250명을 대상으로 소금을 적절하게 섭취한 사람이 소금을 적게 섭취한 사람보다 오히려 고혈압, 심장질환, 뇌졸중 등의 사망 위험이 크게 줄어든 것으로 확인됐다. 2011년 미국 학회지에 발표한 유럽의 연구에 의하면 3,681명의 건강한 사람을 상대로 8년간 실시한 연구에서 저염분 식사는 오히려 혈압을 높여 심장마비를 일으킬 위험이 더 커진다는 사실을 밝혀냈다. 2011년 영국 〈데일리 메일〉에는 "소금을 줄이는 것은 건강에 도움이 되지 않는다."는 제목의 연구가 발표되었다.

영국 엑서터 대학의 연구진들이 6,489명을 상대로 진행한 연구와 기존의 연구 7건을 분석한 결과 "저염분 식사는 심장병, 뇌졸중, 고혈압 등에 도움이 되지 않으며 오히려 심장병이 있는 환자들도 저염분이 사망 가능성을 높인다."고 결론을 내렸다. 그러면서 "저염분이 심장병을 예방하는데 도움이 된다는 주류의사들의 연구는 저염분 식사를 하는 실험군에 건강한 사람만을 배치했고 또한 짧은 시간 동안의 실험이기 때문"이라며 잘못된 연구를 비판했다. 물론 과다한 소금 섭취는 건강에 해로운 것은 사실이지만 인체는 그같이 과다 염분을 받아들이지 않는다는 것이다.

우리 몸은 소금을 과다섭취하게 되면 물을 많이 먹어서 염분을 배설하는 능력이 있다. 따라서 지금까지 하루 6그램 이하로 섭취하라는 의사들의 권장 사항은 잘못된 것이고 하루 평균 9그램 이상을 섭취하는 것이 건강에 좋다고 강조했다.

52개국에서 진행된 거대한 연구에서도 하루 14그램 이상의 천연

소금을 섭취하는 사람들이 하루 7.2그램 이하를 섭취하는 사람들에 비해 평균 혈압이 낮았다고 한다.

프랑스 혈관학회 회장이자 디종 대학교 교수인 프란시스 앙드레 알라에르는 소금을 적절히 섭취하면 오히려 고혈압을 낮출 수 있다는 연구 결과를 미국 심장학회AHA에 발표했다. 그 이전에도 프랑스, 스페인, 포르투갈 등 5개국의 의사 2,000명이 참여한 자연치료협회BFD에서도 소금의 혈압 강하작용을 인정한 바 있다.

"국제심장학회"가 세계52개 지역에서 1만 명을 대상으로 한 〈인터솔트〉 연구가 있었다. 24시간 소변을 받아 뇨尿 중 소금 배설량을 검사해보니 소금과 혈압과는 아무 관계가 없는 것으로 나타났다고 한다. 따라서 소금과 혈압과는 연관성이 없다고 보는 것이 맞다.

순수소금은 우리 인체 내에 0.9% 있어야 하고 인간은 1일 12~30g의 염분을 섭취하는 것이 적당하지만 이를 수치적으로 규정하는 것은 어쩌면 현대과학의 오류일 수도 있다. 따라서 순수소금 즉 염화나트륨NaCl과 함께 섞여 있는 비非소금물질소금에 붙어있는 불순물의 체내 역할을 파헤치지 못한 소금 유해론자들의 주장은 허구였으며 더욱이 소금 섭취량의 과다가 질병의 원인이 된다는 보이지 않은 이익단체들의 주장은 자신들의 이익추구를 위한 가설일 뿐이라는 것은 알아야 할 것이다.

결론적으로 얘기하면 고혈압 환자도 소금을 충분히 섭취해서 건강을 지켜야 하는 것이다.

사실 우리가 집에서 요리를 통해 섭취하는 소금의 양은 전체의 10퍼센트에도 미치지 못한다. 나머지 90퍼센트는 공장에서 생산하는 통조림, 냉동식품, 햄버거, 라면, 음료수 등 가공식품에 함유되어 있는 화학소금인 합성 나트륨으로 섭취한다.

때문에 우리는 소금은 부족하고 합성화학물질은 넘쳐나는 세상에 살면서 화학물질의 위험을 숨기기 위해 소금으로 관심을 돌리는 거짓 연구에 세뇌되고 있다.

내 몸속의 염도는 몇 퍼센트 일까?

자신의 소변 염도를 측정하라.
· 건강한 사람의 염도는 0.9% 이상
· 환자들의 염도는 0.4~0.8%
· 대부분의 암환자는 0.2%

사람마다 개인차는 있으나 혈액 속에는 약 0.9%의 소금기가 있어서 생명이 유지되는 것이다. 그런데 소금을 적게 섭취하여 0.8% 이하로 떨어지면 건강에 치명적이 된다는 것은 건강에 관심 있는 분이라면 다 아는 사실이다.

혈액 속에 소금기가 0.8%이하로 떨어지면 섭취하는 음식물을 완전히 소화, 흡수 할 수 없게 되며 혈액 속에 있는 각종 오염 물질을 정화할 수 없게 된다. 그것뿐만이 아니라 세균을 잡아먹을 수도 없고 생체전류를 흐르게 할 수도 없어서 교감신경과 부교감신경의 불균형을 가져와 신체균형이 무너질 뿐만 아니라 36.5도의 체온을 유지시킬 수도 없다. 그렇게 되면 인체의 자연 치유력도 떨어지게 된다. 위와 같은 부작용을 막으려면 혈액 속에 0.9%이상으로 소금기를 유지시켜야하고 더 중요한 것은 혈액 속에 깨끗한 소금을 늘 수시로 교환해 주어야 한다. 병원에서 응급환자를 비롯한 모든 환자들에게 0.9%의 소금물로 만든 링거액을 투여하는 것은 혈액의 염도를 0.9%로 유지하기 위함이다.

소변에 염도를 측정하는 것은 우리 몸속에 깨끗한 소금이 지속적으로 교환이 되는지 오염된 소금이 혈액 속에 유지되는지를 알기 위해서이다. 소변에 염도를 측정하는 건강법은 우리가 건강을 지키는 데 있어서 획기적인 방법인 것이다.

소변에 1.2% 이상의 소금이 나와야 하는 까닭은?

앞에서 설명 한 대로 혈액 속에 0.9%의 소금기가 있어야 생명을 건강하게 유지할 수 있다. 그런데 소변으로 0.9%이하로 나온다는 것은 곧 혈액 속에 소금을 깨끗한 소금으로 교환하지 않았다고 말할 수 있다. 소변에 염도를 측정했을 때 최소한 1.2%이상 나와야 한다.

혈액 속에 0.9%의 소금보다 0.3% 더 나와야 된다는 것은 몸속에서 소금 역할을 충분히 하고 나서 소변으로 나온다는 증거인 것이다. 건강에 이상이 있는 분이나 질병을 앓고 계신 분들은 0.4~0.8%정도가 나오는 경우가 많다. 의사들이 소금을 적게 먹으라고 권유함에 따라 저염식을 하는 분들이 대게 혈액 속에 소금기가 적어서 소변에 염도가 낮게 나오는 것이다. 장기적으로 소금을 적게 먹는 저염식을 지속할 경우 혈액 속에 소금기가 적어서 염증성 질환이나 대사성질환, 그리고 피가 탁해서 오는 심혈관질환이 올 수 있다.

　병원에서 환자들의 병을 제일 많이 치료하는 것이 바로 0.9%의 링거액인 것만 봐도 혈액 속에 0.9%이상의 소금기가 유지되어야 한다는 사실을 증명한다고 할 수 있다. 물론 개인차는 있으나 소변에 염도가 몇%가 나올 때 가장 몸 상태가 좋은지 정기적으로 기록하여 각자에 맞는 소변염도를 찾아서 소금이 너무 많으면 적게 먹고 모자라면 소금을 더 먹어서 1.2~1.8%사이의 정상염도를 유지하는 것이 건강에 좋을 것이다. 특히 당뇨나 고혈압이 있는 분들은 혈당관리만큼이나 염도 관리에도 신경을 쓰는 것이 중요할 것이다. 소변에 염도 관리만 지속적으로 실행하여도 평생 확실하게 건강관리를 할 수 있고 현명하게 살 수 있을 것이다. 일반적으로 병든 사람들은 소변을 염도계로 측정하면 0.8%이하이고 암환자들 중에는 0.2%가 나오는 경우도 있다. 몸속 염도를 측정하는 기기는 디지털 염도측정기를 사용하면 된다.

　당신의 몸속 염도는 몇 퍼센트 인가?

순수소금

　순수소금은 소금으로 만든 특수용융로에서 1,000℃~1,413℃의 고열로 300시간의 용융과정을 거쳐 염화나트륨^{NaCl} 99.9%의 완벽한 소금으로 탄생한 것이다.

　암, 당뇨, 고혈압, 아토피, 천식, 피부병 등으로 고통 받고 있는 환자들 몸에 염분 균형을 맞추어서 0.9%의 체질로 만들어 건강을 증진시키는데 획기적인 기여를 할 것이다. 그동안 인류는 인체의 필수요소인 소금을 섭취하면서 각종 무기미네랄중금속이 함유된 소금을 섭취해 왔다.

　불순물중금속이 들어있는 소금을 과다섭취 하므로 인해 사람들의 건강에 많은 문제점을 노출할 수밖에 없었다. 그런 관계로 의사들을 비롯한 전문가들이 "소금을 많이 먹지마라." "염화나트륨NaCl의 하루 섭취량을 5g이하로 제한해야 된다."는 등의 소금유해론을 주장해왔던 것이다.

　이렇게 주장할 수밖에 없었던 이유는 소금에 함유된 무기미네랄이나 염화마그네슘, 황산가스 등을 완벽하게 제거한 소금이 없었기 때문이라고 할 수 있다. 그렇다보니 인체에 해로운 불순물무기미네랄, 간수 등이 들어있는 소금을 섭취할 수밖에 없었으므로 가능한 한 적게 먹도록 소금의 섭취량을 제한해 왔던 것이다.

　소금을 적게 먹도록 주장하는 의사들은 순수한 소금인 99.9%의 염화나트륨NaCl의 존재를 한 번도 본적이 없었기 때문이다. 99.9%의 염화나트륨이 인체에 미치는 유익함을 알게 된다면 의사들과 전문가들도 새로운 인식을 하게 될 것이다.

　소금의 본래 이름은 소금이 함유하고 있는 불순물인 가스와 무기미네랄을 제거한 염화나트륨NaCl으로 불러야만 한다.

　소금으로 만든 특수용융로에서 1,000°C에서 300시간 용융하면 상층부에서 45% 정도의 독한 가스성분이 날아가고 크리스탈처럼 맑고 영롱한 투명한 액체로 된다. 아래층 부분에는 비중이 무거운 무기미네랄^{중금속 등}이 가라앉는다. 여기에서 중간 부분만을 분리하여 천연의 크리스탈과 같은 투명한 결정체의 순수소금을 만들어 낸 것이다. 이것이 바로 생명을 살아나게 하는 순수소금이다.

동양철학에서는 소금을 물로 분류하는데 1,000°C에서 녹인 맑고 투명한 소금물을 보면 정말 수정처럼 맑고 투명하다. 1,000°C에서 300시간의 오랜 시간을 용융함으로써 소금의 입자 형태를 나노화^{NaNo}시켜 인체의 친밀성과 흡수율을 높여주는 소금이 탄생하는 것이다. 소금입자가 나노화되면 인체의 흡수율이 높아지고 맛이 순하고 독이 100% 없어지게 된다.

우리 몸속에 있는 원래의 염화나트륨과 동일한 크리스탈 결정체와 같은 염화나트륨인 것이다. 즉, 우리 몸이 절실하게 필요로 하는 최상의 소금이 바로 순수소금이며 더 이상 이보다 더 깨끗할 수 없는 소금의 최종 결정판이라고 해도 과언이 아니다.

우리나라에서 최초의 염전이 만들어진 것은 일제시대인 1907년이다. 일본사람들이 대량의 소금을 만들어서 일본으로 가져가기 위해 만든 염전이다. 즉 일본식 염전인 것이다.

우리나라의 염전은 대부분 서해와 남해에서 생산된다. 천일염은 바닷물을 염전의 저수지, 증발지, 결정지로 차례차례 옮겨서 태양열, 풍력으로 수분을 증발시켜서 소금의 결정체로 만든다.

햇빛과 바람으로 바닷물을 증발시킨 것이 소금인데 요즘에 만든 소금에는 워낙 바다가 각종산업폐기물, 각종 중금속물질에 오염되어 있어서 옛날 소금과는 다르다고 할 수 있다. 갯벌이 오염되기 전만해도 천일염의 품질은 그래도 안정적이었다. 그러나 최근의 갯벌

실태를 보면 소금을 먹는 것이 아니라 오염된 갯벌을 먹지 않나 하는 의아심이 들 정도로 소금에 불순물이 많이 들어있다.

산업화와 관광산업의 발달로 인해 각종 생활하수와 산업 오, 폐수가 바다로 흘러들면서 소금밭인 염전이 심하게 오염되었기 때문이다. 천일염은 생산하는 과정에서도 화학물질에 오염될 소지가 다분하다. 염전에는 소금채취를 수월하게 하기 위해 바닥에 타일이나 옹기파편, 비닐장판 등을 바닥재로 사용한다. 그런데 이 비닐장판이 태양열에 녹으면서 화학물질이 소금에 함유되는 것이다. 또 염전 바닥이나 주변에서 자라나는 함초 때문에 소금수집이 어려워짐으로 인해 함초에 제초제를 살포하는 경우가 있다. 이러한 사실은 각종 TV, 신문보도로 인해 모두가 알고 있는 대로이다.

이러한 상황을 감추기 위해 "천일염에 들어있는 미네랄이 좋다."고 선전하고 있을 정도이다. 소금을 1,000°C에서 300시간 용융하고 난 후 남은 불순물덩어리중금속를 눈으로 보면 미네랄이 풍부한 천일염을 먹으라는 얘기는 더 이상 나올 수 없을 것이다.

일본 사람들이 우리나라에 염전을 만들기 전에는 우리 조상들은 수천 년 동안 자염煮鹽을 만들어 왔다. 자염은 끓일 자煮, 소금 염鹽. 바로 펄펄 끓여서 거품을 걷어내고 미네랄은 가라앉혀서 만든 소금을 말한다. 자염을 만드는 과정은 갯벌에 흙을 파서 지름 5m에 깊이 1.5m의 커다란 웅덩이를 만들었는데 그것이 바로 통자락이다.

통자락 가운데에 통조금을 만들어 두고 파낸 갯벌 흙을 곱게 만들어서 말린 다음 바닷물을 통자락에 모은다. 통조금에 모아진 바닷물은 햇볕에 증발 되어서 짠맛이 강해진다. 짠맛이 강해진 바닷물을 가마솥에 넣고 8시간 정도 끓이면 자염이 만들어지는데 그 자염을 우리 조상들은 대대로 섭취해왔던 것이다.

이 소금은 오늘날의 일본식 염전에서 생산되는 천일염과는 차원이 다른 깨끗한 소금이다. 우리 조상들은 소금을 수천 년 동안 약품으로 사용해왔던 것이다.

동의보감, 본초강목, 의학입문, 향약집성방 등에는 "소금은 위장과 명치의 통증을 치료하고 담과 위장의 열을 내리며 복통을 그치게 하고 피부병을 고치고 염증을 치료한다. 가슴 아픈 것과 악창을 낫게 하고 가래를 삭인다. 뼈골을 튼튼하게 하고 독기를 없애며 체한 것을 내리게 한다."고 수록되어 있는 것만 봐도 우리 조상들은 소금을 단순한 식품이 아니라 의약품으로 사용했던 것이다.

그런 것을 잘 아시는 나이 많은 어르신들 중에는 일본식 염전에서 만든 천일염을 소금으로 인정하지 않는 이유가 여기에 있는 것이다. 순수소금은 이런 조상들의 소금제조방법을 이어 받음과 동시에 한 차원 높여 제조된 것이다.

깨끗한 소금이란?

무기미네랄이 없는 소금이라야 한다. 소금에 들어있는 미네랄은 무기질미네랄(돌, 흙, 중금속 등)로 우리 체내에 흡수가 되지 않는다. 식물은 무기질미네랄을 흡수할 수 있는 능력이 있지만 사람은 동, 식물이 흡수해서 만든 유기질미네랄을 먹을 때 몸에 흡수되어 영양으로 가치가 있다. 소금에 들어있는 무기질미네랄을 그대로 섭취하면 우리 몸 안에 쌓여 담결석, 간결석, 신장결석을 일으킬 수 있고 뇌세포와 모세혈관을 막아서 여러 가지 생활습관병을 일으킬 수 있다. 소금에 들어있는 미네랄은 인체에 백해무익한 불순물이다.

　가스가 없는 소금이라야 한다. 일반소금 천일염에 들어있는 가스는 냄새가 고약하고 우리 몸에서 혈관을 팽창시키고 피를 탁하게 하여 고혈압을 유발시키므로 가스가 완전히 제거된 깨끗한 소금을 섭취해야만 한다.

　간수가 없는 소금이라야 한다. 소금에 들어있는 간수는 두부를 만들 때 쓰는 것으로 콩 단백질을 응고시켜 두부를 단단하게 한다. 이 간수를 섭취하게 되면 혈액을 응어리지게 한다. 일반소금이나 천일염에 들어 있는 간수를 먹으면 혈액이 걸쭉해지고 혈액순환의 장애가 일어난다.

　소금에 대해 알아야 할 상식이 있다. 일반소금에 고엽제 피해물질로 알려진 다이옥신이 검출되고, 일부 죽염 제조 과정에서도 다이옥신이 생성 되고, 천일염에 간수, 가스, 환경호르몬, 무기미네랄이 검출 되고, 중풍의 원인인 스트론튬이 검출되었다는 신문보도가 있었다.

　지구상에 바다가 오염되고 있다. 특히 우리나라의 서해의 오염은 심각한 상태이다. 우리나라의 대부분의 염전이 서, 남해에 집중되어 있다. 오염된 바다에서 생산된 소금에는 80여종의 중금속이 들어있다. 간수, 가스, 환경호르몬은 생활습관병을 일으키는 유해물질이다. 그러므로 불순물을 완벽하게 제거한 고순도의 소금을 먹어야 건강한 삶을 살아갈 수 있다.

일반소금과 순수소금을 판별하는 방법이 있다. 고순도 소금인 순수소금은 상온에 두게 되면 습기를 끌어들여 단단하게 굳은 덩어리로 된다. 시중에 일반소금은 가루가 뭉치는 것을 방지하기 위해 알루미늄, 규산염 등의 첨가물이 들어있는 경우도 있다. 알루미늄은 우리 몸의 신경계에 아주 해로운 물질이다. 특히 알츠하이머병의 주요원인 물질 중의 하나로 알려져 있다.

특히 수입소금과 중국산 소금에는 청산가리의 일종으로 알려진 포타슘페로시안나이드가 첨가되어 있다는 사실이 KBS에서도 보도되었다. 포타슘페로시안나이드는 소금이 쉽게 굳어버리는 것을 막기 위해 고결방지제로 첨가되고 있는 실정이다. 이러한 독성 물질이 함유된 소금을 섭취하게 되면 발육불량, 불임, 세포파괴, 위염과 위궤양증상을 일으킬 수 있다. 상온에서 소금을 오래두어도 뭉치거나 덩어리가 지지 않는 소금은 일단 의심해 봐야만 한다.

소금을 볶아보라! 일반수금 천일염은 20분만 볶으면 색깔이 검게 변하고 지독한 가스가 발생한다. 1,000°C에서 용융한 순수소금은 전혀 냄새가 나지 않고 색깔도 전혀 변하지 않는다. 불순물이 0.1%도 없기 때문이다.

투명 유리병에 물을 넣고 소금을 녹이면 순수소금은 불순물이 보이지 않고 가라앉는 것이 없다. 순수소금의 맛은 순수하게 짠맛이 나며 상쾌한 맛이 있다. 그러나 나쁜 소금은 짠맛과 쓴맛이 함께 느껴진다. 순수소금은 반찬을 만들면 재료의 고유한 맛이 살아나며 음식 맛이 상큼하다. 순수소금 6시간 용융한 소금으로 김치를 담그면 맛이 깔끔하고 잘 시지 않는다.

순수소금의 효과

1. 소화가 잘 된다.

순수소금은 음식물의 소화, 흡수를 돕는 소화액의 원료가 되며 영양소를 세포에 전달하는 역할을 한다.

2. 몸이 부드러워 진다.

순수소금은 인체의 수분함량을 높여서 굳은 근육과 신경계의 이완과 수축작용 및 혈액순환을 원활하게 하여서 몸의 유연성을 높여 몸을 부드러워지게 한다.

3. 손발이 따뜻해진다.

1,000°C의 열에너지를 300시간 이상 함유한 뜨거움으로 몸속과 뼈 속에 쌓인 냉기를 배출하며 생체전기를 상승시켜 몸의 열을 높이고 체온을 따뜻하게 유지해 준다.

4. 피로가 잘 풀린다.

순수소금은 몸속에 쌓인 독소와 피로물질을 흡수해서 소변, 땀, 호르몬 등으로 충분히 배출하여 숙취제거를 도와주며 특히 노인들의 몸 냄새를 없애주며 피로 회복에 도움을 준다.

5. 피가 맑아진다.

순수소금은 체액의 0.9%의 염분을 유지하여 혈액을 탁하게 하는 가스, 간수, 중금속을 흡수해서 땀이나 소변으로 배출시키는 작용을 하여 혈액을 맑게 하는 작용을 한다. 그러므로 암을 비롯한 당뇨, 고혈압 등의 생활습관병을 예방한다.

6. 얼굴이 깨끗해지고 몸의 균형을 잡아준다.

검은 피부색이 점차 깨끗해지고 밝아지면서 몸이 따뜻해져 비만이 예방되며 균형 잡힌 몸을 유지할 수 있다.

7. 뼈가 튼튼해진다.

우리 뼈 속에서 염화나트륨NaCl 성분이 충분히 저장되어 있어야 하는데 평소에 소금을 적게 먹으면 뼈 속에 있는 염분이 소모되어 관절이 약해지고 골다공증이 생기게 된다. 순수소금은 인체의 뼈 속에 염분을 저장하여 뼈를 튼튼하게 하며 골다공증을 예방한다.

8. 혈관청소를 한다.

순수소금은 모세혈관을 비롯하여 동맥과 정맥의 혈관에 붙어있는 불순물과 가스를 흡착, 제거하는 탁월한 식품으로 뇌세포를 건강하게 하여 기억력 쇠퇴를 예방한다.

9. 장을 깨끗하게 한다.

순수소금은 배변을 원활하게 하여 장속에 있는 오래된 변과 찌꺼기를 흡착 배설시키는 기능이 탁월하다. 배변활동을 원활하게 하여 깨끗한 장을 유지하는데 도움이 되는 역할을 한다.

순수 소금 음용법과 하루 마시는 물의 양

순수소금 먹는 방법

처음 먹는 사람은 하루 3회, 아침에는 순수소금 2g을 공복 시에 증류수_{순수물}에 타서 마시고 점심과 저녁에는 식후 30분 후에 마시는 것이 가장 이상적이다.

가급적이면 음양탕을 만들어서 마셔라. 끓는 물 70%를 잔에 먼저 붓고 그 위에 차가운 물 30%를 부으면 음양탕이 완성된다. 조심할 것은 식기 전에 빨리 마셔야 한다. 음양탕은 엄청난 효과가 있다. 몸의 혈액순환을 원활하게 하고 심부온도를 올려주고 성대를 보호하고 감기 예방과 치유에 효과가 뛰어나다. 전립선에 특효가 있다.

순수소금물은 약 0.9%의 생리식염수 상태에서 가장 흡수력이 빠르다. 그러므로 한 번 마실 때 머그잔 약 180cc에 2g을 타서 마신다. 국이나 음식에 타서 간을 맞추어서 먹어도 좋다. 차 종류, 커피, 우유, 생과일주스에 넣어 마시면 좋다.

몸무게 60kg인 사람이 건강을 유지하기 위해서는 하루에 순수물 2~2.5리터_{2,000cc~2,500cc}와 순수소금 12g은 먹어줘야 한다. 성인병 환자라면 하루에 순수소금 13g~18g을 먹는 것이 이상적이다. 2g짜리 소금을 1~2개월 정도 먹은 사람은 2~3개월 후부터는 3g을 하루에 3~4회 정도로 먹는 것이 좋다. 순수소금을 먹으면서 장청소를 하면 몸이 몰라보게 좋아진다.

순수소금으로 하는 편안한 장 청소

◆ 순수소금으로 장 청소를 하면 위장병, 간염, 심장병, 당뇨, 고

혈압, 고지혈증, 아토피, 피부병, 골다공증 등에 큰 효과가 있으며 체질이 바뀐다.

1. 따뜻한 물 1.8L^{1,800cc}에 순수소금 20g을 넣는다. (2g×10포)

2. 아침 공복에 순수소금을 탄 따뜻한 증류수^{이슬물} 1,800cc를 10분 안에 다 마신다. 그래야 장 청소를 할 수 있다. 힘들면 15분 안에 마셔도 된다.

3. 소금물을 3~4컵 마시면 변의가 느껴진다. 변의가 느껴지면 참을 수 있는 만큼 참았다가 화장실에 간다. 가면 설사를 하게 된다.

4. 설사를 3~5번 한 후 정상식사를 해도 된다.

5. 1시간 내에 설사가 없으면 따뜻한 물을 500cc 정도 더 마신다.

6. 설사 중에 김 조각이나 미역줄기처럼 푸르고 검은 막이 뜨기도 한다. 숙변 등을 포함한 나쁜 게 배출 되는 거라 좋은 것이다.

7. 일반적인 설사는 기운이 빠지지만 순수소금을 먹은 후에 나오는 설사는 기운이 빠지지 않고 몸이 가벼워지는 것이 장점이다.

8. 일주일에 한 번씩하며 디톡스^{detox, 독소배출}를 위해 7주간 계속 한다.

9. 변비가 심하거나 신장이나 간이 안 좋은 사람은 순수소금을 두 주^{14일} 동안 하루 6~8g씩 먹은 후에 장 청소를 해야 한다.

10. 장청소를 하기 전날 식사는 가볍게 하고, 그 다음 날 아침 장 청소를 하면 더욱 좋다.

11. 순수소금 1.8L를 다 마셔도 설사가 나오지 않는 경우는 몸에 염분이 부족해서 내 몸이 다 흡수해 버렸기 때문이다. 몇 주 계

속하면 설사가 나온다. 단, 신장이 안 좋은 사람은 처음 얼마 동안은 몸이 일시적으로 부을 수 있는데, 시간이 지나면 호전 되니까, 순수소금을 계속 먹으면 된다. 또 먹더라도 밤 7시 이후에는 먹지 말고, 그 이전에 먹는다. 하지만 순수소금을 두 주14일 정도 먹고 나면 밤 7시 이후에 먹어도 괜찮아진다.

순수소금 활용법

1. 증류수 200cc에 순수소금 2g을 타면 1% 용액이 된다. 이 1% 용액을 눈이 침침할 때나 다래끼가 났을 때 눈에 넣으면 눈이 밝아지고 눈병이 빨리 낫는다. 그리고 축농증이나 비염이 있을 때 코 청소용으로 사용하면 좋다. 또 감기로 목이 부었을 때나 목이 쉬었을 때 가글 용으로 사용하면 효과가 크다.

★ 조심 : 눈, 코, 입에 사용하는 것은 반찬순수소금을 사용하면 안 된다.

2. 머리를 감고 난 후 반찬순수소금 1% 용액을 머리에 적시고 3~5분 정도 있다가 헹구면 머리에 비듬이 사라지고 두피가 건강해져서 나중에는 머리가 난다.

3. 세수를 하고 나서 반찬순수소금 1% 용액을 얼굴에 적시고 2~3분 정도 있다가 물로 헹구면 피부에 있는 노폐물이 제거되고 피부가 엄청 좋아진다.

4. 이를 닦을 때 반찬순수소금으로 부드럽게 칫솔질하면 풍치를 비롯한 각종 질환이 사라진다. 치약은 거의 사용하지 않는 것이 좋지만 가끔씩 사용해도 무방하다.

순수소금과 순수물(증류수) 치유사례

고혈압, 이명증, 비문증, 불면증, 악성 변비, 발바닥 통증, 한 번에 다 나아

● 양수정 집사(여, 57세, 요양병원 간호부장)

복음의 말씀에 목말라 어디에 말씀이 있나 교회를 찾던 중에 창세전에 예비하신 사랑진교회로 부르시고 30년간 방황하던 남편이 구원을 받고 가정이 회복되고 저의 영적인 갈증을 채워 주시고 또한 라파성서요법으로 육체적 건강도 회복시켜 주신 하나님께 감사와 영광 올려드립니다.

저는 간호사입니다. 침례병원 중환자실에서 7년, Dr. Jone's 선교사와 고혈압진료소에서 5년 근무했고 지금은 천사와 효원, 두 요양병원의 간호부장으로 재직 중입니다.

몸이 병들면 병원에서 치료해야 한다고 굳게 믿고 있던 의료인으로서 솔직히 처음에는 목사님의 라파성서요법은 믿을 수 없을 만큼 충격적이었습니다. 내가 배운 지식과 기준으로는 말도 안 되는 강의라는 생각이 들었지만, 저는 담임목사님 김현일 목사을 전적으로 신뢰하기 때문에 뭔가 있을 것이라 믿고 집중했습니다. 그리고 목사님께서 제시하시는 라파요법을 빼 먹지 않고 실행하는 가운데 몸의 증세가 하나씩 좋아져 가는 것을 느꼈습니다.

　30년 전부터 쿵쾅거리며 머리까지 울리던 이명증, 조금만 걸어도 걷기 힘들던 발바닥 통증, 2년 전부터 눈앞에 수없이 많은 날 파리가 날라 다니는 것 같은 비문증이 사라졌습니다. 오른손 통증으로 인해 스테로이드를 주기적으로 손바닥에 맞으며 그때그때 견디면서 바쁜 직장생활로 수술날짜를 잡지 못해 기다리던 중이었는데 언제인지 모르게 나았습니다.

　가족력이던 손바닥만한 두드러기가 춥거나 덥거나 스트레스 받으면 울퉁불퉁해지며 가려운 고통을 겪었는데 라파요법 실행 후 다시 가렵지 않았습니다. 여러 번의 수술로 장이 유착되어 변비약으로도 관장으로도 해결되지 않던 악성 변비와 수면제 없이는 하루도 잠을 이룰 수 없었던 불면증도 사라졌습니다.

　어깨통증으로 항상 뒷목이 뻐근하고 만성두통으로 힘들었는데 라파반신욕, 라파생활운동, 순수소금, 순수물(증류수) 등등 라파요법을 꾸준히 했을 뿐인데 하나하나 다 사라지고 날아 갈 것 같이 가벼워 졌습니다.

　라파성서요법 하기 전에는 약을 달고 살았지요. 그러나 이제는 진통제, 수면제, 두드러기 약, 비문증에 좋다는 한약, 변비약을 한

번에 버렸습니다. 약은 양면성으로 증상만 완화시키면서 또 다른 곳에 독이 될 수 있다는 걸 의료인으로서 당연히 아는 사실이지만, 약을 복용하는 것 외에는 특별한 방법이 없으니까 약에 의존할 수 밖에 없었습니다. 하지만 라파성서요법을 통해 해답을 얻었기에 이젠 약을 다 버렸습니다.

인체의 건강과 치유를 위해 가장 핵심적인 요소는 면역력과 생체 항상성입니다. 이를 통해 자연치유력이 원칙적으로 회복되어 우리 몸을 질병으로부터 지켜낼 수 있는 핵심이라고 생각합니다. 특히 21세기 최고의 이슈인 면역학에서 면역기능을 담당하는 내분비계인 흉선, 장관, 골수가 건강에 중요한 역할을 합니다. 이 기능이 강화되면 자연치유력이 높아지는 것은 너무나 당연한 결과입니다.

어떻게 해야 강화 될 수 있는가? 바로 라파성서요법이 해답입니다. 라파성서요법 숙지하시고, 실천하시면 그야말로 지금의 어떤 질병이든지 고쳐지고, 먹고 있는 수많은 약으로부터도 해방되고, 건강해 질 수 밖에 없습니다.

사실 라파성서요법을 읽고 너무 놀랐습니다. 간호학을 전공하고 지금도 공부에 끈을 놓지 않는 우리 의료인보다 오히려 더 전문적이고 과학적인 많은 내용들을 다 아시고, 상세하게 이해하기 쉽게 설명 하시는지…… 목회와 이 일들을 감당하시는 우리 목사님! 정말 사랑하고 존경합니다.

순수한 하나님의 말씀으로 가정을 회복시키고 영혼을 살리는 목회를 하시면서, 약으로 시들어가고 몰라서 죽어가는 수많은 사람들에게 라파성서요법으로 육신의 건강까지 회복시키는 일에 힘쓰시는 목사님께 머리 숙여 감사드립니다.

10년간 복용하던 고혈압약 끊고 만성피로감 사라져
● 김명자 간사(여, 57세)

라파성서요법을 접한 뒤 저는 정말 새사람이 된 것 같습니다. 그리고 매일 매일 새로운 세상입니다

라파성서요법을 알기전 저는 10년 동안 고혈압 약을 복용하고 있었고 족염으로 인한 통증과 6년전 복숭아 뼈 골절사고를 당하고 후유증으로 고생을 하고 있습니다. 그런데 목사님께 라파성서요법을 전해 듣고 한번 실천을 해보았습니다.

라파성서요법은 참으로 놀랄 만큼 효과가 좋았습니다. 10년 동안 복용하던 고혈압 약을 끊었습니다. 처음에 고혈압 약을 끊을 때 두통이 심해서 정말 힘들었는데 목사님 말을 믿고 끊었습니다. 매일같이 약을 먹어야해서 신경쓰는 것도 힘들었는데 지금은 정말 편합니다.

덕분에 현재 혈압수치를 130~80mmHg 내외로 유지하고 있습니다. 걸어도 앉아 있어도 너무나 고통이 심했던 족염 통증도 라파성서요법 시행 후 언제부턴가 씻은 듯이 사라졌습니다. 이제는 어디 가까운 곳에 산책도 자주 나가곤 합니다. 6년 전 복숭아 뼈 사고를 당할 때 병원에서는 통증이 평생 간다고 했고, 후유증으로 6년간 심한 통증에 시달렸는데 지금은 통증이 완전히 사라졌습니다. 평생 갈줄 알았던 통증이 사라져서 정말 너무나도 기뻤습니다.

처음에는 반신욕을 계속하는 중에 아랫배에 심한 냉기가 있었는데 그마저도 없어졌습니다. 냉기가 사라지니 몸이 따뜻해지는 것을 느낄 수 있었습니다. 또 새벽에 눈을 뜨면 만성피로감이 라파성서요법 덕분에 거짓말처럼 사라졌습니다. 이러한 놀라운 변화로 인해 저는 지금도 반신욕, 증류수, 소금요법 등 라파성서요법을 꾸준히 실천하고 있습니다.

라파성서요법으로 가슴통증 거의 없어져

● 최인애 집사(여, 50세)

예전부터 앓고 있던 암이 폐에 전이 되어서 폐가 안 좋아 가슴 통증이 있었습니다. 그렇지 않아도 힘들었는데 가슴통증 때문에 고통이 배가 되었습니다. 하루하루 이렇게 통증에 시달리면서 살아가는게 너무 고통스러웠습니다. 그러던 중 우연히 라파성서요법을 접하게 되어 실행에 옮기게 되었습니다. 처음에는 반신욕부터 시작하였습니다. 지금은 반신욕 뿐만 아니라 증류수와 순수소금을 먹고 있는데 그 덕분에 통증은 거의 사라지고 불편감같은 것도 느껴지지 않습니다. 반신욕을 할 때 처음에는 몸에서 땀이 거의 안나서 잘못하고 있는것인가 했는데 지금은 땀도 잘 나옵니다.

실행하면서도 이게 정말 효과가 있을까 하고 걱정했지만 혈액검사를 해보았는데 수치가 좋아지고 있었습니다. 희망이 보였습니다. 제가 그동안 실행해본 어떤 요법보다 정말 효과가 빨랐습니다. 이 효과가 라파성서요법을 시행한지 6주 만에 나타났습니다.

지금도 암이 완치되길 기대하면서 라파성서요법을 열심히 하고 있습니다. 이대로만 가면 정말 완치가 될 것 같은 믿음이 듭니다.

주변 사람들도 제 몸의 변화를 지켜보면서 걱정도 줄어들었고 저는 만나는 사람들께 라파성서요법을 열심히 전도도 하고 다닙니다.

라파요법으로 신장병(사구체 경화증) 3개월 만에 완치
● 김은영 집사(여, 48세)

저는 10년전부터 위염, 식도염으로 소화에 불편함을 겪었습니다. 그래서 식후 손가락 발가락을 바늘로 따던지, 매실즙이나 포도즙을 늘 복용했습니다. 또한, 과민성대장 증후군으로 하루에 보통 설사를 5번~7번 했습니다.

추위도 많이 타서 내복을 10월부터 4월까지 입어야 했고, 365일 거의 수면양말을 신어야 잠을 잘 수 있었습니다. 에어컨이 나오는 지하철이나, 영화관 갔다 오면 늘 감기가 걸렸습니다. 세월 흐를수록 상태는 악화되었습니다. 그런데 특별한 통증은 없었기에 심각하게 생각하지 않았습니다. 그런데 라파요법 건강강좌를 듣고 이 상태로 계속두면, 나중에 심각한 큰 질병으로 전환됨을 깨달았습니다. 그래서 라파요법대로 실행했습니다. 이 과정 속에서 명현 현상으로 제가 신장이 안 좋다는 사실을 알게 되었습니다.

검진결과 단백뇨 수치가 1,000(천)이 훨씬 넘었고, 혈뇨가 나오기 때문에 신장조직검사를 해야 한다고 했습니다.

검사 결과 사구체 경화증_{신장내의 혈관이 굳어감, 말기가 되면 신부전증으로 발전하여 신장투석, 신장이식 해야 한다고 함} 이라고 했습니다. 그러나 하나님이 고쳐주신다는 확신이 들었습니다. 그래서 목사님께서 가르쳐 주신 라파요법대로 순수물, 순수소금, 황금수, 반신욕 실행했습니다. 한 달 뒤 병원에 다시 검사 맡았습니다.

혈뇨도 없어졌고 1,200~1,600 넘던 단백뇨 수치도 400으로 떨어졌습니다. 많이 회복된 것입니다. 그 뒤 2달 뒤 정규 검진날이라 다시 검사 맡았는데, 단백뇨 수치가 0제로으로 신장병이 완치되었습니다.

라파생활운동인 전신혈행운동으로 표준 이하였던 다리근력이 1달 만에 표준으로 근력이 향상되었습니다. 혈관망운동으로 혈액순환이 잘 됨을 느끼며 곧 바로 잠이 들곤 합니다.

한마디로 라파성서요법을 통해 저는 위장, 대장, 신장병이 완치가 되었고 체중감량 10kg, 독소제거, 복부비만해결, 면역강화, 근력강화 되었습니다.

체온이 올라가 겨울에도 춥지 않아
● 유진 자매(여, 22세, 대학생)

저는 22살 대학생인 여학생입니다. 다이어트 때문에 습관적으로 몸을 많이 움직이는 편이었는데 평소 걸어다니는 것을 좋아해서 산책이나 구경을 잘 다녔습니다. 그런데 어느날 몸에 힘이 없고 조금만 걸어도 피곤해지기 시작했습니다.

특별히 몸에 이상이 있는 것은 아니었는데 그런 증상들이 지속되어 이곳저곳 검색해보고 책을 찾아보던 중에 라파성서요법을 접하게 되었습니다. 처음엔 오줌을 마신다는 사실이 역하고 사람들에게 말하기도 부끄러웠습니다. 하지만 눈 딱 감고 한번 한 달만 실천해보자 마음먹고 한달동안 열심히 실행에 옮겼습니다. 처음에 저는 너무 명현현상이 잘 일어났습니다.

여름에 잘 타지도 않고 등 여드름도 나지 않던 등에 오돌토돌 두드러기가 나기 시작하더니 시간이 지나면서 오줌냄새와 방귀냄새가 평상시와 다르게 강하게 나타나서 걱정도 되고 이상했습니다. 그렇게 한 달이 지나니 한달 전 보다 몸이 가벼워지고 소화도 잘되고 변비도 사라졌습니다.

그래서 또 한달 두달 계속하다보니 지금은 몸이 많이 좋아지고 건강해졌습니다. 환절기 마다 걸리는 감기도 그냥 지나치고 항상 손발이 차고 추위를 많이 타던 체질이었는데 몸의 체온이 올라가면서 손발도 이전처럼 냉하지 않고 따뜻해져 겨울에도 특별히 추위를 많이 타지 않게 되었습니다. 그리고 변비가 없어지니 자연스레 체중도 3kg정도 감소되어서 다이어트 효과까지 보았습니다. 살이 빠지니 자신감도 생기고 남들이 부러워합니다.

또 달라진 점은 과자나 이상한 음식MSG 많이 들어간 것, 식당에서 사 먹은 밥을 먹으면 약간 소화가 안되고 몸에서 거부반응을 보이는 것 같아서 되도록 외식을 많이 하지 않고 냉동식품류는 지양하고 있습니다.

라파성서요법으로 숙면 취할 수 있어

● 정성욱 집사(남, 43세)

안녕하세요. 저는 오랫동안 집사 일을 하면서 강직성 척추염으로 고생하고 있었습니다.

평소 불면증으로 고생하여 2시간 간격으로 깨길 반복하고 5시간 이상 수면을 지속해본 적이 없어 몸이 항상 만성피로감에 지쳐있었습니다. 밤에 항상 몇시간 자지 못하고 너무 피곤한 날은 새벽통증까지 겹쳐서 더 수면을 못하고 몇 년을 고생해왔습니다.

여러 병원도 다녀보고 치료를 받아봤지만 일시적으로 나아지는 느낌만 들뿐 상태가 호전되지 않았습니다. 특별히 치료법을 찾지 못하고 매일 매일이 고생이었습니다. 그러던 어느날 신도 한분이 김현일 목사님의 라파성서요법을 권하여 접하게 되었습니다. 라파성서요법의 내용은 별로 어렵지 않고 실천방법도 복잡하지 않았습니다. 특히 오줌요법에 대해 전혀 무지하던 저는 김현일 목사님의 강의를 듣고 난 후 확신이 생겼고 김현일 목사님을 찾아가 상담을 받게 되었습니다. 목사님은 친절하게 맞아주셨고 오줌요법과 라파성서요법에 관해 상세히 설명해주시면서 효과와 명현증상에 대해서도 알려주셨습니다. 그리고 집에 돌아와 그날부터 오줌요법과 라파성서요법을 실천하게 되었습니다. 그리고 목사님이 일러 주신대로 매일 반신욕과, 아침 톡톡, 발가락치기 꽉꽉꽉을 하였습니다. 그렇게 일주일이 지나고 어느 날 특별한 노력없이도 깊은 숙면을 취할 수 있게 되었습니다.

침대에 누우면 몸이 나른해지면서 눈을 감으면 언제 잠들었는지 모를 정도로 금방 잠들어 아내와 아이들도 놀랍니다. 그리고 반신욕도 처음에는 땀도 잘 안나고 효과가 별로 없는 것 같았는데 지금은 처음보다 빨리 땀도 나고 몸이 많이 좋아졌습니다.

새벽통증도 많이 완화되어 수면을 방해할 정도가 되지 않고 아침에 일어나면 무척 몸이 가벼워지고 개운해졌습니다. 많은 사람들이 라파성서요법과 오줌요법으로 건강을 되찾기를 바라며 김현일 목사님께 다시 한번 감사의 인사를 전합니다.

뭉친 어깨 근육 풀리고 몸 따뜻해져
● 안미숙 집사(여, 39세)

평소 건강에 관심이 많았던 저는 여러가지 요법들을 해보았습니다. 그래도 별 효과가 없어 안되나 싶었지만 그러던 중 라파성서요법 강의를 듣고 저와 비슷한 증상의 사람들의 건강이 좋아진 사례를 접한후 용기를 내어 라파성서요법을 실행해보기로 했습니다. 저는 매일아침 기도 후에 라파대체식을 복용하고 오줌을 마시기 시작했습니다. 처음 오줌마시는 것이 힘들었지만 일주일쯤 지나자 자연스레 습관적으로 마시게 되었습니다.

저는 20대부터 줄곧 손발이 무척 차가워서 특히 겨울에 장갑을 끼어도 손이 시려워서 많이 고생했었습니다. 그런데 라파성서요법을 실행하고 난 후 맞는 첫 겨울 저는 장갑을 끼지 않아도 손에 온기가 있게 되어 예전처럼 손이 시리거나 하지 않게 되었습니다. 그리고 알려주신 반신욕을 겨울에 꾸준히 해서 전체적으로 몸이 따뜻해지면서 혈액순환도 잘되고 겨울을 잘 보낼 수 있었습니다.

어깨에 뭉쳐있던 근육들과 피로도 아침마다 톡톡을 해서 많이 풀려 한결 가볍고 시원해졌습니다. 라파성서요법 덕분에 안 좋았던 건강이 많이 좋아져서 너무 기쁩니다.

20년 만성두통 말끔히 사라져
● 임상덕 집사(남, 45세)

저는 20대부터 두통을 달고 살았습니다.

두통이 얼마나 심한지 너무 심한 날은 일상생활에 지장을 줄 정도였고 타이레놀 5~6알을 하루에 복용한 적도 많았습니다. 처음엔 한알 두알 정도로 두통이 괜찮아졌지만 만성이 되어 3~4알 에도 두통이 잘 듣지 않고 어느 날 부터는 두통이 심해지면 5~6알정도 복용해야 괜찮아졌습니다. 그래서 주변에서도 저의 그런 모습을 보면서 이러다 무슨 일 나는 것 아니냐며 걱정을 많이 하였고 아내도 여러 건강책을 통해 알게된 정보로 마사지와 건강식을 차려주었지만 특별히 효과를 보진 못했습니다.

그렇게 20년간 만성두통으로 고생하며 지냈습니다. 또 40대가 되니 새벽마다 위쓰림이 찾아와 잠에서 깨기 일쑤였고 그럴 때 마다 아침이 힘들어지고 아침식사 역시 제대로 하지 못하였습니다.

어느 날 지인분이 제 이야기를 들으시고는 라파성서요법을 한번 해보는 게 어떠냐며 추천해주었습니다.

저는 라파성서요법에 나와 있는데로 아침 톡톡과 자주 톡톡, 발가락치기 팍팍팍, 두 손 두 발 샥샥샥 하면서부터 20년 동안 고생하던 만성두통이 말끔히 해결되었습니다. 20여년 간 먹던 약을 안 먹으니 어색하기도하고 이상했지만 약을 안먹어도 된다는게 정말 행복했습니다. 그리고 라파성서요법을 꾸준히 실천하니까 위 쓰림으로 인해 너무 힘들었던 새벽도 완전 편해졌습니다.

저의 변화를 본 주변 분들도 신기해하였고 어느덧 제가 라파성서요법 전도사가 되어버렸습니다. 저도 저와 같은 고통을 가진 많은 분들이 하루 빨리 저와 같은 변화를 느낄 수 있기를 바랍니다.

반신욕으로 뱃살 완전 빠져
● 최남희 집사(여, 50세)

세 아이를 출산하고 키우면서 어느 순간 저는 제 건강과 몸에 무관심해졌습니다. 육아스트레스로 인한 과식으로 늘어난 체중과 뱃살은 기본이고 불규칙한 식습관과 운동부족으로 건강검진때마다 각종 생활습관병에 노출되어 있어 의사선생님께 항상 혼나기를 반복했습니다. 하지만 그 때뿐 특별히 노력하거나 의지가 없이 매일 똑같은 생활을 반복해왔습니다.

어느날 아들의 성적표를 보는데 눈 앞이 침침하더니 흐릿하게 보였습니다. 시력만큼은 자신이 있었는데 그 이후 눈이 침침하고 무거웠습니다. 이렇게 계속 지내면 나중에 더 심각해질 것 같아서 알아보았습니다. 김현일 목사님의 강의를 통해 라파성서요법과 오줌요법을 실행해 보았습니다. 처음에는 오줌이라고 거부감도 들고 그랬는데 지금은 거리낌없이 매일 오줌으로 눈 마사지를 하고 마셨습니다. 한달째가 되니 눈이 맑아지고 사물이 탁해보이고 뿌옇게 보이던 증상이 사라졌습니다. 이전보다 시력이 더 좋아져서 글씨도 잘 보이게 되었습니다.

이틀에 한번 씩 반신욕을 꾸준히 하니 뱃살 도 몰라 볼 정도로 완전 빠져서 옷 사이즈도 줄어들었고 남편도 보기 좋다고 좋아합니다. 그리고 많은 사례처럼 저 또한 겨울에 무척 추위를 많이 타는 체질인데 이젠 겨울에도 예전처럼 추위를 별로 안탑니다.

원더넷 운동으로 밤에 숙면도 취해서 아침이 좋아졌고 피부톤도 맑아졌습니다. 직접 경험해보니 너무 좋아서 주위사람들에게 많이 알려주려고 노력하고 있습니다.

편두통 사라지고 5년 고혈압 사라져
● 최영미 사모(여, 56세)

먼저 옆에서 묵묵히 지켜보고 응원해준 남편에게 고맙습니다.

저는 평소에도 잔병치레가 많고 감기와 편두통을 달고 살았습니다. 환절기나 겨울만 되면 감기를 달고 살았고 한 7~8년 전부터는 편두통까지 생겨 라파성서요법을 접하기 전까지 저를 괴롭혔습니다.

원래 어렸을 때부터 몸이 허약했던 체질이라 추위도 잘 타고 고생을 했었습니다. 정상이던 혈압은 5년 전 건강검진에서 고혈압 판정을 받아 최고 많이 올라갈 때는 190mmHg까지 올라갔었습니다.

그 이후 고혈압 약을 복용하며 간단한 운동과 식이요법을 실천해 보았지만 많이 호전되지 않았고 편두통, 고혈압과 함께 여러 질환에 시달렸습니다. 시간이 지날수록 건강이 안좋아지자 걱정하던 남편이 우연히 라파성서요법과 라파대체식에 대해 알게되어 저에게 권하였고 저는 명현반응을 포함한 여러설명을 듣고 저에게 맞는 요법을 중심으로 실행하기 시작했습니다.

처음에는 적응이 되지 않아 남편이 옆에서 항상 챙겨주면서 함께 해주었습니다. 실행한지 20일쯤 지나자 부종으로 인한 다리 통증이 나아졌고 한달이 지나고 오른쪽 무릎 통증도 나아졌습니다.

5년동안 복용하던 고혈압약은 라파성서요법을 실행하면서 끊었고 한달쯤 지나 병원에 가서 진단을 받아보니 5년 동안 앓았던 고혈압이 완치가 되었습니다. 저는 아직까지 정상혈압을 유지하며 지내고 있습니다. 또 다른 변화는 체중이 4kg가량 감량이 되었습니다. 그리고 이틀에 한번 꼴로 잠을 제대로 청하지 못하고 새벽3~4시쯤 깨고나서 잠을 다시 잘 못 이루는 날이 많았는데 라파성서요법을 실천 한 이후부터는 자려고 누우면 잡니다. 라파성서요법과 라파대체식을 만난건 제 삶의 마지막 선물이자 큰 행운입니다.

3개월 만에 22kg 빠지고 편두통 고쳐
● 오기태 집사(남, 43세)

저는 결혼이후 30대에 직장생활을 하면서 잦은 야근과 업무스트레스로 인한 폭식증상으로 결혼 전 보다 체중이 20kg가 증가해서 몸이 항상 무겁고 어깨 결림, 무릎관절통증을 겪고 있었습니다. 체중이 자꾸 증가하니 운동이나 식이요법에 의욕이 없어지고 자신감도 많이 상실되었습니다. 무엇보다 아내가 너무 힘들어해서 저 또한 힘이 들었습니다.

이대로 있을 순 없어서 당뇨나 고혈압같은 생활습관병이 걱정이 되어 나름대로 체중조절을 해보려고 노력했지만 특별한 성과를 못 거두고 매일 같은 생활을 반복하며 포기하다 싶이 지내오다 같은 교회의 한 교인이 추천해준 김현일목사님의 라파성서요법을 듣고 마지막으로 다시 용기를 내어 도전해보기로 했습니다. 먼저 반신욕부터 시작했습니다. 그리고 나서 아침 톡톡을 하고, 오줌을 마셨습니다. 저는 매일 빠지지 않고 실행에 옮겼습니다. 그 이후 먼저 놀라운 변화는 3개월 만에 22kg이 빠지고 편두통이 사라지고 식탐이 사라졌습니다.

야근을 해도 야식을 먹지 않았고 인스턴트 음식은 일절 피했습니다. 식탐이 사라지니 성령 충만, 생활 충만 해졌습니다. 그리고 체중이 많이 나가 허리가 한 번씩 삐걱 하던 것이 없어졌고 허리아래를 누르던 하중현상이 현저하게 줄었습니다.

주위에서 달라진 제 모습에 많이 좋아하고 직장생활도 예전보다 더 즐거워졌고 생활에도 활력이 생겼습니다. 아내가 정말 좋아해서 저도 기뻤습니다. 또 매 겨울마다 온풍기와 전기장판, 난방기구를 옆에 두고 살았는데 라파성서요법을 실행 한 이후 추위를 많이 안타게 되어 지금은 내의만 입어도 예전만큼 크게 추위를 타지 않게 되었습니다.

라파성서요법을 만나기 전과 전후의 제 삶의 변화는 너무 달라져서 이것은 하나님의 큰 사랑이 있었기에 가능한 일입니다. 라파성서요법을 모든 분들이 확신을 가지시고 실행에 옮기시면 치유하실 수 있으실 거라고 생각합니다.

위 속쓰림, 복부팽만감 사라져
● 김성연 권사(여, 69세)

　안녕하세요. 저는 라파성서요법을 접한 지 6주 정도 되었습니다.

　저는 예전부터 오랫동안 불면증으로 고생을 했습니다. 잠을 충분히 못자니 하루가 늘 피곤하고 무기력하게 지내고 있었습니다. 그러니 피부는 늘 칙칙하고 신경질도 늘어났습니다.

　항상 잠이 안와 평소 생활에 고생하고 있었는데 고쳐지지 않던 불면증이 라파성서요법을 통해 이제는 숙면을 취할 수 있게 되었습니다. 잠을 잘 자니 하루 컨디션도 좋고 아침에 일어날 때 너무 상쾌합니다. 그러다보니 하루가 즐겁습니다. 또 수십년 간 고통스럽던 냉대하증이 소금요법(장청소 3회차)으로 명현반응이 며칠 있은 후 완전히 사라졌습니다. 정말 놀라웠습니다.

　여러가지 방법을 써봤지만 완치가 되지 않았는데 라파성서요법을 실행하고 난 뒤 거짓말처럼 사라졌습니다. 라파성서요법을 뒤늦게라도 알게되어 정말 다행이라고 생각합니다.

　위 속쓰림과 복부팽만감 또한 사라지고 편안해졌습니다. 지금도 게을리하지 않고 꾸준히 라파성서요법을 실행하고 있습니다. 저처럼 고생하고 계시는 분들도 라파성서요법을 실천하고 건강해지셨으면 좋겠습니다.

피부좋아지고 체중 감량
● 김신영 학생(여, 14세)

안녕하세요. 14살 중학생 입니다.

사춘기가 시작되니 피부가 많이 안 좋아져서 걱정도 되고 거울보기도 싫고 밖에 나가기도 꺼려지고 대인기피증까지 생겨서 힘들었습니다.

옆에서 걱정하시던 어머니가 권해주신 라파성서요법을 듣고 귀찮지만 속는 셈 치고 꾸준히 해봤는데 효과가 나타났습니다.

아침 톡톡으로 손 비벼서 얼굴대기를 통해서 피부가 정말 좋아졌습니다. 다른 친구들처럼 다이어트로 살도 빼고 싶었는데 발가락치기 팍팍팍 하고 나서 살도 2kg 정도 감량되었습니다.

애들이 요즘 왜 이렇게 이뻐졌냐고 어떻게 한 거냐고 궁금해합니다. 엄마도 제가 살도 빠지고 피부도 좋아져서 좋아하십니다.

저도 자신감이 회복되어 요새는 밖에 나가는 것도 즐겁고 거울도 매일 보게 됩니다. 살도 빠져서 예쁜 옷들도 입을 수 있고 정말 만족합니다. 라파 성서요법 정말 좋은 것 같아서 요즘 만나는 친구들에게 알려주고 다니고 있습니다. 일찍 라파성서요법을 만나게 되어 다행인 것 같습니다.

앞으로 성인이 되도 꾸준히 실천해서 건강관리를 해야겠습니다.

음식과 영양

    인체는 섭취하는 음식물에 의해 유지되고 형성된다.

    인체는 허기를 메우기 위해 뱃속을 채우는 음식으로 지탱되지만 먹는 음식에 따라 인체가 형성되므로, 음식은 삶에 있어서 대단히 중요한 역할을 한다. 음식에 따라 강하고, 병이 없는 깨끗한 세포를 만들기도 하고, 병든 세포를 만들기도 한다. 따라서 인간은 인체 조직으로 흡수될 수 있는 강한 세포를 만들어 낼 수 있는 음식을 섭취해야 한다. 그렇지 못하면 잘 먹으면서도 좋은 영양 상태를 가지지 못한다. 이런 경우에는 충분한 양의 음식을 먹어도 피부와 근육의 상태가 부실하고, 원기가 부족하게 된다.

    인류의 역사에서 오직 자연으로부터 음식을 얻던 시절에는 음식을 선택하는 본능적인 지혜가 있어서 인체가 필요로 하는 것만 취했다. 무엇을 먹어야 할 것인지 스스로 알 수가 있었던 것이다. 그러나 지금은 잡식성으로 변한데다 먹거리를 대부분 사서 먹게 되면서 스스로 먹을 수 있는것과 먹을 수 없는것들을 분별할 수 없게 됐다.

 그렇다고 해서 오늘날 모든 사람이 채식가가 되어야 한다는 것은 아니다. 5~6천년 전의 인간은 지금과는 완전히 다른 상황 속에서 살았다. 그들은 생명을 주는 음식이 풍부한 숲과 들에서 살았지만, 오늘의 인간은 맑은 공기와는 차단된 집 속에서 오염된 공기를 마시며 살고 있다. 뿐만 아니라 화학적으로 처리된 물을 마시며, 운동조차 하지 않고 있다.

 더럽혀진 도시에 살면서, 더럽혀진 물을 마시고, 오염된 공기를 호흡하며, 완벽하지 않은 음식을 먹고 있다.

 인체는 언제나 그러하듯이 영양소가 결핍되면 그것의 필요에 대한 신호를 보낸다. 그러나 사람들은 잘못된 식사로 그것을 보충하려 든다.

 캔디, 과자, 쿠키, 콜라 음료, 아이스크림, 파이, 추잉껌, 또는 많은 양의 설탕 제품들이다. 이것들은 표면적으로는 즉각의 효과를 나타낸다. 그러나 사실은 거짓의 에너지이기 때문에 즉시 인체에서 소모되면서 전보다 더 큰 결핍을 보이게 된다.

 사람들은 담배, 알코올, 홍차, 커피, 콜라, 백설탕 등으로 심신을 괴롭히고 있다.

피해야 할 음식들

 건강한 신체를 만들려면 가공식품과 문명화된 음료수를 가급적 피하는 것이 좋다.

1. 정제된 설탕에는 탄수화물 이외에는 아무런 영양도 없다.

2 아스팜탄은 설탕의 200배 달다. 그러나 몸의 면역시스템을 무너뜨린다.

3. 흰 밀가루에는 곡물의 중요한 영양소가 제거되어 별다른 영양가치가 없으며 인체에 해로운 표백제, 방부제가 첨가되어 있다.

4. 빵, 반죽과자, 아이스크림, 치즈, 그리고 화학 물질이 첨가된 냉동육류. 이들 가공식품 속에는 방부제, 색소, 조미료, 부풀리고 달게 하는 요소, 안정제 등이 들어 있다.

5. 성장 발육을 위해 약물이 첨가된 사료를 먹은 동물과 가금류의 고기.

6. 산화된 지방이나 기름.

7. 열처리했거나 가공된 우유, 가공된 치즈, 치즈 음식과 초콜릿 등.

오늘날의 음식은 상당히 가공되고 정제되었다. 그래서 기본적인 비타민, 미네랄, 효소 등을 제거 당하고 해로운 화학물질이 첨가되었다.

지난 수 십 년간 암, 당뇨, 고혈압, 심장병, 관절염, 치통 등의 꾸준한 증가는 이런 사실들을 반증한다.

과학적 연구는 이런 질병들을 많이 예방할 수 있으며, 만약 이런 병에 걸렸다 하더라도 영양학적인 방법으로 회복될 수 있다는 것을 보여주고 있다.

현대와 같은 조건하에서 살아갈 때에는 식품을 조리하거나 정제하는 과정에서 원래의 재료에 있는 생명의 요소를 완전히 없앨 수가 있으며 아니면 부분적으로 파괴할 수도 있다는 것을 마음에 새겨두는 것이 중요하다.

- 미국 농무성(U.S. Dept. of Agriculture)

칼슘

칼슘은 건강한 치아와 강한 뼈와 신경구조, 튼튼한 근육, 피부색, 규칙적인 심장박동, 판단력, 건강한 신체기관을 위해 필요하다. 만약 혈액 속에 칼슘양이 떨어지면 신경질적이 되고 침울해지며 우울해져 일탈할 수 있는 가능성이 많아진다. 칼슘은 육체는 물론 정신건강을 조절하고 인격을 유지하는데 도움을 준다.

칼슘의 부족은 경련이나 경기, 심장의 맥박을 빠르게 또는 늦게 하는 증상을 가져온다. 칼슘은 또한 체내의 산-알칼리의 미묘한 조절을 유지하는데 도움을 준다.

혈액 속에 적당한 양의 칼슘이 부족해지면 신경세포는 감각 전달을 못하게 돼 긴장과 불안이 초래된다. 몸이 긴장과 이완을 못해 내는 것이다. 이 증상은 매우 감정적이기 쉬운 아동들에게 더욱 잘 드러난다. 즉 처음에는 짜증을 내는 혼란이나 성난 울음 등으로 나타나고, 나중에는 근육경련, 잦은 쥐가 일어나는 증상으로 나타난다.

성인이든 어린이든 칼슘부족은 신경질적 습관으로 표현된다. 즉 손톱을 깨문다든지, 손이나 발을 떨거나, 계속 껌을 씹는다든가,

코나 귀 등을 꼬집거나 머리를 계속 긁는 등의 행동을 한다. 한 곳에 오랫동안 앉아 있지 못하거나 성인의 경우엔 자주 손발을 부주의하게 떠는 것으로 나타난다. 칼슘이 부족한 사람들은 대개 혼란, 분개, 감정적인 짜증을 드러낸다. 또 그들은 통제할 수 없는 울음을 터뜨리거나 자기 비탄에 빠지기도 한다. 그들은 조그마한 소음에도 놀라고 화나 한다.

　이처럼 칼슘의 부족은 신경력의 저하에 기인한 인격적 파탄의 중요한 원인 중의 하나가 된다. 거칠고 신경질적인 사람들도 만약 그들이 자연의 건강 법칙 즉 라파성서요법을 따르고 그대로 실천한다면 옳은 방향으로 인격적인 변화를 가져와 행복하고 친근하고 자기 통제력이 강한 쪽으로 바뀌어 진다.

　누구든지 라파성서요법을 실천함으로써 자신의 건강과 인격에 커다란 발전을 가져올 수 있다.

　다음은 칼슘이 많이 든 음식류이다.

칼슘이 풍부한 음식

아몬드데친 것

사탕수수

치즈-염소치즈, 양치즈 등 가공하지 않은 천연치즈, 오래된 치즈

녹색식물들-비트일종의 사탕무, 브로콜리, 콜라드케일의 변종, 민들레, 양배추, 상추, 겨자, 스위스 근대, 양강냉이

　옥수수 식품과 골분 식품

해조류^{미역, 다시마} 등을 먹으면 이것이 위에서 위액을 만나면 칼슘으로 바뀐다.

몸에 칼슘과 비타민 B가 풍부해지면 건강한 육체와 건강한 마음을 갖게 될것이다.

건강을 위해서라면 알칼리성 음식을 섭취하라

라파성서요법에서 중요한 것은 나쁜 음식을 줄여 나가는 데에 있다. 문제는 무엇을 먹느냐가 아니라 무엇을 먹지 말아야 하느냐 하는 것이다. 보다 나은 건강을 위해서는 보다 나은 음식을 섭취해야 한다는 것이다.

고도로 정제된 음식을 취하던 식사법에서 단번에 생 채소와 과일이 50~60% 정도 포함된 자연식으로 바꿀 수는 없다. 자연은 급격한 변화에는 잘 대처하지 못한다. 오랜 동안 먹어 온 음식들에 잘 적응되어 있는 소화 기관이나 중추기관들을 천천히 시간을 가지고 변화시켜 나가야 한다. 그러면 본능적으로 자연식을 선택하게 될 것이다.

모든 낙농품도 마찬가지지만 우유도 매일 그 양을 줄여 나가야 한다. 인간만이 젖을 떼고 난 후에도 젖을 먹는 유일한 동물이다.

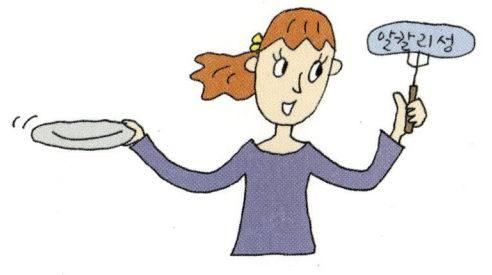

균형 있는 자연식을 하기 위한 노력

대부분의 사람들은 산성이 많은 식사를 하고 있다. 산이 왜 인체에 좋지 않은지는 라파성서요법의 원리에서 설명한바와 같다. 그러나 날 채소와 과일은 정화제이고, 세척제이며, 해독제이다.

과일은 그것만으로도 식사가 되며, 다른 음식의 후식으로도 사용될 수 있다.

사과, 살구, 바나나, 무화과, 포도, 멜론, 레몬, 망고, 오렌지, 파파야, 복숭아, 배, 파인애플, 감, 딸기, 토마토, 수박…

건강식을 위해 하루 중 가장 많은 식사를 할 때는 녹색 채소 한 가지, 황색 채소 두 가지를 조리해서 먹도록 한다.

자주개자리 싹, 엉겅퀴, 아스파라거스, 사탕무, 노란 완두콩, 양배추, 콩싹, 당근, 꽃양배추, 샐러리, 골파, 옥수수, 오이, 민들레, 가지, 꽃상추, 마늘, 완두, 케일, 양배추, 부추, 상치, 겨자, 양파, 감자, 고구마, 풋고추, 무, 실파, 시금치, 꼬투리를 먹는 콩, 호박, 토마토, 순무, 순무잎…

나무 열매와 씨앗은 단백질이 풍부하다. 한 끼에 2종류를 선택하라. 만약 고기를 먹는다면 1주일에 3번 이상은 좋지 않다. 그리고 그 다음에는 반드시 단백질 섭취를 위해 나무열매나 씨앗을 먹어야 한다.

아몬드, 밤, 코코낫, 개암, 땅콩, 호두…

다음의 기름들은 불포화된 것이기 때문에 먹어도 된다. 그러나 악취 제거를 위해 화학 처리된 것은 피해야 한다.

옥수수 기름, 땅콩 기름, 참기름, 잇꽃 기름, 콩기름, 해바라기씨

기름, 호두 기름, 올리브 기름

자연 곡물 속에는 자연 감미료가 포함되어 있다.

보리, 현미, 메밀, 옥수수, 밀-수입밀은 방부제가 있어서 피해야 하고 통밀이 좋다. 통밀은 심장에 좋다. 시 104:15

옥수수 빵, 기장 빵, 호밀 빵, 통밀 빵.

왜 대체식이 좋은가

완전한 식사, 대체식

인간은 누구나 건강하게 오래 살고 싶어한다. 무병장수無病長壽의 욕망은 오늘날 생명공학의 신기원을 이루었지만 성서에 있는 120세의 길은 요원하기만 하다. 이러한 시점에서 새롭게 부각되고 있는 것이 먹을거리의 중요성이다.

전혀 오염되지 않고 소식小食만으로도 고영양을 섭취하면서 암, 당뇨, 비만 등 각종 불·난치병을 걱정하지 않아도 되는 식품. 이것이 바로 현대인이 찾는 이상적인 먹을거리이다. 그러나 이미 이러한 먹을거리는 태초부터 존재하고 있었다. 전인치유全人治癒의 복음서인 성서에는 우리가 지향해야 할 먹을거리에 대한 계시가 분명히 나와 있다. 현대의학으로 해결되지 않는 질병을 자연적인 방법으로 회복하는 방법이 제시되어 있는 것이다.

'생식生食'이란 문자 그대로 '살아있는 것을 먹는다'는 뜻이다. 열을 가하거나 인공 첨가물을 넣지 않고 일체의 가공이 없는 순수한 상태의 자연식 자체를 먹는 행위를 말한다. 자연의 생명력이 고스란히 담긴 음식이라 해서 일명 '생명식生命食'으로 불리기도 한다.

생식은 '화식火食'과 완전히 상반되는 개념으로 익혀먹지 않고, 육식을 하지 않으며, 우리 몸에 독이 되는 농약이나 그 밖의 첨가물을 섞지 않은 음식을 섭취하는 것을 말한다.

우리는 음식의 맛을 좋게 하기 위해 불로 익히고 갖가지 유해한 식품첨가물과 화학조미료를 사용한다. 이것들은 직·간접적으로 몸속으로 들어와 체내에 쌓여 갖가지 질병을 유발한다. 그러나 대체식은 이런 문제들과는 전혀 무관하다. 식품의 생명력을 최대한 지니고 있으며 몸의 자연 치유력을 극대화하기 위해 노 하우 에너지know how energy가 들어 있기 때문이다.

에너지원이 되는 원료는 현미, 찰현미, 보리, 밀, 콩 등의 곡물류와 미역, 김, 다시마 등의 청정지역 해조류, 채소류, 버섯류까지 그 종류가 다양하다. 이와 같이 자연의 살아있는 생명력을 그대로 섭취하는 것이 바로 대체식이다.

화학물질은 합성물질이 많아질수록 부작용이 발생할 가능성이 높지만 자연물질은 여러 가지 성분을 기술적으로 배합할수록 부작용 대신 그 효능이 극대화되는 특징이 있다.

다양한 식물을 함께 보충하면 서로의 결핍이 보완되어 완전식품의 역할을 할 수 있다.

대체식의 효능

최고의 생명식이다

생명력이 부족한 식품을 주로 먹게 되면 인간의 장기는 피곤함을 느끼게 되고 원기도 부족해져 허약체질이 되기 쉽다. 인스턴트 식품과 냉동식품에 아무리 영양을 강화해도 이것은 생명력이 없는 물질이기 때문에 우리 인체의 세포까지 생명력을 보내줄 수는 없다. 대체식을 하는 사람들은 칼로리상으로 보면 매우 부족한 칼로리를 섭취하고 있지만 한결같이 정신이 맑고 건강하다고 느낀다. 이는 평소 기의 충만함을 느끼기 때문이다.

대체식은 장기의 기능을 빠르게 회복시키고, 육체뿐만 아니라 정신적으로 큰 안정감을 갖게 해준다. 생명력이 있기 때문이다.

효소가 살아 있다

모든 식품에는 그 식품을 소화시키기 위한 소화효소가 들어 있다. 그런데 이 효소는 불에 약하기 때문에 가열 조리한 음식물에서는 살지 못한다.

소화효소가 없는 음식을 먹으면 그것을 소화시키기 위해 우리 몸에 잠재되어 있는 효소를 사용해야 하는데, 그때 몸에 무리가 가게 되는 것이다.

효소의 작용

① 혈압조절작용 : 고혈압을 낮추고 저혈압은 올려 신체의 균형을 유지하는 것

② 해독작용 : 간장·신장기능을 강화하여 신체에 유해한 물질을 해독하는 것

③ 혈액정화작용 : 장 속의 이상부패를 억제하여 장내를 깨끗이 해서 혈액의 흐름을 원활하게 하는 것

④ 신경세포의 신진대사를 원활하게 해서 기억력·감정·신경의 전달을 원활하게 하는 것 등이다.

몸 속의 노폐물을 제거하며 해독제 역할을 한다

자연에서 얻어진 식품은 거의가 스스로 유해물질을 제거하고 해독하는 기능을 갖고 있다. 특히 녹황색 야채에 들어있는 엽록소는 혈액을 정화하는 역할을 한다. 엽록소에는 천연 비타민과 미네랄이 함유돼 있어 빈혈을 예방하고 치료하는 효과와 인체 에너지를 샘솟게 하는 운동력이 된다.

대체식은 생야채와 곡물이 주원료가 되므로 체내에 노폐물, 독소 등을 흡착 배설 시키는 식이섬유가 많아 장 환경이 개선될 뿐만 아니라 각종 질병으로부터 인체를 보호한다. 또한 몸 속에서 에너지로 전환되는 시간이 빠를 뿐만 아니라 대사과정에서 생기는 노폐물이 현저하게 적어진다.

생야채에 들어있는 엽록소는 피를 만들고 피를 맑게 하며 원활히 흐를 수 있도록 도와주는 역할을 한다. 대체식을 하면 이처럼 빈혈을 예방하고 치료하는 것은 물론 혈관 내부에 불필요한 노폐물이 쌓이지 않아서 동맥경화증의 예방과 치료에 효과적이다.

또한 일상생활을 하는 우리들은 알게 모르게 공해물질을 먹게 되

며 환경오염에 노출되어 살아간다.

모임이 많고 외식이 잦은 사람일수록 건강에 유해한 음식을 많이 먹게 된다. 그러므로 우리는 영양제보다 해독제가 더욱 필요한 시대에 살고 있다.

엽채류에 많은 엽록소 안에는 산소가 풍부하다. 맑고 깨끗한 산소는 우리 몸에서 몸을 깨끗하게 해주는 청소부 역할을 한다. 우리 몸에는 대사과정에서 '유해산소'가 나오는데 이 유해산소가 배설이 안되거나 과잉 생산되어 많아지면 각종 생활습관병과 암 발병의 원인이 된다. 엽록소를 섭취하는 대체식은 이 유해산소의 과잉 발생을 막아주고 오염된 혈액을 빠른 시간에 맑게 해 준다.

암과 기타 생활습관병 예방

우리 나라의 사망 원인별 통계에서 압도적으로 높은 비율을 차지하는 항목이 바로 암으로 인한 사망이다. 거기서도 위암, 간암, 폐암, 대장암, 자궁암의 순서다. 미국은 우리 나라와 달리 폐암으로 인한 사망률이 가장 높다. 대조적으로 위암과 간암은 훨씬 낮은 수치를 보이고 있다. 이것은 식생활과 밀접한 관련이 있다고 할 수 있는데, 주로 자극성이 강한 짜고 매운 음식과 국을 즐겨 먹는 우리가 위암에 걸리기 쉽다는 얘기가 된다.

우리 나라의 암환자는 해를 거듭할수록 늘어나는 추세이고 암환자의 연령도 점차 낮아지는 추세다. 여러 암을 일으키는 주요 원인을 묻는 조사에 가장 큰 비율을 차지하는 것이 음식 습관으로 나타났다.

최근 연구발표를 통해 입증되고 있듯 신선한 야채와 과일을 섭취하는 사람들은 그렇지 않은 사람들에 비해 암에 걸릴 확률이 현저히 줄어드는 것으로 나타났다. 따라서 신선한 생야채를 재료로 하고, 염분함량을 대폭 줄이고, 정백하지 않은 곡물을 사용하며, 비타민이 풍부하게 함유된 대체식은 암 예방에 효과적인 방법이라 할 수 있다. 또한 암의 재발 방지를 위한 최상의 식사이며, 암환자의 식사 요법으로도 적합하다.

중·장년층에 일어나는 생활습관병의 대부분은 식원병食原病이라고 해도 과언이 아니다. 이러한 병은 잘못 먹어서 생기는 병 즉, 과음, 과식, 인스턴트식, 미식, 담배 같은 기호식 등 각종 옳지 못한 먹거리가 몸 속에 쌓이면서 일어나는 질병이다.

생활습관병의 원인을 많은 의학자들은 일산화탄소가 체내에 정체되면서 생겨난 돌연변이라고 추측하고 있다. 이와 같이 일산화탄소가 체내에 정체되는 이유는 인간의 반자연적인 생활 때문에 산소가 부족한 식생활, 통풍이 안 되는 주거생활, 옷을 두껍게 입어 피부호흡이 제대로 이루어지지 않는 생활습관 때문이다.

더욱 중요한 원인은 이로 인해 체내에 산소가 부족해져 섭취한 음식이 제대로 산화되지 못하고 다량의 일산화탄소가 생겨나기 때문이라고 할 수 있다. 때문에 생활습관병을 예방하기 위해서는 몸 속에 산소를 원활히 전달하는 대체식을 하는 것이 필요하다.

섬유질이 풍부하여 변비를 치료한다

변비는 만병의 근원이다. 그러나 대체식을 하면 곡류·야채류· 엽

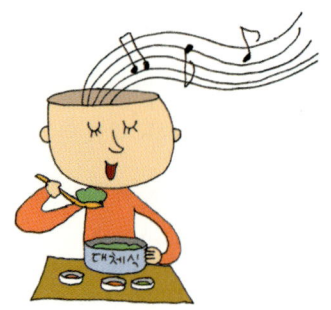

채류·버섯류 등 뿌리부터 잎, 줄기까지 통체식이 가능하기 때문에 섬유질을 풍부하게 섭취해 숙변을 배출시켜 깨끗한 인체를 만들 수 있다.

변비는 수분 없이 딱딱한 변을 보거나 변이 몸 밖으로 원활히 배출되지 못하는 현상이다. 이는 수분이 부족한 음식을 먹었거나 혹은 좋지 않은 음식을 먹어 생긴 병이라 볼 수 있다. 제대로 먹었다면 원활히 배변이 되지 않을 이유가 없다.

여기에서 제대로 먹는다는 것은 우리 몸에 섬유질을 공급하는 음식을 먹는다는 것을 의미한다. 섬유소는 인체에 들어가 장벽과 변 사이에서 통변을 하게 해주는 역할을 한다.

섬유질이 많은 음식물로는 콩, 버섯, 솔잎 등 자연의 먹거리로 대체식을 통해 인체에 흡수되면 더욱 이로운 것들이다. 대체식은 곡류나 야채류가 주원료이기 때문에 생활습관병의 위험이 없고 섬유질이 많아 섬유질과 연관된 장의 활동에는 아주 적합하다.

머리를 맑게 해서 집중력을 높인다

대체식을 하면 소화효소의 낭비를 막아주고 모든 효소는 머리를 사용하는 데 필요한 대사효소로 전환시키기 때문에 머리가 맑아지게 된다. 따라서 수험생의 학습능률 향상에 크게 기여하며 연구직 근무자의 연구 능률 향상에도 큰 도움을 준다.

우리 두뇌는 많은 영양소, 풍부한 산소, 깨끗한 혈액을 필요로 한다. 두뇌에는 무수한 뇌신경 전달물질이 있는데 주로 비타민과 미네랄로 구성되어 있다. 또한 참깨나 호두 등의 견과류와 곡분에 풍부한 필수지방산도 뇌 세포의 구성요소다.

뇌의 활동을 가장 활발히 하는 데는 무엇보다도 풍부한 산소가 필요하다. 일반적인 식사는 대사과정에서 산소를 소비하지만 엽록소 성분은 대사과정에서 산소를 발생시킨다. 따라서 엽록소를 섭취하는 생식이 충분히 우리 몸에 들어올수록 우리 몸은 그만큼 풍부한 산소와 신선한 혈액을 공급받는다.

체중조절이 가능하다

대체식은 소식으로 충분한 에너지가 공급되고 체내에 노폐물과 지방이 쌓이지 않으므로 비만을 미연에 방지하며 다이어트 효과가 높다.

살을 빼면서 몸이 건강하기란 쉬운 일이 아니다. 특히 당뇨병, 고혈압, 관절염 등 그 원인이 비만과 어떤 식으로든 관련이 있는 사람은 꼭 살을 빼야 하는데, 이 때 유효한 방법이 대체식사이다. 단순히 굶기만 하면 몸 속에 단백질이 지방보다 먼저 빠져나가 오히려 병을 키울 수 있지만 대체식은 영양이 골고루 들어 있어 자연스럽게 비만을 치료하고 예방할 수 있다.

또한 일반 비만자의 경우, 대개 영양과잉이자 영양결핍이라는 문제를 안고 있다. 비만한 사람의 식습관을 보면 거의 비타민이나 무기질, 섬유질은 부족하고 탄수화물, 지방, 단백질은 과잉 섭취된 영양상태를 나타낸다. 쉽게 말해 섭취된 에너지를 태우는 영양소가 부족한 것이다. 이러한 비만은 부적절한 식사에서 온 만큼 식단을 바꿔야만 개선될 수 있다.

대체식에 들어있는 섬유소는 장을 자극해 장운동을 항진시켜 배변량도 증가하고 숙변이 사라지므로 신진대사가 원활해진다.

그리고 인체에 공급된 에너지를 태워줄 영양소를 충분히 공급하기 때문에 영양균형과 적절한 체격을 유지하는데 적합하다. 이런 이유로 최근에는 대체식이 다이어트식으로 각광을 받기도 한다.

알칼리성으로 체질을 개선한다

현대인들이 많이 앓게 되는 알러지 질환은 산성체질인 사람에게 흔히 나타난다. 육식을 좋아하고 술, 담배 등이 원인이 되어 서서히 산성체질로 바뀌게 되면 몸의 저항력이 약해져 각종 생활습관병에 쉽게 노출되기 마련이다. 이럴 때 몸을 알칼리성으로 만들어주는 것이 가장 급선무인데, 그러기 위해서는 대체식 위주의 식사를 하는 것이 좋다.

인간의 몸은 중성일 때 pH가 7인데, 7.3으로 넘어가 알카리성을 띠게 되면 각종 유해균과 질병이 몸 속에 서식하지 못한다. 그래서 암환자나 고질병을 앓는 환자들은 장기간의 대체식을 통해 몸의 알칼리화를 도와 병을 극복하는 것이 중요하다.

대체식은 완전한 생명구조를 가진, 그 성질이 중성에 가까운 알칼리성 식품이므로 산성체질을 약알카리성 체질로 빠르게 바꾸어 줄 수 있다.

피부가 깨끗해진다

피부는 건강의 거울이다. 몸의 내장 기관에 문제가 생기면 곧바로 얼굴에 나타나 우리에게 질병에 대처할 기회를 제공한다. 이러한 피부병 치료의 관건은 몸 속의 노폐물을 없애는 근원적인 치료를 해주는 것이다. 이를 통해 피부질환과 함께 몸 속의 고질병도 사라지게 된다.

현대의학의 처치에 따라 발진 등의 증상 자체만을 없애기 위해 연고나 호르몬제를 복용하게 되면 피부를 통해 배설되어야 할 노폐물이 혈액 속에 잔류해 신장이 상하게 되고 피부의 이상도 발생한다.

대체식을 하면 인체 내에 잔류해 있는 노폐물을 배설시키고 세포와 체액을 맑게 해 피부질환을 자연적으로 치유시킬 수 있다. 이로 인해 몸에서 나는 냄새도 없애주고 우리 몸의 안과 밖을 모두 깨끗이 해준다.

건강한 몸의 원활한 신진대사는 피부에도 탄력과 젊음을 준다. 맑은 피부를 갖고 있는 사람이 건강한 것은 바로 이런 이유에서다.

왜 대체식이 좋은가

인간은 원래 채식동물

가장 성공적인 잡식성 동물은 인간이라고 한다. 그리고 인간과 유사한 치아의 기능을 갖고 있는 동물인 돼지 또한 잡식성으로 동물성, 식물성 사료를 모두 먹는다. 그러나 인간의 식성은 본래 초식성에 가깝다. 이것은 치열의 구조를 보면 알 수 있는데, 인간의 치열은 육식동물이 아닌 초식동물의 치열과 유사하다고 한다. 육류를 먹을 때 주로 쓰는 송곳니보다 어금니가 잘 발달된 것만 보아도 알 수 있다.

우리 몸의 소화액의 성질을 보면, 육식동물과 초식동물이 서로 달라서 초식동물은 육식동물과 같은 강력한 단백질 분해 효소를 갖고 있지 않다. 고기 속에 함유되어 있는 단백질을 아미노산 정도의 상태로 어느 정도 분해하는 작용은 있지만 그 이상의 작용은 하지 못한다. 인간의 경우도 마찬가지다.

또 육식동물과 초식동물은 장의 길이도 다르다. 육식동물은 짧고 초식동물은 상당히 길다. 인간은 장이 긴 부류에 속한다. 이는 육식동물과 반대되는 특성이다.

인간에게는 맹장 끝부분에 충수돌기가 있다. 이것은 대표적 초식동물인 토끼가 충수돌기를 갖고 있는 것과 유사하다. 초식동물에게 맹장은 반드시 필요한 기관이다.

우리가 순수한 식물성을 주식으로 삼는다면 맹장에 이상이 생기거나 흔히 걸리는 맹장염을 염려할 필요가 없다. 육식 동물이 아닌데도 고기를 과다 섭취하기 때문에 맹장염에 걸리는 것이다. 생활습관병이 잘 걸리는 이유도 썩기 쉬운 육류가 인간의 긴 장腸 속에서 부패해 피가 산독성酸毒性으로 바뀌기 때문이다.

또한 일반적으로 육류·우유 등 동물성 식품의 과잉섭취는 장내 환경을 악화시켜 체내에 갖가지 독소를 유발시킨다. 동물성 단백질의 부패와 장내 나쁜 균의 증가를 초래하게 된 것이다. 이것들은 장에서 흡수되어 혈액을 악화시키는 원인이 된다.

그리고, 동물성 식품은 암체질을 만드는 것에도 지대한 역할을 한다. 동물성 단백질로 인해 장내에서 부패 현상이 일어나면 갖가지 독소가 발생하여 혈액이 오염되고 이로 인해 세포의 기능이 혼란을 일으켜 여러 가지 염증을 일으킨다. 암도 그런 맥락에서 발병하는 질병인 것이다. 그러나 반대로 곡식을 중심으로 한 채식에서는 깨끗한 혈액이 계속 만들어져 놀라운 체질 개선 효과가 나타난다. 이것은 인류가 본질적으로 곡식과 야채를 먹는 식성을 지니고 있기 때문이다.

자연식에 대한 열풍은 우리나라뿐 아니라 이미 세계적인 추세다. 일찍이 1928년 독일에서는 '곡채식을 생활화 하자'라는 구호를 내건 '오가닉푸드 운동'이 번지기 시작했고, 요즘엔 '매크로바이오틱 식생활', '내추럴푸드 운동', 등이 유행처럼 퍼지고 있다.

우리가 서구의 식생활을 받아들여 패스트 푸드가 일상화 된 반면 거꾸로 서양은 지금 동양적 식생활로 점차 문화가 바뀌어 가고 있는 중이다.

인간은 본래 초식동물 중에서도 곡채식성穀菜食性 동물이다. 그러므로 자연으로 돌아가고자 하는 욕망은 본능적이며 매우 당연한 이치다. 대체식의 상용은 그런 의미에서 가장 적합한 선택이며 건강을 위한 최상의 방책이라고 할 수 있다.

최근 일본에서는 건강한 식생활을 위해 전 국민에게 하루에 18가지 이상의 식품을 섭취하도록 권장하고 있다. 이것은 현대인의 생활이 윤택해짐에 따라 극도의 미식과 과식, 육식, 가공식품의 섭취로 인한 불균형한 식생활로 사람들의 건강상태가 나빠져 더 이상 간과

할 수 없는 사회문제가 되고 있기 때문이다.

　건강한 먹을거리에 대한 관심이 고조되고 있는 요즘, 대체식은 전 세계적으로 불고 있는 자연식 붐에 가장 주목 받는 식품으로 각광 받고 있다. 이것은 생식이 자연의 생명력이 그대로 살아있는 최상의 식사요법이기에 가능한 일이다.

　식생활의 개선은 무엇보다 중요하다고 할 수 있다.

살아있는 영양소를 먹는다

　대체식을 통해 섭취할 수 있는 살아있는 영양소는 씨눈, 효소, 엽록소, 식이섬유, 비타민, 미네랄 등이다. 이들은 열에 쉽게 파괴되기 때문에 생식에서만 고스란히 보존될 수 있다. 이 살아있는 영양소 중 최근 각광을 받고 있는 것이 생리활성물질이다. 지금까지 알려진 항암 비타민, 항암 미네랄에 이어 암을 막아주는 카로티노이드^{당근} 그밖에 인삼의 사포닌, 토마토의 라이코펜 등 수많은 예방의학적 또는 치료적 성분들이 속속 발표되고 있는데, 이는 불로 익히지 않은 먹을거리를 통해서만 가능한 것이다.

　여기서 더욱 주목을 해야 할 것은 이 같은 영양소가 몸의 기능을 회복시키는 것뿐만 아니라 질병의 치료 및 개선까지 할 수 있다는 것이다. 미국 의학박사인 윈드 박사는 오늘날 현대인들이 앓고 있는 각종 암의 원인 중 90% 이상이 '잘못된 식사와 몸에 들어온 화학물질' 때문이라고 말했다.

　대체식이 치료적 차원에서 암환자에게 가장 적합한 이유는 일체의 화학물질이 없기 때문에 면역체계를 극대화 시킴은 물론 더 이상

암 유전자를 자극하는 성분을 공급하지 않는 데 있다. 그리고 최소한의 영양으로 신체를 건강하게 하는 데에 기여하므로 몸에 유해한 불필요한 조직을 스스로 제거 시킬 수 있다. 또한 간이나 소화기에 부담이 없고 대사과정이나 노폐물의 처리를 최소화하므로 모든 에너지를 암치료에 쏟을 수 있다.

대체식이 암환자에게 적합하다면 다른 생활습관병은 굳이 설명할 필요가 없으며, 암과 각종 생활습관병을 극복하는 데 대체식이 주효 했음은 많은 체험 사례들을 통해 속속 밝혀지고 있다.

다시 말해 암을 위시한 여러 가지 생활습관병에는 생야채와 생현미가루를 먹는 생채식 건강법生菜食 健康法을 하면 완치된다는 여러 결과가 이미 인증되고 있다.

이들이 병을 극복할 수 있었던 것은 잘못된 식습관을 개선했기 때문이다. 그러므로 병을 앓는 사람이 화식이나 과식 인스턴트 식품의 상용 등과 같은 문제에 깊숙이 연루되어 있기 때문에 대체식의 위력은 더 크게 발휘된다.

잘못된 식습관을 고치면 불치병에서 해방된다

현대인이 갖고 있는 대부분의 질병은 잘못된 식사에서부터 비롯된다. 이는 음식을 통해 외부에서 들어온 화학물질과 소화능력 이상으로, 혹은 음식이 몸 안에서 부패하면서 생긴 독소와 영양소가 부족한 식품을 섭취하는 데서 오는 영양결핍이 원인이 되어 일어난다.

건강을 유지하기 위해서는 무공해의 완전한 식습관과 올바른 생활습관을 몸에 익히는 것이 필요하다. 좋지 않은 식습관으로 대표적인 것이 과식과 육류 위주의 식사 그리고 인스턴트 식품의 생활화이다.

육류 위주의 기름진 식생활은 혈액 내 콜레스테롤을 증가시켜 동맥경화, 중풍, 심장질환을 발생시키는 주요 원인이며 특히 육류를 가열함에 따라 발생하는 독소물질은 암을 유발하는 물질로 작용하게 된다.

대체식을 하면 육체가 영양의 균형을 스스로 조절할 수 있게 되어 화식을 할 때보다 식욕이 절제돼 소식을 하게 되고 육류섭취가 현저히 줄어 생활습관병 예방과 체중감량 효과를 얻을 수 있다. 또한 체내 천연효소의 증강으로 최적의 생체리듬을 회복시켜 활기찬 생활을 할 수 있다.

명현현상

명현이란

명현瞑眩이라는 말은 한의학적 용어로 '병을 치료하는 과정에서 약을 복용하면서 예기치 못했던 불쾌한 증상이 나타나는 것'[한의학용어대사전, 김용술, 이상훈 공저], 환자 또는 허약 체질인 사람이 한약이나 건강보조식품을 복용하게 될 때 '일시적으로 통증, 발열, 발한, 설사, 발진 같은 증상이 나타나는 것'을 뜻한다. 이러한 증상은 오랫동안 건강이 좋지 않았던 사람에게 병이 호전되는 반응으로 나타나는 현상이다.

명지대학교 부설 생물공학연구소 소장인 이양희 교수가 주창하는 호전반응도 이와 비슷하다.

이 교수는 그가 주창하는 GF_{Grain Dominant Whole Food: 낟알 위주의 전체식} 식사법으로 바꾸면 잘못된 식사를 오래 해서 몸에 이상이 있는 사람의 경우 밥맛을 잃거나 피로감, 통증, 열, 냉기, 악취, 성욕감퇴, 탈모현상, 피부이상 등의 병적이상이 나타날 수 있는데 이런 반응은 건강이 회복하기 위한 일시적 증상이므로 기다리면 정상으로 돌아온다고 했다.

한편, 미국의 영양 상담가 Ruth Y. Long 박사는 건강이 좋지 않은 사람의 경우 체내에 다량의 독소나 채 배설되지 못한 노폐물이 있을 수 있는데 이것은 영양의 균형을 찾으면서 회복해야 할 것이라는 논리를 펼친 바 있으며, 이를 통해 인체는 이들을 제거하기 시작하면서 불쾌한 증상이 일시적으로 일어날 수 있다고 지적했다.

명현현상이 생기는 이유

대체식을 하면 배에 가스가 찬 다든지, 혹은 머리가 아프다든지, 소화가 안 된다든지 혹은 얼굴에 발진이 생긴다든지 하는 현상이 나타날 수 있다.

이런 현상을 두고 명현현상 혹은 호전 반응이라고 한다. 말 그대로 증세가 호전된다는 것을 말함인데, 이는 신체이상이 극복되는 과정에서 나타나는 일시적인 현상이다.

대체식을 하게 됨에 따라 체내에서의 조절작용이 일어나 노폐물의 배설이 진행되면서 어느 순간 노폐물이 한꺼번에 빠지는 과정에서 일어나는 현상이다.

이는 대체식으로 인한 자연 치유력의 결과이다. 물론 모든 사람들에게서 명현현상이 나타나는 것은 아니다. 개인의 체질이나 병의 상태, 병의 진행 상태에 따라 명현현상 또한 다르게 나타난다. 특히 생활습관병이나 만성질환을 앓고 있던 사람들에게 더 뚜렷하게 나타난다.

일반적인 예로 장이 안 좋은 사람의 경우 종종 생식을 먹고 난 후 배가 살살 아파진다는 경우가 있는데, 이는 장내의 유해 배설물이 빠지면서 나타나는 현상이다.

장 뿐만이 아니라 위장이 안 좋은 사람들의 경우 이런 현상이 종종 나타나는데, 이 경우 속이 더부룩하거나 방귀를 자주 뀌는 신체 반응이 나타나기도 한다. 심한 경우 변비가 생길 수도 있는데, 이는 수분이 부족하거나 혹은 위장기능이 약해 섬유질을 소화시키지 못하기 때문이다. 즉 건조 시킨 생식을 먹으면서 수분이 부족하면 오히려 섬유질이 뭉쳐서 배출되지 못하고 이런 현상을 발생시키기도 된다. 이 경우 충분한 수분의 섭취를 통해 증상을 개선시킬 수 있다.

또한 열이 날 수도 있는데 이는 체내에 축적되어 있는 유해물질과 싸우는 과정에서 발생하는 신체 반응이거나 혹은 체내에 많이 축적되어 있는 노폐물을 걸러내기 위한 반응이다.

일시적인 경련이나 피부발진 등도 같은 경우이다. 때로 이것이 뇌나 근육으로 가서 통증을 일으키는 경우도 있는데 이 경우 두통을 야기하기도 한다.

혈액의 상태가 나쁜 산성체질은 심하게 피로하며 졸음이 온다. 좋지 않거나 병들어 있는 장기 기능을 회복함에 따라 일어나는 일시적인 불균형 현상이다.

때로 여성들의 경우 생식으로 인해 체지방이 많이 감소하였거나 호르몬 대사 균형의 정상화과정에서 생리양이 줄거나 일시적인 무월경 증상을 보이기도 하는데 얼마 지나지 않아 쉽게 회복된다.

명현현상의 기간

명현현상이 나타나는 사람들은 대개 섭취 후 수일에서 수십 일 후에 이런 신체반응을 경험하는데, 대체로 3~5일이 지나면 없어지기도 하지만 심한 경우 3~6주 혹은 2~3 개월까지 지속되는 경우도 있다. 명현현상은 체질이 개선되고 있다는 증거이므로 일시적으로 증상이 나빠지더라도 염려할 필요는 없다.

위에서 살펴본 것처럼 명현현상은 체내의 축적되어 있는 유해물질과 싸우는 과정에서 발생하는 일시적인 반응이며 몸이 좋아진다는 반응이므로 걱정하지 않아도 된다. 명현현상의 기간은 사람에 따라 체질에 따라 혹은 노폐물의 배설속도나 질병의 정도에 따라 다르기 때문이다.

다만 증세가 심한 경우 섭취량을 조절하거나 방법을 조정해 볼 필요는 있다. 증세가 아주 심하다면 섭취량을 줄이되 중단하지 않으면서 계속 유지해 보는 것도 방법이다. 체내에서 적응되고 있는 과정이 중단될 염려가 있기 때문이다. 명현현상이 나타난다고 해서 대체식을 중도에 그만 두는 것은 체내에 축적되어 있는 노폐물과 싸우는 과정을 포기하는 것과 같다.

물론 명현현상이 수분부족으로 인해 생기게 되는 경우 생식을 섭취하는 방법을 조정할 필요가 있다. 충분히 수분을 섭취하지 않으면 오히려 역효과가 나올 수 있으므로 이는 주의를 요하는 부분이다. 또한 다이어트를 하기 위해 생식을 하는 일부 여성들의 경우 정해진 생식의 양조차 섭취하지 않고서 무리를 하는 경우가 있는데, 이 또한 주의를 요하는 부분이다. 이런 경우 신체의 부작용은 명현현상이 아닌 말 그대로 부작용인 경우가 더 많기 때문이다.

명현현상은 체내에 쌓여 있는 노폐물이나 독소물질의 배출 과정이므로 배출 속도를 높여주는 것이 필요하다. 충분한 물과 섬유질을 섭취하여 소변이나 대변의 양을 늘려 주어서 소변이나 대변을 통해 잘 배출될 수 있도록 하는 것이 최선의 방법이다.

대체식 치유사례

암

전립선암 4기, 방광암, 골수암 4개월만에 고치다
● 김인준(남, 71세, 안수집사)

저는 2008년 1월 부산대학교 병원에서 전립선암 4기, 방광, 골수에까지 전이된 말기암 선고를 받았었습니다.

어느 날 갑자기 자꾸만 오줌이 마렵고 오줌을 누어도 뒤가 시원치 않고 불쾌했습니다. 밤 10시쯤 잠을 자게 되면 물도 먹지 않았는데 자꾸만 오줌이 마려워 잠을 잘 수가 없었습니다. 하룻밤에 5~6번을 잠을 깨고 보니 날이 세면 머리가 멍하고 정신이 없었습니다.

아랫배에 무언가 들어있는 것 같고 나중에는 오줌 누기가 힘이 들고 아프기까지 했습니다. 아무래도 무슨 큰 병이 아닌가 싶어 겁이 덜컥 났습니다.

그래서 제가 사는 광안리 동네 K비뇨기과 의원을 찾아 갔습니다. 오줌검사를 하자고 해서 검사를 해 보았더니 내 눈에는 오줌 색깔이 별로 문제가 없는 것 같은데 의사는 오줌에 피가 섞여 나온다고 했습니다.

혈액을 채취해서 검사를 하자고 하길래 또 혈액검사를 한 결과 8이라는 수치가 나왔습니다. 건강한 사람도 검사를 하면 수치가 4까지는 나올 수가 있다고 하면서 나는 보통 사람보다 배가 나왔으니 분명히 몸에 이상이 있다는 것이었습니다.

의사가 약을 1주일분 주며 먹어보라고 했습니다. 약을 먹으니 오줌이 시원스럽게 나오는가 싶더니 약기운이 떨어지니 예전 증상 그대로 힘이 드는 것이었습니다. 그래서 두 번째 찾아갔더니 의사가 어떠냐고 물었습니다. 1주일간 약을 다 먹고 나니깐 또 그런 증상이 되더라고 했습니다. 의사는 다시 혈액검사를 해 보자고 했습니다.

이번에는 16이라는 수치가 나왔다면서 약을 먹으면 수치가 내려가야 되는데 약 가지고는 해결이 안 되겠다고 했습니다. 그는 소견서를 써주면서 대학병원에 가서 정밀검사를 하고 치료를 받으라고 했습니다.

부산대학교 병원에 갔더니 거기서도 혈액을 채취하여 검사를 하자고 했습니다. 검사결과 수치가 32로 올라가니깐 정밀검사를 해 봐야 정확히 병을 알 수 있다고 했습니다. 그래서 정밀검사를 의뢰하고 일주일 만에 다시 대학병원에 갔습니다.

담당진료 과장선생님이 검사결과 전립선암 4기로 방광, 골수에까지 전이되었다고 했습니다. 방사선 치료를 겸해서 항암치료를 받지 않으면 안 된다고 했습니다.

정말 당황이 되었습니다. 항암제는 중암제일 뿐 아니라 의사가 암에 걸리면 그분들은 항암제를 안 맞는다고 했습니다.

그런 독한 항암치료를 내가 받아야 하나 걱정이 태산 같았습니다. 그러다가 이래 죽으나 저래 죽으나 고통 받고 죽을 필요가 없다는 생각이 들었습니다.

저는 오래전부터 라파성서요법으로 암을 고친 목사님들을 많이 알고 보아왔습니다. 라파성서요법은 생활건강법의 실천과 대체식품창 1:29을 하루에 2번씩 먹는 것인데, 그 방법이 아주 성경적이었습니다.

대체식을 입에 넣고 씹는데, 100번 이상 씹어 먹는 것(마 4:4)이었습니다. 씹어 먹으면 대체식 속에 들어있는 효소와 공기 속의 산소가 결합이 되어 놀라운 효과가 나타난다는 것입니다. 그렇게 대체식을 먹다보면 1시간이 넘게 걸리기도 합니다.

오전에 한 번, 오후에 한 번 대체식을 1일 2식 하였습니다.

저는 오전 식사 전에 토마토즙을 마시고 나서 식사를 하였습니다. 율무, 현미, 검은쌀밥과 나물 종류채소, 버섯, 가지, 그리고 매끼마다 마늘 한 통씩 밥에 쪄서 같이 씹고 또 씹어 먹었습니다.

각종 채소류에는 일반 음식처럼 고춧가루 같은 양념은 빼고 모든 간은 된장과 청국장을 섞은 것으로 하되 소식으로 하였습니다. 그리고 후식으로는 과일이나 고구마, 감자를 조금 했습니다.

대체식품을 먹고 난 후로는 다른 것은 일체 먹지 않고 황금수요법잠 5:15을 여러 번 계속 했으며 저녁 때도 똑같이 그렇게 진행했습니다. 그렇게 꾸준히 4개월 동안 기도하면서 시킨 대로 성실하게 했습니다.

　5개월째 되는 날 대학병원에 찾아 갔더니 의사가 퉁명스럽게 치료를 하러 오라고 하니깐 오지도 않고 그동안 뭘 했냐고 하면서 호통을 치는 것이었습니다. 그리고 다시 검사를 해 보자고 하면서 혈액채취를 하고 3일 후에 결과를 보러 오라고 했습니다.

　그래서 3일 후 결과를 보러 대학병원에 갔었습니다. 정밀검사표를 보더니 담당의사가 깜짝 놀라는 것이었습니다.

　도대체 어떻게 했길래 4개월 만에 이렇게 치수가 정상으로 내려갔느냐고 하면서 나보고 대단하다고 하였습니다.

　검사결과를 말씀하시는데 4개월 전에 처음 병원에 왔을 때 수치가 32로 말기암으로 상태가 절망적이었는데 불과 4개월 만에 수치가 3.8로 내려갔다면서 크게 놀라는 표정으로 그 비결에 대해 궁금해 하면서 꼬치꼬치 물어 보는 것이었습니다. 그러면서 여지껏 하던 그대로 식생활을 하면 앞으로 아무런 문제가 없을 것이라고 했습니다. 그래서 나는 마음 속으로 이제는 살았구나 생각하고 안도의 한숨을 쉬었습니다.

　만약 4개월 전에 라파성서요법을 실천하지 않고 병원에서 항암치료를 받았다면 지금쯤 내가 어떻게 되었겠나 생각하니 너무너무 감사했습니다.

　저의 암을 고쳐주신 하나님께 감사를 드립니다.

갑상선암, 전신마비, 뇌종양, 위염 완치

● 박문일(남, 43세, 교회 협동목사)

할렐루야!

저는 총신대학을 졸업하고 목사안수를 받고 부산 S교회를 섬기는 목사입니다.

20여 년전 고등학교 시절부터 갑상선암을 진단받고 몸이 좋지 않았으나 가정형편이 너무나 어려워 병원에도 제대로 가지 못하고 약물치료도 계속해서 받지 못하였습니다. 그런 가운데 향학열에 불타 공부를 너무 무리하게 하다가 어느날 그만 쓰러져 전신에 마비가 오고 경련을 일으키게 되었습니다.

응급조치로 이웃 약국과 동네 의원을 다니면서 치료를 받기도 하고, 온갖 보조식품을 먹고, 민간요법 등을 해보았으나 백약이 무효였습니다. 송도아리랑고개 낭떠러지에 가서 자살을 시도하다가 가롯유다 생각이 나서 돌아오기도 하였습니다.

전신이 무력해서 어지럽고, 화장실을 출입하기조차 힘들 정도였습니다. 할 수 없이 복음병원에 입원하였으나 별 다른 효과를 보지 못하고 퇴원하였습니다. 오히려 경련증세와 어지럽고 피곤한 증세가 더욱 심해져갔습니다. 그래서 저는 기도원에 들어가서 1년간 하나님께 매달려 기도하며 지냈습니다.

그래도 몸이 낫지 않아 기도원에서 내려와 다시 종합병원에 가서 진찰을 받았더니 내 몸에 간질병이 있다는 것이었습니다. 그래서 침례 병원에 가서 다시 진찰을 받아 보았더니 뇌종양이 있다는 것을 알게 되었습니다.

그런 후에 집에 와서 몸져 누워 지내게 되었는데 갑자기 혼수상태가 되었습니다. 이러다가 죽는 것이 아닌가 겁이 덜컥 났습니다.

하나님의 종이 될 것을 믿고 기도해 왔는데 병세가 이렇게 악화되다 보니 믿음마저도 흔들리는 것 같았습니다. 심신이 극도로 쇠약해지고 저의 영혼도 흐려지면서 삶의 소망이 사라지는 것 같았습니다. 그무렵 병은 잘못된 식습관에서 온다. 내 병은 습관병이다. 그렇기 때문에 자신의 병을 성경의 논리에 따라 자신이 고쳐야 한다라는 라파성서요법을 알게되었습니다. 라파성서요법을 알고 실천하는 도중에 내 인생이 끝나는 줄만 알았던 자신이 이제 하나님의 건강법칙을 지키면 고칠 수 있겠구나 하는 확신이 왔습니다.

제가 깜짝 놀란 것은 한달 간 대체식을 먹고 황금수요법을 부지런히 하였더니 정말 놀랍게 모든 병세가 호전되었습니다. 저는 1년 반 동안 철저하게 라파성서요법을 실천하면서 대체식과 황금수요법을 한 결과 갑상선암, 전신마비, 간암, 뇌종양과 위염을 위시한 모든 병이 깨끗이 사라졌습니다.

현대의학에선 대책이 없는
말기 간암이 완전 회복되다
● 김철수(남, 60세, 교회 담임목사)

작년 1월 12일 자꾸 피곤한 증상이 의심되어 서울아산중앙병원에서 검진을 받았는데, 간암이라는 결과가 나왔습니다. 이미 혹이 4~6cm 정도 자랐다고 했습니다. 위험하다고 했습니다. 도무지 믿을 수 없어 가족 모두가 깊은 슬픔에 잠겼습니다. 그러나 이내 기운을 차리고 가족 모두가 하나님께 기도를 올렸고, 교회 신도들도 금식기도를 올리는 등 많은 정성을 기울이셨습니다.

저는 간동맥색전술을 받기로 하고 1월17일 수술대에 누웠습니다. 그때 하나님의 음성이 들렸습니다. '다 치료되었으니 걱정할 것 없다'라고 분명히 말씀하셨습니다.

수술은 마쳤습니다만 서울의 모교회 목사님도 수술을 2번하고도 고생하고 있었습니다. 간암은 이런 수술로는 결코 완치할 수 없다는 것을 잘 알고 있었습니다.

처음, 저의 병을 알고 계셨던 한 자매님이 올 2월초에 라파성서요법을 소개해 주셨습니다. 라파성서요법요법은 하나님의 섭리가 있는 것 같아 특이하게 달랐습니다. 대체식을 반드시 먹고 체내서 좋은 오줌을 만들어서 먹는데 이른바 비법이 있는 것 같았습니다. 예전에는 미처 몰랐지만 성서에 있는 식이요법과 황금수요법이 참으로 대단한 치료제라는 것을 깨닫게 되었습니다. 그래서 라파대체식을 성실하게 챙겨 먹었습니다. 간암 치유의 비결은 라파대체식을 먹고 황금수요법을 하는 데 있다는 것을 깨달았습니다.

그러나 막상 오줌을 마신다는 것은 쉬운 일이 아니었습니다. 처음에는 아침에 두 모금 정도만 마시며 오줌으로 세수를 하고 눈을 씻었습니다. 며칠 지나면서부터 피부가 좋아지고, 눈에 눈꼽이 끼던 증상들이 없어졌습니다.

라파대체식을 꼭꼭 챙겨 먹으면서 하루 세 번씩 오줌을 받아 그대로 마시기 시작했습니다. 얼마의 시간이 흐르자 몸이 가벼워지면서 혈색이 눈에 띄게 좋아졌습니다. 더 놀라운 것은 말기 간암증세가 완전히 회복된 것이었습니다. 저는 전적으로 라파대체식과 황금수요법 덕분으로 확신하고 있습니다.

이제는 신도들이나 주위 사람들에게 자신있게 라파성서요법에 대한 효능을 알리고 있습니다. 또 오줌은 더러운 혐오식품이 아니라 하나님이 주신 생명수라는 것도 말입니다.

저의 아내와 장모님, 작은 조카도 라파성서요법을 실천해 그 효과를 톡톡히 보고 있습니다. 이 모든 것이 하나님의 은혜입니다.

위암, 비만, 고혈압이 완치되고
● 김서영(남, 62세, 교회 담임목사)

저는 경북 의성군에 있는 S교회 담임목사입니다. 그런데 2002년 11월경 경북 의성공생병원에서 위암진단을 받았습니다.

그동안 위장이 나빠 식사를 제대로 못해 목회 활동을 하기가 힘이 들어 고생을 말할 수 없이 많이 하였습니다. 그러던중에 라파성서요법을 알게 되었습니다. 특별히 관심과 주목을 끈 것은 성경대로 식생활을 개선하는 것이었습니다.

목사는 성경을 하나님의 말씀으로 믿습니다.

우리가 성경대로 살지 못하기 때문에 온갖 질병에 시달린다고 봅니다.

흔히 사람들은 말하기를 도무지 세상을 믿을 수 없다고 합니다. 진실도 믿을 수 없고, 사실도 믿을 수 없다는 것입니다. 그러나 저는 라파성서요법이라면 틀림없다고 믿었습니다.

왜냐하면 하나님은 썩은 살에도 생살이 돋게 하시며 죽은 자도 살리시는 전지전능한 분인데 암 아니라 그보다 더한 것이라 할 지라도 얼마든지 치유할 수 있다고 믿기 때문입니다.

저희 집사람도 비만과 고혈압에 관절염도 중증이라 저희 부부가 같이 그 날부터 라파성서요법과 황금수요법을 약 8개월 동안 감사하는 마음으로 실천했습니다. 신기한 것은 실천한 즉시 호전반응이 일어났는데 지금은 위암이 완치되고 건강을 회복하게 되었습니다. 불쾌한 증상들이 깨끗하게 없어졌고, 수면도 잘 하게 되었으며, 피곤한 증세도 완전히 없어졌고, 입맛도 아주 좋아졌습니다.

저희 집사람도 8년 동안 복용해 오던 혈압약을 그 날로부터 끊었는데 끊은 지가 8개월이나 되었습니다. 그리고 심한 관절증세도 없어졌습니다. 요즈음은 운동도 잘하고, 뛰기도 잘합니다.

참으로 기적 같은 일이 아닐 수 없는 것입니다. 사람들 중에는 라파성서요법이나, 황금수요법을 비 과학이나 비 의학으로 취급하는 사람들이 있습니다. 그러나 이것이야말로 하나님이 주신 최고의 선물이요, 보약 중에 보약으로 믿습니다.

이 글을 읽는 여러분들에게 권합니다. 병만 고칠 수 있다면 무엇인들 못하겠습니까? 불치의 병으로 고민하거나, 망설이지만 말고 겸손한 마음으로 하나님의 말씀에 귀를 기울이시고 그리고 그분의 처방대로 실천하십시오. 그러면 놀라운 기적을 체험하게 될 것입니다.

대장암, 늑막염, 치질 완치

● 박수혁(남, 45세, 교회 시무목사)

저는 부산 광안동에서 기독서점을 경영했으며 안수집사로서 그동안 신학대학을 졸업하고 필리핀 선교사로 파송준비를 하다가 지금은 교회담임목사를 하고 있습니다.

2001년 1월 27일 밤에 용변을 보다가 갑자기 정신을 잃고 쓰러졌습니다. 화장실 바닥이 온통 피로 물들고 한쪽 눈은 부어 올라 보이지도 않고 이마에도 탁구공 만한 혹이 났습니다.

119를 부르려다가 겨우 정신을 차려 승용차로 K종합병원으로 가게 되었습니다. 입원을 하여 이틀 동안 정밀검사를 해보았더니 말기 대장암 진단이 나왔습니다.

초음파 모니터에 이상한 물체가 보여서 CT촬영을 한 결과 20cm 가량 되어 보이는 물체가 있다고 하면서 주치의는 그것이 대장암이라고 진단하였습니다. 때문에 화장실 바닥에 피를 쏟게 되었으며 말기 암이기 때문에 수술을 해도 6개월, 하지 않아도 6개월을 넘길 수 없다고 했습니다.

절박한 마음으로 암에 관련된 책을 찾아보게 되었습니다. 그러던 중에 라파성서요법을 알게 되었습니다.

성서에 있는 식생활 개선법을 따라서 대체식을 하루 3번씩 먹고 생수를 한되 이상 매일 먹었습니다. 일체의 탄산음료, 종류는 먹지 않고 현미 잡곡밥을 먹었습니다. 고기와 인스턴트 제품을 가려서 생체식, 과일 등을 먹기 시작했습니다. 그리고 누우면 죽고 걸으면 산다는 정신으로 매일같이 열심히 운동을 하였습니다.

잠언 5장 15절 말씀에 "네 샘에서 나는 물을 마셔라." 이 물이 히브리 원어로 오줌이라는 사실을 알고 크게 놀라고 기뻤습니다.

하나님께서 사랑하는 자녀들을 위하여 건강하게 사는 길을 열어 두었으며 병이 났을 때 창조주 하나님의 섭리대로 살면 어떤 병도 고칠 수 있다는 것을 확인하고 소망을 갖게 되었습니다.

대체식을 먹고 나오는 오줌은 다다익선으로 많이 먹으면 먹을수록 좋다고 하셨습니다. 저는 될 수 있는 대로 오줌을 버리지 않고 다 먹으려고 노력하였으며 오줌 맛사지도 열심히 하였습니다. 그리고 암 치료의 제1장 1절이라는 "범사에 감사하라"는 하나님 말씀을 따라 기도하고 또 기도하였습니다.

명현현상으로 뱃속이 더부룩하고 가스가 나오기도 했습니다.

며칠 간은 설사가 나오고 힘이 없는 증세가 몇 번 나타나더니 그 다음부터는 그런 증세는 사라졌습니다. 한 달 한 달 지날 때마다 기적적으로 건강이 회복되고 컨디션이 좋아져 갔습니다.

저는 라파성서요법을 실천하여 1년 만에 대장암이 완치가 되었습니다. 뿐만 아니라 내게 오랫동안 고통을 주었던 늑막염과 치질도 고쳤습니다.

저는 얼마나 기쁜지 모릅니다. 이 기쁜 소식이 암으로 고통 받는 환우들에게 희망이 되고 병원에 가지 않고 집에서 스스로 잘못된 식생활을 고침으로 대장암, 늑막염, 치질 등 몸에 있는 모든 병을 한꺼번에 고치고 건강을 회복하는 진리가 실천되어 우리의 이웃과 사회가 다같이 행복해 질 수 있기를 진심으로 바랍니다.

위암, 당뇨병이 회복되고

● 이용복(남, 43세, 교회 목사)

저는 작년 8월에 위암이라는 진단을 받고, 위의 75%를 잘라내는 대수술을 했습니다. 지금 생각해도 가족 모두에게 고통스럽고 불안한 날들이었습니다.

저의 건강을 염려하던 처제가 우연히 라파성서요법을 알려주었습니다. 저는 그 날부터 당장 대체식과 황금수요법을 시작했습니다. 유리병을 들고 다니며 하루에 세 번씩 빠짐없이 오줌을 마시고, 저녁마다 오줌으로 눈을 씻으며 하루의 피로를 풀었습니다.

그러던 올 2월에 갑자기 장에 마비가 와 서울의 종합병원에 입원을 하게 되었습니다. 혹시나 싶어 위 내시경을 받았는데 수술 후 생기는 염증까지 깨끗이 치유돼 있었습니다. 병원에서는 극히 드문 일이라며 무척 놀라워했습니다.

위 절단 수술을 받으면 후에 장 마비, 유착 증세가 올 가능성이 많다고 했는데, 라파성서요법을 계속 실천하면서 숙변이 제거되는 등 장이 점차 좋아져 건강을 되찾아 가고 있습니다. 또 오래 전부터 무좀으로 뒤꿈치가 항상 가렵고 갈라져 신경이 많이 쓰였는데, 1주일에 한 번씩 오줌에 발을 담갔더니 말끔히 해소되었습니다. 더 이상 발이 가렵지 않을 뿐 아니라 발뒤꿈치가 놀랄 만큼 부드러워졌습니다.

최근에 즐거운 일이 또 있습니다.

오랫동안 당뇨병으로 고생을 하신 교회 집사님께 라파성서요법을 권해 드렸는데, 몇 주만에 300이던 혈당치가 110으로 떨어졌습니다. 또한 일어설 수 없을 정도로 심했던 좌골신경통이 호전되어 날아갈 듯이 몸이 가볍다는 것이었습니다. 그 분은 호전반응을 심하게 겪기도 했는데, 꾸준히 계속했더니 고질병인 비염까지 말끔히 해소되었다고 무척 즐거워했습니다.

지난 3월25일 주일날 아내와 함께 집사님을 다시 만났는데, 라파성서요법 덕에 살았다고 거듭 감사의 인사를 하셨습니다.

제 아내도 처음에는 선입견 때문에 망설였는데, 라파성서요법을 실천한 후로 쉽게 피로하지 않고 매사에 활력이 생겼다며 매우 즐겁게 생활하고 있습니다.

저와 아내는 친지나 이웃에게 라파성서요법을 알리고, 그들이 건강을 회복해 가는 모습을 지켜보며 큰 보람을 느끼고 있습니다. 황금수요법은 돈 한 푼 들이지 않고 예방, 치료가 가능한 최고의 건강법이라고 확신합니다. 라파성서요법을 알게 해 주신 하나님께 진심으로 감사드립니다.

위암·당뇨병·심장병·비염·치질을 고침 받고
● 문성일(남, 60세, 교회 담임목사)

할렐루야! 치료의 광선을 발하여 주신 주님을 찬양합니다.

저는 55년 세월을 건강 하나만을 자신하고 살아왔습니다. 그러던 어느 날부터 속이 편하지 않고 머리가 아프고, 그렇게 괴로운 시간을 보내게 되었습니다.

머리 염색만 해도 가려움 때문에 염색을 포기해야 할 정도로 몸이 허약하여 알레르기 체질로 괴로운 나날을 보내고 있었습니다. 이

병원, 저 약국에 가서 약을 수없이 많이 먹어 보았으나 한 때 임시조치일 뿐, 백약이 무효하였습니다. 그리고 변을 볼 때도 토끼 변과 같이 보고 또 뒤도 시원치 않을 뿐 아니라 출혈이 섞여 나오기도 했습니다. 그 동안 치질치료를 해 봐도 고치지 못하고 있던 중, 1997년 교통사고 이후 당뇨 때문에 수술도 못하게 되었습니다. 그리고 2002년 전국 교역자 연합 보험이 있어 기쁜 마음으로 보험계약을 했습니다. 2004년 5월에는 또 급성심근경색증으로 엎친 데 덮친 격으로 수술을 받았습니다.

또 오래 전부터 가래 같은 것을 뱉어 내고 속이 좋지 않아서 의료보험공단에서 시행하는 건강검진을 받게 되었습니다. 2005년 5월에 상주 모 종합병원에서 위 내시경 검사를 받은 결과, 청천벽력 같은 위암 선고를 받게 되었습니다.

담당의사 선생님께서는 위암이 악성이라서 빠른 속도로 확장될 수 있기 때문에 즉각 큰 병원에 가서 수술을 받으라고 권고했습니다. 그러나 저에게는 지병인 당뇨로 인해서 이러지도 저러지도 못하는 어려운 상태에 있었습니다.

그 때, 라파성서요법을 알게 되었습니다. 약을 쓰지 않고 하나님의 자연치유력으로 고칠 수 있겠다는 확신이 섰습니다. 하루 세 번씩 대체식을 복용하고 그 날부터 바로 요요법을 하기 시작했습니다. 6개월을 복용하면서 열심히 했었지만 눈에 띨 만한 큰 진전은 없었습니다.

또 다시 6개월 후 위 내시경 검사를 하였습니다. 담당의사 선생님은 수술이나 항암제를 하지 않았기 때문에 결과는 검사해 볼 것도 없이 위암이 악화되어 있을 것이라고 했습니다. 그런데 내시경 검사 결과, 암은 더 퍼지지 않았습니다.

저는 용기를 얻고 황금수요법과 통마늘을 구워서 먹는 일을 더욱 열심히 했었습니다. 그러던 어느 날부터 객혈하던 것도 멈추고 피곤이 사라지며 몸이 컨디션이 좋아지기 시작했습니다.

소화도 잘 되고 몸에서 힘이 났으며 얼굴도 좋아지기 시작했습니다. 암에 걸려서 병원에 가지 않고 수술도 하지 않고 약도 먹지 않은 채 대체식을 먹으며 20개월을 보내게 되었습니다. 그 결과, 지금은 300가까이 올라가던 혈당이 지금은 당뇨약을 먹지 않고도 140으로 잡히고 일을 아무리 해도 피곤치 않았습니다. 그동안 저를 그렇게도 괴롭히던 저혈당 현상도 사라졌습니다. 심심찮게 통증으로 나를 놀라게 하던 심근경색증, 비염, 치질도 없어졌습니다.

생명을 위협하던 위암이 깨끗이 고침 받았을 뿐 아니라 전에는 암으로 혈진이 얽혀 있었지만 지금은 피가 너무 맑아져 혈액 순환이 잘 되고 황금수요법을 병행함으로써 눈도 밝아지고 피부도 얼마나 좋아졌는지 모른답니다. 요마사지를 통해서 피부 알러지도 깨끗이 고치고 황금수요법으로 비염도 고침 받게 되었습니다. 금상첨화 격으로 저는 나이를 먹어가면서 머리가 많이 벗겨졌는데 지금은 머리숱이 많아져서 굉장히 젊어지게 되었습니다.

저는 목사입니다만은 이 모두가 라파 성서요법을 잘 따른 결과라고 확신합니다. 이 영광 하나님께 돌리며 모든 병에서 놓임을 받고 기뻐 뛰며 감사할 따름입니다.

과거에는 하룻밤에 오줌을 시간마다 보게 되어 요강을 머리맡에 대기시키기도 했었지만 이제는 밤에 한 번 정도로 소변을 보며 깊은 잠에 빠져 새벽을 너무 빨리 맞게 된답니다. 성경에 있는 천연 법칙을 지켜서 믿음으로 기도하고 꾸준히 한다는 것이 얼마나 소중한 것인가를 새삼 깨닫게 되었습니다.

당뇨

10년간 앓던 당뇨병 6달 복용에 뿌리가 빠져
● 이민우(남, 58세, 교회 집사)

할렐루야! 먼저 저를 당뇨병에서 해방시켜 주신 하나님께 감사와 영광을 돌려드립니다. 저는 부산의 당뇨 클리닉이 있는 한 종합병원에 근무하는 사람입니다.

현재 58세로 제가 당뇨병을 얻은 때는 10여 년쯤 전인 여름이었습니다.

당시 저는 나이 50에 들어서는 문턱에 서서 여러 가지 걱정이 많았습니다. 아직 끝나지 않은 세 아이의 교육 문제, 완전히 해결되지 않은 집 문제, 미래를 확신할 수 없는 나 자신의 장래 문제 등으로 인해 심한 스트레스를 받고 있었습니다. 이런 이중 삼중의 정신적인 스트레스는 인체에도 영향을 미쳐 당뇨병을 얻게 되었습니다.

어느 때부터인가 목이 심하게 마르고 수시로 많은 물을 먹게 되었습니다. 자연히 소변도 굉장히 자주 보게 되어 화장실에 들락거리는 횟수와 시간도 많아졌습니다. 그러는 사이에 몸은 점점 허약해져서 기운을 차릴 수가 없었습니다. 그리고 그보다 심각한 것은 매사에 의욕이 없어지고 어떤 것에도 흥미를 붙이지 못하는 증상이 나타난 것이었습니다. 이렇게 지내다가는 곧 아무것도 할 수 없게 될 것만 같았습니다.

제 건강에 이상이 생겼다는 것을 알게 된 가족들도 걱정으로 불안한 나날을 보냈습니다. 저 자신이 근무하는 곳이 이름만 대면 알 만한 큰 종합병원이었지만 선뜻 검사를 받아보고 싶은 마음은 생기지 않았습니다. 처음에는 별 병이 아니라고 생각했고, 나중에는 중병에 걸린 것은 아닌가 싶어 겁이 났기 때문이었습니다. 결국 나 자신을 위해서나 가족들을 위해서나 더 이상 방치할 수 없게 되었다는 판단이 들어서야 내과를 찾아가 검사를 받았습니다.

검사 결과는 당뇨병이었습니다. 그나마 인슐린 의존형 당뇨가 아니라는 것이 다행이었습니다. 저는 당뇨 클리닉 전문의사의 처방에 따라 '디아미크론'이란 알약과 '네타메진'이라는 캡슐약을 복용하면서 치료에 들어갔습니다. 그렇지만 겉으로 드러나는 증상만 좀 호전되었을 뿐 근본적인 병세에는 전혀 진전이 없었습니다.

생활이 넉넉하지 않다 보니 많은 치료비를 들이면서 제 병 치료에만 매달릴 수도 없었습니다. 그로 인해 저의 고민은 더욱 커졌고 자신도 모르는 사이에 병세는 점점 더 악화되어, 결국 제가 근무하는 병원에 입원을 하게 되었습니다. 당뇨 악화에 의한 합병증으로 폐결핵까지 생겨 여러 가지 치료를 병행하게 되었습니다. 매일 혈당검사를 하면서 식사량을 조절해 보기도 하고, 좋다는 식품들도 먹어 보았으나 별 효과가 없었습니다.

그 해 9월엔 당뇨로 인한 초자체 출혈이 있었습니다. 그로 인해 오른쪽 눈이 전혀 보이지 않아 안과에 입원하여 초자체 출혈 제거수술을 받았고, 얼마되지 아 또다시 왼쪽 눈까지 보이지 않게 되어 같은 수술을 받았습니다.

몇 번에 걸친 수술과 병의 악화로 인해 경제적인 것도 문제지만 심적으로 너무나 힘들고 지친 상태가 되었습니다.

세상사는 것 자체가 귀찮고 절망스럽기만 했던 저는 교회 성가대 봉사뿐 아니라 모든 활동을 포기하고 그냥 이대로 살다 죽자는 심정으로 지냈습니다.

그러던 중 미국에 이민 가 계시던 큰 형님께서 오랜 병환으로 고생하시다가 돌아가셨다는 소식을 들었습니다. 저는 '아하, 이제 다음 차례는 나로구나' 생각하고 죽음을 맞을 준비를 해야겠다는 생각으로 영정에 필요한 사진까지 준비해 놓기도 했습니다. 그러나 하나님은 아직은 저를 지상의 목자로 쓰실 생각이셨던 모양입니다.

저는 대체식을 충실하게 복용했습니다. 아침, 저녁으로 대체식을 복용했고, 점심은 종전대로 식사를 했습니다. 이렇게 한 달 정도 복용하는 중에 몸이 점점 좋아진다는 것이 느껴졌습니다.

혈당검사를 한 결과, 놀랍게도 그렇게 높았던 당뇨 수치가 정상으로, 어떤 때는 정상치 이하로 내려가기도 했습니다. 저는 혈당수치를 정상으로 올리기 위해 생고구마, 생밤, 과일 등을 간식으로 먹으면서 혈당을 조절하였습니다.

표정이 늘 어둡고 얼굴에 핏기가 없던 제가 대체식을 복용하면서부터는 혈색이 돌아오고 서서히 웃음을 찾게 되었습니다. 병원 사무실에서 제 얼굴을 보는 사람들마다 '얼굴이 훤해지셨습니다', '혈색이 좋습니다'라는 말을 자주 했습니다. 그러자 더 자신감이 생기고 곧 병세를 회복해서 건강을 되찾게 되었습니다.

몸과 마음이 건강해지자 병이 난 후 오랫동안 쉬었던 교회 성가대에서도 다시 봉사하기 시작했습니다.

지금은 금상첨화격으로 정력까지 회복되어 참으로 행복합니다.

저는 모든 것이 대체식과 라파성서요법 덕분이라고 생각합니다. 그 고마운 마음은 어떻게 말로 표현할 수가 없습니다.

끝으로 저처럼 당뇨로 고생하시는 많은 분들께 한 말씀 올리겠습니다. 당뇨병은 결코 불치의 병이 아닙니다. 우리 몸의 여러 가지 증상들 중의 하나일 뿐입니다. 희망과 용기를 가지고, 라파성서요법을 실천하게 되면 꼭 낫게 될 것입니다.

당뇨병도 고치고 간염항체도 생겨
● 나상수(남, 41세, 차량 사업)

회사에 지입 차량을 운영하는 사람입니다.

누구든 사업이라고 하면 술과 담배는 보통 사람보다 많이 하게 되지요. 저도 마찬가지로 그 동안 술과 담배를 많이 했습니다.

거기에다 피부 알레르기까지 겹쳐 늘 만성피로에 시달리고 혈색도 나빴습니다. 알레르기 체질로 늘 가려움에 시달려 저로서는 백방으로 약을 다 써 보았지만 별 효력이 없었습니다.

다른 약국에서 구입한 항히스타민제를 구해 복용하기 시작했습니다. 만병통치약처럼 몸에 와 닿았습니다. 그러나 저에게는 치명적인 병이 나타나고야 말았습니다. 저의 체중은 65kg에서 85kg으로 늘어났고 그 때문에 많이 먹게 되었습니다. 그랬더니 이번에는 췌장에 이상이 온 것이었습니다. 당뇨병 진단을 받았습니다.

여기에 술과 담배로 인해 알콜성 지방간에 혈중 콜레스테롤 치수 과다증으로 변했습니다. 몸은 만신창이가 되다시피 되었습니다. '아하, 나의 인생은 여기서 끝나나 보다' 체념하고 보니 오히려 담담했습니다.

병원에서의 일이었습니다. 담당의사의 말씀이 치료는 할 수 있어도 완치는 안 된다고 했습니다. 그 동안 병원생활을 하면서 이책 저책을 접하다 건강신문사 책을 본 순간 나의 눈은 집중이 되었습니다. '아하 여기다! 이번만큼은 확실히 치료를 해보자'하고 마음 먹었습니다.

그 길로 대체식을 가지고 와 복용을 한 후 나의 몸에 변화가 생기기 시작했습니다. 처음부터 비만인 저의 체중을 조절하게 되었습니다. 그랬더니 어지러움과 피부각질에 시달려야 했습니다. 2개월간의 고통이었습니다. 그 동안 체중은 70kg으로 감량됐고 피부는 각질이 벗겨져 나가기 시작했습니다. 3개월이 지나자 체중은 65kg으로 떨어졌고 피부의 각질도 없어졌습니다. 그렇게 저를 괴롭혀왔던 알레르기는 3개월 만에 사라졌습니다. 그러다 보니 당뇨도 많이 좋아지게 되었습니다. 병원에 가서 검사를 했더니 결과는 좋았습니다. 알콜성 지방간도 지방간으로 한등급 아래로 간염도 항체가 생겼다는 것이었습니다. 당뇨수치는 97이었습니다. 꾸준히 치료하면 되겠구나 생각했습니다.

4개월이 지나자 예전처럼 일을 하기 시작했습니다. 그렇게 피곤하게 느꼈던 몸이 일에 자신감이 넘쳤습니다. 오랫동안 지긋지긋한 알레르기도 별 반응이 없었습니다. 그러니 몸도 마음도 자연히 즐거움에 충만했습니다.

7개월이 지난 지금은 다른 사람이 나를 보고 지난 모습과 달라진 모습과 윤이 흐르는 저의 얼굴을 보고 놀라지 않는 사람이 없을 정도입니다.

당뇨병, 협심증, 부정맥, 전립선 비대증 모두를 고치고

● 김춘식(남, 75세, 초등학교 교장)

저는 현재 초등학교 교장으로 봉직하다가 정년이 되어 집에서 쉬고 있는 사람입니다.

오랜 기간동안 당뇨, 협심증, 전립선 비대증 환자로서 배뇨가 불편하고 통증이 심했으며 밤에도 몇 번이나 일어나고 불면증을 부채질하여 깊은 잠을 이루지 못하고 몸부림쳤습니다.

부정맥으로 가슴을 압박하여 호흡이 곤란한 때도 한 두 번이 아니었고, 앉았다 일어나면 어지러워 한참동안 벽을 잡고 서 있어야 정신을 차렸을 정도로 몸이 쇠약했었습니다. 당뇨병으로 인한 합병증으로 시력이 나빠져 독서도, TV 시청도 자제해야 했고, 악성 변비로 약이 아니면 배변이 불가능하여 약에 의존할 수 밖에 없는 극한 상황까지 이르게 되었습니다.

　이러고 보니 생활 전반에 활력을 찾을 수가 없고 오직 절망상태에서 약을 구해 여러 가지 투약을 해 보았으나 큰 효과를 보지 못했습니다. 제 사위를 통해 대체식을 먹게 되었습니다. 처음에는 하루에 3번씩 먹었습니다. 한달 한달 지나자 이상할 정도로 몸이 좋아지고 병이 없어지기 시작해서 인생을 새로 태어난 것 같은 기분이 들기도 했답니다.

　황금수요법도 겸했더니 급속도로 건강이 회복되어 혈당의 수치가 정상치에 가까워지고 부정맥도 없어져 맥박이 제대로 뛰고 가슴을 죄는 압박감도 없어졌습니다. 지금은 오랜 기간 나를 괴롭혔던 당뇨병, 협심증, 부정맥, 전립선 비대증이 씻은 듯이 사라지고 활기차고 희망적인 생활을 하고 있습니다. 이런 신기한 것을 나 같은 환자에게 권하고 소개하고 싶습니다.

당뇨병도 고치고 목회활동도 하고
● 이용훈(남, 65세, 목사)

저는 오래 전 부터 농촌교회에서 목회하는 목사입니다.

　당뇨병으로 고생하다가 성서에 있는 식이요법과 건강요법으로 대체식을 먹고 건강을 완전하게 회복하게 되었습니다. 사실 농촌교회의 어려움은 이루 다 말할 수가 없습니다. 하나님의 은혜로 열심히 목회를 하다 보니 본의 아니게 무리하게 되어 언제부터인가 기력이 빠지고 피로가 겹쳐서 종합병원에 가서 검사를 해 보았더니 당뇨병이라는 것이었습니다.

　불치병의 대명사라는 당뇨병을 만나고 보니 걱정이 되었습니다. 죽을 때까지 짊어지고 간다는 병이라는데, 어디 가서 병을 치료해 보아야겠다고 생각하고 기도하며 당뇨병을 잘 고치는 데를 수소문하게 되었습니다. 시력은 점점 더 나빠지는 것 같고 정력이 쇠잔해지고 매사에 의욕이 없어 날이 갈수록 더욱 걱정이 되었습니다.

　하나님께서 저에게 전파할 말씀과 타고 다닐 육신을 주셨는데 특히나 목회자의 건강은 더 없이 중요하지 않을 수 없습니다. 동료 목사 한 분은 당뇨병이 악화되어 굉장한 고생을 하고 있었는데, 그러다 보니 목회에 지장이 있어 많은 어려움을 당하고 있는 것을 알게 되었습니다. 목회자의 건강은 성도들의 사표가 될 뿐 아니라 당장 몸이 건강하지 못 하고는 목회를 제대로 할 수 없기 때문에 당뇨병이라는 것이 여간 불편한 것이 아니었습니다.

　대체식이 신기한 것은 계속해서 먹으면 먹을수록 피로가 없어지고 눈이 밝아지고 매사에 의욕이 생길 뿐 아니라 얼굴이 좋아지고 스테미너까지 젊은 사람 못지 않게 되다 보니 대체식이야 말로 하나님께서 특별히 먹는 자에게 주신 만나가 아닌가 생각이 되어 감사하기 짝이 없습니다. 지금은 당뇨병도 깨끗이 나았을 뿐 아니라 완전한 건강을 되찾아 활기찬 모습으로 목회를 할 수 있게 되었습니다.

　하나님께 영광을 돌립니다. 할렐루야!

당뇨, 고혈압, 비만까지 완치

눈도 좋아지고 정력도 회복돼

● 윤태영(남, 55세, 자영업)

저는 13년 동안 고혈압약을 장복하고 있었습니다. 특히, 비만을 고치려고 별의별 한약도 많이 복용했고 침도 맞았지만 별 효과가 없었습니다. 또 심장이 별로 좋지 않아서 좋아하는 등산도 제대로 할 수가 없었습니다.

대체식을 한 달분 가지고 와서도 처음에는 선뜻 용기가 나지 않아서 늦은 여름 휴가를 집사람과 1박2일 보내고, 9월 18일부터 본격적으로 아침에 대체식을 먹고, 또 감자 삶은 것 1개 먹고, 점심은 밥을 조금 먹고, 저녁은 역시 대체식과 감자를 먹고 하루 생수 한 되를 별탈없이 먹었는데 7일~8일쯤 경과하니 피곤하고 힘이 없고 어지럼증, 졸음이 쏟아지고 또 나른하고 잠이 자꾸 와서 오히려 활동하기가 힘이 들었습니다.

그런데 10일이 지나니 그 같은 모든 증상이 깨끗이 사라지고 정상인과 똑같이 생활할 수가 있었습니다.

20일을 경과하니 체중이 1kg 빠지기 시작했습니다. 마침 서울에 살고 계시던 작은 아버지상을 당해서도 역시 대체식과 물을 먹고 5일간 있으니까 2kg 빠졌는데 생각보다는 체중이 잘 빠지지 않았습니다. 크게 불편한 것이 없는 가운데 한 달이 지났습니다.

그런데 그때부터 이번에는 몸이 가려워서 미칠 지경이었습니다. 온 몸에 땀띠 같은 것이 생기고 온 몸이 홍조를 띠고 해서 목욕탕에 가면 피부병이라고 사람들이 외면을 할 정도였습니다. 이러는 사이 허리, 팔, 다리, 온 몸이 몸살 같이 쑤시고 아파서 미칠 지경이었습니다.

　이러는 중에 혈압도 내려가고 당뇨 수치가 점점 낮아지고 몸무게도 6개월 동안 12kg나 빠져 82kg 나가던 체중이 69kg까지 내려갔습니다. 게다가 허리도 40인치이던 것이 지금은 35인치나 되고 앞으로 체중도 67kg까지 낮추려고 노력할 생각입니다.

　지금은 날씬한 몸매이며 또 거친 피부가 이제는 고운 피부, 매끄러운 피부로 변하고 체질도 이제는 알카리 체질로 바뀌었습니다.

　저는 뱃살을 빼려고 그 동안 온갖 노력을 다했지만 실패를 했었는데 라파성서요법을 철저히 지킨 결과, 제 주위에서는 달라진 몸매를 보고 많은 사람들이 놀라고 있습니다.

　이제 저는 9개월정도 대체식을 먹는 동안 체질이 개선되고 이제는 20대 피부가 다 됐다고 농담을 할 정도이기도 합니다.

　이것뿐이 아닙니다.

　그 동안 눈도 멀리 보는 것을 잘 못보고 아주 작은 글씨도 못 봤는데, 야간 운전 중에는 안경을 끼지만 이제는 안경을 안 껴도 되고 잔 글씨도 볼 수 있으니 얼마나 좋습니까.

　정말 신기한 것은 예전에는 힘이 좀 없었는데 이제는 새롭게 힘이 살아나는 것을 느낄 수가 있다는 것입니다.

　지금은 한 10년은 더 젊어졌다는 자부심을 가지고 있습니다.

　저와 같이 비만, 고혈압으로 고생하시는 모든 분들께 라파성서요법을 권하고 싶습니다.

현대의학의 불치라던 당뇨병, 7개월 만에 완치

● 송선영(남, 68세, 여중교사)

　저는 여중에서 교편을 잡고 있던 중 당뇨병과 고혈압 때문에 학교를 퇴직해야 했습니다. 특히 당뇨병은 병원에서 치료받을 때 혈당수치가 심하면 400 가까이 오를 만큼 심각했습니다. 눈이 침침하고 어지러울 뿐 아니라 다리까지 저려 도저히 학생들을 가르칠 수 없었습니다. 병원과 보건소를 다니며 치료를 받았지만 별다른 차도가 없던 중 아는 사람으로부터 라파성서요법을 소개 받았습니다.

　그리고 하루 3번씩 대체식을 먹기 시작했습니다.

　대체식을 먹는 것 외에는 아무런 치료도 하지 않았는데 몸에 점점 활력이 생기고 혈색도 좋아지기 시작했습니다. 건강에 자신이 생기자 정말 내 건강이 좋아졌는지 확인하고 싶은 생각이 들었습니다. 아마 대체식을 먹기 시작한지 7개월쯤 지나서 였을 것입니다. 그래서 보건소에 가서 검진을 받았습니다. 그랬더니 놀랍게도 혈당수치가 98~102 사이를 오가는 정상이라는 것이 아니겠습니까?

　현대의학에서는 불치병이라던 당뇨병을 고작 7개월 만에, 그것도 간단하게 먹으면 되는 대체식으로 고친 것입니다. 병이 낫고 나니 정말 날아갈 것처럼 기쁘고 새로 생명을 얻은 것 같았습니다.

시력까지 앗아갈 뻔한 당뇨병, 10개월 만에 완치
● 최수지(여, 73세, 전직 전도사)

　오랫동안 심한 당뇨병으로 고생해 왔습니다. 한번은 혈당이 653까지 올라서 병원에 입원했었는데 성경책을 펼쳤더니 글자가 뿌옇기만 할 뿐 한자도 읽을 수가 없었습니다. 병원에서는 당뇨 합병증으로 망막에 이상이 생겼다고 하더군요. 이젠 성경책조차 읽지 못하는 신세가 되는구나 생각하니 기가 막혔습니다.

제 주변에도 당뇨병으로 소경이 된 사람이 있어서 그 고통이 어떤지 아주 잘 알고 있었기 때문입니다. 그러다가 문득 예전에 서울 한 교회에서 전도사로 일할 때 부흥사 목사님이 당뇨병으로 수십 년간 고생하시다가 돌아가셨던 기억이 떠올랐습니다.

그 사모님이 전도사였는데 병으로 인한 고통이라도 나눌까 싶어 전화를 드렸습니다. 그랬더니 전도사님이 반갑게 전화를 받으며 그렇지 않아도 예감이 이상해 저한테 전화를 계속 하고 있으나 연결이 되지 않더라고 했습니다. 그러면서 제게 당뇨병을 깨끗하게 고칠 수 있으니 라파성서요법을 실천하라며 알려 주셨습니다.

당뇨병에 걸리면 죽는 길 밖에 치료법이 없다고 생각했는데 깨끗이 고칠 수 있다니 믿어지지 않았습니다.

그래도 지푸라기라도 잡는 심정으로 실천하기로 했습니다. 그리고 대체식이라는 것을 먹기 시작했는데 첫날부터 효험이 나타나기 시작했습니다. 한 봉지를 먹고 집으로 돌아가는데 평소 그렇게 힘들어하던 지하도를 가뿐히 건널 수 있었습니다. 몸의 균형도 딱 잡히고 힘도 솟는 기분이 들더군요.

저는 당뇨병 진단을 받기 훨씬 전부터 이미 몸에 기운이 없고 어지럼증도 심했는데 지방간에 고지혈까지 있다는 얘기를 들었습니다. 저는 평소 하루라도 고기를 안 먹으면 안 되는 체질이어서 하루에 고기 500g은 먹어야 기운을 차릴 수 있었습니다. 어쩌다가 고기를 거르면 입에서 침이 질질 흐르고 속이 메스꺼워 견딜 수 없었지요. 그런데 대체식을 먹고부터는 고기를 먹고 싶다는 생각이 사라졌습니다.

대체식을 먹고 한 달쯤 후부터는 고기를 완전히 끊었는데 그래도 몸에 아무런 이상이 나타나지 않았습니다. 그리고 10개월 만에 병원에서 검사를 받았는데 수십 년간 저를 괴롭히던 당뇨병은 물론 지방간과 고지혈증까지 말끔히 나아 있었습니다.

그때부터 저는 대체식 전도사가 되었습니다. 저도 병을 고친 후부터 전도하는 마음으로 주변의 당뇨병 환자들에게 라파성서요법을 소개하고 있습니다.

대체식으로 당뇨병과 간질환 모두 완치
● 정태수(남, 51세, 회사원)

저는 교통사고로 부산대학병원에 4개월 간 입원한 일이 있었습니다. 그런데 퇴원 후 몸이 이상할 정도로 피곤하고 기운이 없었습니다. 처음에는 교통사고 후유증이려니 여기고 대수롭지 않게 생각했는데 물을 아무리 많이 마셔도 갈증이 가시지 않고 만사가 귀찮고 짜증스러워지니까 뭔가 다른 병이 있는 것은 아닌지 의심스러웠습니다.

그런데 다음 해 7월, 2년에 한번씩 받는 의료보험 정기종합검진 결과 혈당수치가 280이나 되는 당뇨환자로 판정됐습니다. 또 간기능 검사결과 G.O.T수치가 150으로 간기능도 많이 떨어진 사실도 확인했습니다.

교통사고로 입원했을 때 의사 선생님이 일시적으로 혈당이 높으니 혈당수치가 떨어지면 수술을 하자고 하셨는데 교통사고 이전에는 당뇨병이 없었으므로 그저 일시적인 것으로 여겼습니다. 그런데 당뇨병환자로 판정된 것입니다.

이후 저는 한의원에서 한약으로 조제한 당뇨약과 병원에서 지어준 혈당강하제를 복용하기 시작했습니다. 그런데 약을 복용하면 식전 혈당수치가 110~130으로 정상수치를 유지하다가 약을 먹지 않고 20여 일이 흐른 후 혈당을 재어보면 다시 200 내외로 높아지곤 했습니다.

결국 혈당강하제나 한의원의 당뇨약 모두 치료효과가 없는 것이었습니다. 저처럼 당뇨병 환자인 친구에게 물었더니 친구가 당뇨병은 평생 당뇨약을 먹으며 혈당수치를 적정한 수준으로 관리하며 사는 병이라고 했습니다. 그리고 현대의학으로는 절대로 완치할 수 없다고 설명해 주더군요.

저는 당뇨병도 약만 먹으면 고칠 수 있다고 믿었기 때문에 친구의 설명에 크게 낙심하고 아예 체념상태에 빠졌습니다. 그런데 어느 날, 우연히 라파성서요법을 알게 되었습니다. 잘못된 식생활을 고치면 당뇨와 간질환 등은 물론 몸에 있는 모든 병을 근본적으로 치유할 수 있다고 했습니다. 그리고 병원약과 달리 계속 복용하거나 많이 복용해도 부작용이 없다고 했습니다.

평소 당뇨약을 복용하며 독한 약 때문에 몸이 더 망가지는 것은 아닌지 염려스러웠기 때문에 부작용이 없다는 말에 저는 안심하고 대체식을 복용하기 시작했습니다. 매끼 식사 전에 대체식을 먹으면서 식사량을 줄이는 방법이었습니다.

대체식을 복용한 후 가장 먼저 나타난 효과가 머리의 비듬이 없어지고 5~6개나 되던 겨드랑이의 검은 반점이 사라진 것이었습니다. 그리고 몇 달 후 병원에서 더 이상 당뇨병 환자도 아니며 간도 정상이라는 판정을 받았습니다. 정말 꿈만 같고 믿어지지 않았습니다. 그렇지만 건강을 되찾은 제 몸이 대체식의 효능을 증명하고 있습니다.

저처럼 당뇨병으로 고생하고 있는 모든 분들에게 당뇨병은 결코 불치병이 아니라는 사실을 알리고 싶습니다.

당뇨병에 합병증까지 100% 완치
● 이수미(여, 64세, 교회 집사)

저는 지난 13년 간 당뇨병을 앓으며 몸에 좋다는 약은 다 먹어보았지만 별다른 차도가 보이지 않았습니다. 항상 갈증이 나고 조금만 활동을 해도 피로가 몰려 왔으며 음식을 먹어도 이내 배가 고파 자주 과식을 하게 되었습니다. 설상가상으로 합병증인 관절염까지 겹쳤고, 눈에는 망막증이 생겨 한 쪽 눈이 거의 실명의 위기에 놓여 있었습니다.

취미로 등산을 즐기는 편이어서 가끔 산에 오르곤 했는데, 그때마다 다리의 마디 마디가 쑤시고 살갗이 아파 밤에 자다가도 깰 정도였습니다. 그러던 어느날 우연히 라파성서요법을 알게 되었습니다.

지금 저는 매우 건강한 상태입니다. 한 쪽 눈이 실명 위기에 놓일 만큼 두 눈 모두 안 좋은 상태였지만 차츰 좋아지기 시작해 나머지 한 쪽 눈은 완전히 회복되었습니다. 혈당 또한 정상으로 돌아왔고, 피곤을 전혀 느끼지 않으며 등산도 마음껏 즐기고 있습니다. 뿐만 아니라 피부에 윤기가 흐르고 부드러워져 나이보다 훨씬 젊어 보인다는 얘기를 많이 듣습니다. 이 모든 것이 하나님 덕택으로 생각하고 항상 감사하게 생활하고 있습니다.

고혈압

중풍, 고혈압 30일만에 정상으로
● 박상천(남, 68세, 교회 담임목사)

현재 교회에 시무하는 목사입니다.

저는 지난 9월 25일 중풍, 즉 고혈압으로 정신을 잃고 쓰러졌습니다.

눈을 떠보니 종합병원 응급실이었는데 눈이 초점 없이 흐트러져 앞이 잘 보이지 않았습니다.

입은 찌그러지고 말을 하려고 해도 안 나오고 이미 혀가 굳어져 있었습니다. 일어나 소변을 보기 위해 화장실에 가려고 하니 발이 마음대로 움직이지 않고 비틀비틀하여 바로 걸을 수도 없었습니다. 중환자가 되고 만 것입니다.

혈압은 230:160, 완전 고혈압 환자가 되고 말았습니다.

병원측에서는 CT촬영, MRI촬영, 혈류검사, 초음파 검사를 연이어 했습니다.

고혈압은 오래 가는 병이라고 해서 우선 집에서 다니기로 하고 퇴원을 했습니다. 퇴원수속을 마친 후 집으로 오는 길에 교회의 집사님이 대체식을 소개하면서 라파성서요법을 알려주었습니다.

그 후 집사님은 대체식을 먹으라고 권해 주셨습니다. 혈압은 하루가 다르게 내려가서 20일째 되는 날 혈압이 210 : 75, 30일째는 115 : 72로 정상이 되었습니다. 또 굳었던 혀가 풀리기 시작, 지금은 설교도 하고 찬송도 우렁차게 부르게 되었습니다.

눈의 초점도 마치 언제 그랬냐는 듯이 정상으로 돌아왔습니다. 지금은 조깅코스가 3km나 되며 100개의 계단을 단숨에 오르내리는 등 아주 건강한 몸이 되었습니다.

이 놀라운 기적과 같은 사실을 만천하에 알려서 수많은 생활습관병으로 고생하는 분들에게 기쁨을 주고 싶습니다.

극심한 기관지 천식, 고혈압, 성생활까지 좋아져
● 허태민(남, 67세, 교회 담임목사)

목포에서 배로 2시간 정도 들어오면 작은 섬이 있습니다.

저는 그 곳 주민 20여 명과 함께 낮에는 농사를 지으며 살고 있는데, 아직 문명의 혜택이 완전하지 않아 밤 11시면 모든 전기가 끊길 뿐 아니라 의료시설도 턱없이 부족한 상태입니다.

그래서 라파성서요법과의 만남은 제게 더 큰 의미가 되고 있습니다. 대체식과 황금수요법은 결과적으로 비용이 적게 들고 가난한 사람들도 쉽게 병을 치유할 수 있게 되었으며, 무엇보다 효과가 빠르고 우수해 많은 사람들에게 새 생명을 얻은 듯한 기쁨을 주고 있습니다.

저는 오래 전부터 기관지 천식을 앓아온 사람입니다. 전국의 용하다는 병원, 한의원을 다 찾아다녔는데, 가는 곳마다 치료가 어렵겠다는 진단을 내릴 뿐이었습니다. 그 와중에도 천식에 좋다면 무엇이든 다 먹어 보았지만 별다른 효과를 보지 못했습니다. 그러던 중 라파성서요법을 알게 되었습니다. 그 당시는 대체식과 오줌을 마셔서 질병을 치유한다는 것이 믿어지지 않았습니다.

그러나 아내와 저는 바로 실천에 들어갔습니다. 저는 작년 6월 25일부터 하루에 4컵~6컵 정도, 아내(이정자, 61세)는 7월 2일부터 2컵~3컵씩 꾸준히 오줌을 마시기 시작했습니다.

아내는 지난 27여년 동안 고혈압을 앓으며 항상 혈압약을 달고 살았습니다. 평상시에도 혈압이 240을 넘었는데, 황금수요법을 실천한 지 3~4개월 만에 혈압이 정상으로 돌아와 더 이상 혈압 약을 먹지 않아도 될 만큼 건강해졌습니다.

그리고 20여년 전, 자궁의 혹을 제거하기 위해 서울의 모병원에서 수술을 받은 적이 있었습니다. 그 이후로 어떤 이유에서인지 성욕이 급격히 줄어들고 즐거움을 느끼지 못해 15년 이상 만족스러운 성생활을 하지 못했습니다. 그런데 라파성서요법을 한 이후로 나이에 맞지 않을 만큼 성욕이 왕성해지고 절정에도 쉽게 오르는 등 모든 면에서 활력이 넘쳤습니다. 또한 무릎 관절이 약해서 밭에서 일을 하기가 어려웠는데, 대체식을 먹고 오줌을 마시고 오줌습포를 해준 후로는 빠른 속도로 호전되었습니다.

예전에는 자주 피곤해하고 이런 저런 잔병치레도 많았는데, 그건 증상까지 말끔히 해소된 것입니다.

저의 경우도 마찬가지입니다. 예전에는 숨이 차서 흡입기를 항상 가지고 다녀야 했고, 좋아하는 등산도 엄두를 내지 못했는데 라파성서요법을 시작한 후로는 뛰어다녀도 될 만큼 증상이 호전되었습니다.

정확히 지난해 12월 5일부터 천식약을 끊었습니다. 그 이후 극심한 추위로 목감기에 걸려 약간의 호전반응도 경험했지만, 이내 건강을 되찾았습니다. 여러 의사들의 소견처럼 치료가 불가능하다고 생각했던 저로서는 참으로 기적적인 일을 경험한 것입니다.

또 하나, 저는 오줌을 마시는데 그치지 않고 오줌으로 눈을 씻고, 이를 닦고, 세수를 했습니다. 그 후 제 나이에 걸맞지 않을 만큼 눈이 맑아지고, 치아가 튼튼해지고, 피부도 몰라보게 부드러워졌습니다. 제 아내도 마찬가지 효과를 보았습니다.

지금 저희 부부는 이렇게 훌륭한 영약을 지금에라도 만나게 된 것을 모두 하나님의 은총으로 생각하고 항상 감사하면서 살고 있습니다. 아울러 이러한 은총을 알리기 위해 목사님들, 신도들, 그리고 이웃 주민들에게 라파성서요법 책을 선물하면서 그 탁월한 효과를 알리는 데 힘쓰고 있습니다.

간질환

3개월을 넘기지 못한다던
B형 간염, 간경화, 기미, 당뇨병 완치

● 정수희(여, 56세, 가정주부)

저는 부산 영도에 있는 H교회 교인으로서 몇 년 전에 모 조합 병원에서 제왕절개 수술을 하면서 피가 모자라 수혈을 받은 일이 있습니다. 그로 인해 B형 간염, 간경화, 기미, 당뇨병과 합병증으로 황달이 오고 그것이 더 진행되어 이른바 흑달이 되어 얼굴은 기미가 끼고 초췌하기 짝이 없었으며 뼈만 앙상히 남은 처참한 몰골이 되어 부산 시내의 크고 작은 병원을 몇 번인가 드나들면서 치료를 받아 보았지만 가는 곳마다 3개월을 더 살지 못한다고 했습니다.

그렇게 하다 보니 제 몸은 만신창이가 되었으며 몸은 늘 피곤하여 병원에서 주는 약을 먹고 있었으나, 그 동안 몇 차례 걸쳐서 쓰러지기도 했으며, 온 몸이 부어올라 손가락으로 다리를 눌러보면 심할 때는 손가락 자국이 들어가 나오지 않을 지경이 되기도 했습니다.

부기 빠지는 약을 먹고 밤새도록 화장실을 들락거리다가 화장실에서 넘어지기도 했습니다. 그런 생활이 몇 년 되다 보니 걷지를 못했으며 흰 눈동자는 밤색으로 변하고 밤이면 오른쪽 가슴 밑의 통증으로 잠을 잘 수 없었습니다. 손으로 만져보면 딱딱하게 굳어진 간이 손에 잡혀 제 자신이 알아보게 될 정도였습니다.

우연한 기회에 대체식을 먹게 된 것이 오늘의 건강과 불 난치병의 완치를 얻게 되었습니다. 정말 놀라운 일이었습니다. 한달 한달 대체식을 먹을 때마다 병이 호전되고 몸에서 기운이 나는 것이 정말 신기했습니다. 흑달, 황달이 빠지고 빠졌던 머리가 나며 피부가 좋아질 뿐 아니라, 60을 바라보는 나이인데도 정말 바지를 입고 나가면 처녀같이 젊어졌다고 칭찬하는 소리를 들을 때는 날아갈 듯 기분이 좋답니다.

TV에 아픈 사람들의 고통스런 모습을 볼 때마다 불과 1년 전 고통 속에서 헤매고 있던 저의 처참한 모습을 생각하면서, 라파성서요법을 실천하면 나을 텐데….' 하면서 안타까운 마음을 금치 못했습니다.

대체식을 먹고 적당한 운동과 편안한 마음으로 무리하지 말며, 성경대로 살면 모든 불 난치병이 나을 뿐 아니라 남은 생애는 틀림없이 무병장수 할 수 있다는 것을 깨달았습니다.

이 시간도 질병으로 고통받는 형제 자매 여러분들에게 말씀드립니다. 하나님이 주신 귀한 생명과 건강을 헛되이 버리지 마시고 라파성서요법으로 영육간에 강건한 복을 누리시길 주의 이름으로 기원 드립니다.

비만

비만과 지독한 변비에서 해방
● 문희정(여, 41세, 가정주부)

저는 신장 157cm의 자그마한 체격을 가진 여성입니다. 그런데 둘째 아이를 낳고 몸무게가 57kg에서 좀처럼 빠지지 않아 옷을 입을 때마다 허리가 굵어 고민이었습니다. 그러던 중 어느 날 남편이 대체식을 소개해 처음 접하게 됐습니다.

일단 아침 식사 대용식으로 먹어보자고 결심하고 실행에 옮겼는데 비위에 맞지 않아 소화를 시키지 못해 한동안은 몹시 고생스러웠습니다. 그때마다 남편은 제 결심이 흔들리는 것을 염려해 꾸준히 먹어 보라고 격려를 아끼지 않으며 제게 용기를 주었습니다. 남편의 따뜻한 응원에 힘입어 하는 수 없이 한 5일 정도를 먹은 후 5일을 쉬고, 또 다시 시작해 5일을 먹으면 3일을 쉬고, 하는 식으로 포기하지 않을 정도의 시도를 하며 지냈습니다.

남편은 그런 제가 안쓰러웠던지 체질만 개선하면 곧 속이 편안해질 것이라고 다독여 주었습니다.

어느덧 3개월이 지났는데 체중이 정확히 4kg이나 감량 돼 있었습니다. 그 후 2개월이 지나고 거기서 3kg이 더 줄었습니다.

몇 달 새에 7kg이 빠지고 나니 몸이 새털처럼 가볍고, 기분도 좋아져 하루 하루가 즐거움의 연속이었습니다.

요즘 주위에서는 예전과 달라진 제 모습을 보고 많은 사람들이 놀라고 있습니다. 그리고는 이렇게 물어옵니다.

"어디 아픈 거 아니에요?"

그러면 저는 당당하게 대답하곤 합니다.

"아니오. 대체식을 먹고 일부러 살을 뺀 거예요."

사람들은 생기 넘치는 제 얼굴에서 전에는 볼 수 없었던 자신감까지 느껴진다고 합니다. 대체식의 효능은 그 뿐 만이 아니었습니다. 만병의 근원이라 불리우는 변비까지 몰아내 몸이 한층 가뿐해졌습니다. 일주일에 한번 화장실에 갈 정도로 지독한 변비에 시달렸던 저는 요즘 숙변까지 사라지고 아랫배가 쏙 들어가 기쁨이 두 배로 늘었습니다.

음식도 마음껏 먹지 못하며 늘 의기소침해 있던 제 모습은 이제 온데 간데 없이 사라지고 지금은 자신감 넘치는 당당하고 건강하고 행복한 삶을 살고 있습니다.

다이어트, 기적 같은 성공, 3개월 만에 14kg 빠졌다
● 이선미(여, 46세, 기도원 집사)

저는 47세 된 가정주부로, 그 동안 늘 고민거리였던 비만을 치료했습니다. 저는 몸무게 최고 81kg까지도 간 적이 있는 전형적인 비만 체질입니다. 게다가 한참 살이 찔 때는 온몸에 안 아픈 곳이 없었습니다.

체중이 워낙 많이 나가다 보니 계단을 서너 개만 올라가도 숨이 턱에까지 차오르고, 가까운 시장에만 다녀와도 다리와 무릎이 아파서 저녁에는 다리를 주물러 줘야 잠을 잘 수 있었습니다. 체중 때문에 다리에 무리가 간 것입니다. 그러다 보니 서 있는 것도 걸어 다니는 것도 점점 더 힘들게 되었습니다.

그뿐 아니라 위궤양과 십이지장궤양까지 겹쳐 음식을 먹을 때마다 고통스러웠습니다. 궤양 때문에 먹는 것은 너무나 힘이 드는데도 살은 자꾸 찌니 정말 어떤 행동을 취해야 할지 알 수가 없었습니다. 이 모든 것이 비만 체질에서 오는 것 같아 타고난 체질이 원망스럽기만 했습니다. 그런데 다행스럽게도 이웃에서 라파성서요법 이야기를 해 주었습니다.

저는 과연 라파성서요법과 대체식으로 살이 빠지고 속병까지 다 나을 수 있을까 하는 의문이 들기도 했지만 저는 일단 열심히 대체식을 먹었습니다.

처음에는 하루에 세 번씩 먹되 저녁엔 밥을 먹지 않고 한 달 동안 복용을 했습니다. 그랬더니 한 달 만에 몸무게가 서서히 빠지기 시작하면서 만성피로감이 없어졌습니다. 복용한 지 3개월이 지나자 몸무게가 14kg이 빠졌고, 현재는 67kg을 계속 유지하고 있습니다. 신기한 것은 한번 살이 빠지니, 밥을 양껏 먹을 수 있으니 얼마나 좋은지 모릅니다.

저는 다이어트에 성공했을 뿐만 아니라 몸도 아주 건강해졌습니다. 살을 억지로 빼지도 않았고 무리하게 다이어트를 하지도 않았기 때문에 건강한 상태를 빨리 회복하고 유지할 수 있는 것 같습니다. 주위에서는 달라진 제 몸매를 보고 많은 사람들이 놀라고 있습니다. 이제는 웬만큼 걷는다고 다리가 아프거나 저리지 않습니다.

위장 질환도 없어져서 음식도 마음놓고 먹을 수 있습니다. 남들이 보기에는 그저 일상적인 일 같지만 비만과 궤양 때문에 고생을 한 저로서는 다른 사람이 상상하는 것 이상으로 즐겁고 기쁩니다.

기타

기억력과 집중력 높아져 학교 성적 월등히 향상
● 허민지(여, 17세, 여고 1학년)

저는 여고 1학년에 재학중인 여고생입니다.

어려서부터 내성적인 성격으로 남 앞에 나서는 것을 아주 싫어했습니다. 그리고 공부에도 별로 취미를 붙이지 못했습니다. 무엇보다도 집중력이 떨어져서 오랫동안 책을 들여다보고 있어도 머릿속에 들어오는 것이 많지 않았습니다. 대부분의 시간을 딴 생각을 하기 때문이었습니다. 그래서 책상에 앉아 있는 시간은 많은데도 성적에는 별로 효과가 나타나지 않았습니다.

고등학교에 올라와서는 반에서 중간 정도 성적을 유지하는 데 그쳤습니다. 앞으로 대학을 갈 생각을 하니 저도 걱정이 많이 되었고, 아버지도 걱정을 많이 하셨습니다. 꼭 원하는 대학에 가고 싶지만 그러려면 성적을 많이 올려야 했습니다.

그렇다고 집중력이 갑자기 향상되는 것도 아니라 한꺼번에 성적이 좋아지게 할 수도 없었습니다. 그래서 공부를 하면서도 늘 불안하기만 했었는데 나중에는 식구들이 알 정도로 정서 불안 증세가 나타났습니다. 그러던 어느 날, 저 때문에 걱정을 많이 하시던 아버지께서 라파성서요법과 대체식을 소개해주셨습니다. 라파성서요법을 실천하고 대체식을 먹으면 심신이 건강해지고 집중력이 생긴다는 것이었습니다.

대체식은 약이라는 느낌이 전혀 없어서 먹기가 좋았습니다. 처음에는 하루에 한 두 번 정도를 먹었는데, 얼마 동안 먹고 나니 몸과 마음이 달라지기 시작하는 것이 느껴졌습니다.

전에는 공부를 할 때마다 불안해서 그런지 기운이 하나도 없었는데 점점 몸에 기운이 솟으면서 마음이 편안해졌습니다. 그리고 책을 볼 때마다 집중이 안되고 마음이 편안해졌습니다. 그리고 책을 볼 때마다 집중이 안되고 마음이 흐트러지는 현상이 없어지면서 정서적으로 안정이 되었습니다. 그래서 하루에 한두 번씩 먹던 대체식을 밥을 먹듯이 하루 세 번씩 규칙적으로 먹었습니다.

저녁에 집에서 공부를 할 때에 책을 펴면 정신이 다시 맑아지고 기억력이 현저하게 좋아지는 것 같았습니다. 건강이 좋아지고 마음이 현저하게 좋아지는 것 같았습니다. 자연히 성적도 조금씩 올라갔습니다.

전에는 아침에 눈이 잘 안 떠지고 일찍 일어나기가 힘들었는데 대체식을 먹고부터는 아침 일찍 일어나는 데에 문제가 없었습니다. 아침에 일찍 일어나니 기분도 상쾌하고 공부하는 시간도 길어졌습니다. 시험을 칠 때마다 성적이 올라가자 정말 신이 났습니다. 올라가는 것도 한 달 만에 평균 18등에서 9등으로 쑥 올라 신기하기도 했습니다. 결과가 좋게 나타나자 공부에 대한 의욕이 치솟고 가속이 붙었습니다.

처음 아버지의 권유를 받았을 때만 해도 이렇게 되리라고는 믿지 않았었습니다. 그렇지만 이렇게 성적이 월등히 많이 오르고 보니 라파성서요법과 대체식이 아무래도 성적을 올리는 공부 잘 하는 비법이라는 생각이 듭니다.

대체식은 내가 먹고 임신은 아내가 하고

● 박민혁(남, 33세, 유학생)

저는 일본 향천香川 대학에서 조교로 근무하는 결혼을 한 유학생입니다. 결혼을 하고 일본으로 유학을 온 저희 부부는 딸아이 하나를 둔 이후로 6년이 지나도록 아이가 없었습니다.

한국에 계시는 저희 부모님들께서는 큰 걱정을 하셨습니다. 다른 식구들과 여러 가지 의논 끝에 어머니께서 대체식을 일본으로 보내 왔습니다. 저는 처음에는 보약 정도로만 알고 어머님이 보내 주신 대체식을 먹어 보았습니다. 복용 방법도 번거롭지 않아서 하루에 3번씩 밥 먹기 전에 물에 타서 마셨습니다. 맛도 좋고 먹기도 좋았습니다.

한 달 가량 먹고 나니 밤 늦게까지 공부를 해도 피로한 것이 없어지고, 기분이 좋고 기억력이 좋아지는 것 같았습니다. 그래서 저는 전보다도 더 늦게까지 공부를 하기도 했습니다.

저는 사실 이 대학에서 학위를 받고 조교로 있으면서 교수직을 목표로 하고 있기 때문에, 남들보다도 더욱 열심히 공부하지 않으면 안되었습니다. 그러다 보니 몸도 피곤하고, 시간도 없고 해서 아내 곁에 갈 일이 없었습니다. 그런데 대체식을 두 달째 먹고부터는 공부를 하고도 몸이 힘이 남아 도는 것 같은 느낌을 가졌습니다.

그러던 어느 날 아내로부터 입덧을 하는 것 같다는 말을 듣고 인근 병원에 가서 진찰을 받아보았습니다. 뜻밖에도 의사 선생님은 '임신'이라고 했습니다. 저는 제가 먹고 있는 대체식이 단순한 보약인 줄만 알고 있었기 때문에 아내가 임신을 하게 되리라고는 생각지도 못했었습니다.

한국에 계시는 양가 부모님들에게 임신 소식을 전했더니 어머니께서 크게 기뻐하셨습니다. 그리고 사실은 오래도록 아이가 없는 것이 걱정이 되어 대체식을 보냈다는 말씀을 하셨습니다. 그리고 이제는 아내도 같이 먹으면 좋다고 해서 같이 먹고 있습니다. 저희 부부가 아이를 낳지 못했던 구체적 이유가 무엇인지 모르겠으나 어쨌든 이 대체식을 먹고 임신을 했으니 신기하지 않을 수 없었습니다.

저희들이 둘째 아이를 가질 수 있게끔 대체식을 보내 주신 부모님께 고마운 정을 보내 드립니다.

위궤양, 식도염, 대장염, 변비 3개월 만에 호전
● 조민수(여, 51세 가정주부)

언제부터인가 주위 사람들에게 아기 피부 같다는 소리를 듣곤 합니다. 50이 넘은 나이지만 피부가 좋다는 말을 들으면 항상 기분이 좋습니다.

이웃 분의 권유로 라파성서요법을 알게 되었습니다. 그후 대체식과 황금수요법을 작년 1월부터 하게 되었는데, 그때부터 피부에 윤기가 흐른다는 것을 느꼈습니다. 뿐만 아니라 시간을 거꾸로 되돌린 것처럼 더 젊어지고 활력이 넘쳤습니다. 무엇보다 이 병원 저 병원 전전하며 오랫동안 고생해온 질병들이 빠르게 회복되고 있었습니다.

항상 위가 쓰리고 대변에 피나 점액이 섞여 나오는가 하면 간헐적인 복통과 대변이 마려운 느낌이 자주 들고 때로는 대변을 본 후에도 덜 본 것 같은 증상이 오랫동안 지속돼 왔는데, 매일 아침마다 오줌을 마신 후부터는 위궤양, 식도염, 대장염, 변비 증세가 크게 호전되고 있었습니다. 실제로 3개월 정도가 지나자 더 이상 병원에 가거나 약을 복용할 필요가 없었습니다.

몸이 날아갈 듯이 가벼워졌고 극심한 변비 증세와 치질까지 놀라울 만큼 좋아졌습니다. 제게는 호전반응도 오지 않아 비교적 수월하게 건강을 되찾을 수 있었습니다.

예전에는 속이 쓰려 커피도 못 마시고 밥도 조금씩 먹어야 했는데, 이제는 기력을 완전히 찾았음은 물론이고 지병처럼 괴롭히던 증상들이 호전되어 무엇이든 마음껏 먹을 수 있게 되었습니다. 이제는 전에 꿈도 못 꿨던 술을 마시기도 한답니다. 이렇게 효과가 탁월한 라파성서요법을 진작 알지 못한 것이 안타까울 뿐입니다. 앞으로도 더 열심히 실천해서 건강한 생활을 하고자 합니다.

제가 경험한 사례를 말씀드리면 대부분의 사람들이 놀라워하며 호기심을 갖기도 하지만 오줌에 대한 선입견 때문에 여전히 망설이는 분이 많습니다. 되도록 많은 분들이 라파성서요법으로 건강을 회복하게 되시기를 바라는 마음 간절합니다.

질병예방 효과 탁월한 대체식
150개 나라 동료 선교사들에게 권한다
● 임창진(여, 아프리카 선교사)

저는 우간다에 주재하는 선교사입니다. 지난 1년간 매월 한번씩 한국을 방문해 초과화물요금 over charge 을 물면서까지 우간다로 가져온 대체식을 먹고 난 후 건강이 확실히 좋아져서 이 기쁜 소식을 전하고자 합니다.

저처럼 아프리카 오지에서 선교활동을 하는 사람들은 대부분 텐트생활을 해야 합니다. 대체식의 가장 큰 장점은 바로 휴대가 간편하다는 것이지요. 주방도구를 따로 마련할 필요없이 대체식을 복용하는 것만으로 한끼 식사가 간단하게 해결됩니다.

선교활동에 바빠 식사를 거르는 일이 잦은데 저는 대체식 덕분에 아무런 어려움이 없었습니다. 필요한 영양소가 고루 들어 있기 때문에 다른 음식을 보충해야 할 필요도 없었고 속도 아주 편했습니다. 또 음식물을 통해 전염되는 말라리아나 다른 전염성 질병에 걸릴 염려도 없을 뿐 아니라 면역력이 증가돼 말라리아에 걸려도 39~40도까지 오르는 고열 증상없이 쉽게 치료가 되곤 했습니다.

위생상태가 좋지 못한 오지에서 생활해야 하는 선교사들 대부분은 말라리아와 같은 질병을 예방하기 위해 잦은 투약을 하게 됩니다. 이 때문에 면역력이 저하돼 심각한 질병에 시달리는 선교사들이 많은 형편입니다. 따라서 저는 세계 150개국의 동료 선교사들에게도 이 대체식을 적극 권하고 싶습니다. 당장 몸에 병이 없어도 대체식을 복용하는 것으로 열악한 식생활을 개선할 수 있을 뿐 아니라 질병 예방 효과가 탁월하기 때문입니다.

당뇨병, C형 간염 완치

● 김경미(여, 55세 아마 배드민턴 선수)

저는 가정주부로 비교적 여유 있게 살면서 건강 생활을 잘 해오고 있었습니다. 운동에 소질이 있어서 아마추어로 배드민턴을 매일 같이 하고 있었습니다. 그런데 무리를 해서 그런지 2년 전 어느날 몸에 힘이 없고 피곤하여 건강에 이상이 있는 것을 느끼게 되었습니다. 겁이 나서 병원에 가 진찰을 해 보았더니 난데없이 당뇨병에 C형간염이 있어 건강이 매우 좋지 않다는 것이었습니다. 현대의학에서는 간이 나쁘면 의술이나 약으로도 고칠 수가 없음을 알고 걱정이 태산 같았습니다.

그때 어느 날인가 신문을 보니 코미디언이신 최용순씨가 당뇨병으로 서울의 을지병원에 입원해 있다가 다리를 끊고 사망했다는 기사를 보았습니다. 그 때 라파성서요법을 듣고 대체식으로 좋은 오줌을 만들어 먹기 시작했습니다.

시작한지 얼마 되지 않았는데 신기하게도 피로가 없어지고 몸에서 힘이 나고 얼굴이 좋아 지면서 시합을 3~4게임 연속으로 해도 피곤이 없고 힘이 치솟았습니다. 해외 시합을 가도 다른 선수를 하고는 다르게 원기가 왕성하여 우승도 하고 보니 감독 선생님이나 주위 분들이 "너는 무엇을 먹었길래 그렇게 힘이 세냐."하는 인사를 듣게 되었습니다.

병원에 가서 진찰을 받아 보았더니 혈당이 400까지 올라 갔던 것이 130으로 정상이 되고 눈도 더 밝아졌을 뿐 아니라 C형간염과 함께 모든 병이 깨끗이 나았다는 것 이었습니다.

병이라는 것이 평소 내가 식·생활을 잘 못 한 데서 온다는 것을 알았고, 대체식과 더불어 식·생활을 바로 잡아 이제 내 인생이 건강하고 행복하게 된 것을 고맙게 생각합니다. 정말 대체식을 사는 날 동안 평생토록 먹고 싶은 심정입니다.

운동

쉬는 것은 육체를 녹슬게 하는 것이며, 녹이 슨다는 것은 쇠퇴와 파멸을 의미하는 것이다. 다시 말하면 활동은 삶이요, 정체는 죽음이라는 뜻이다.

근육은 사용하지 않으면 결국 못쓰게 되고 만다. 근육을 튼튼하게, 강하게, 탄력있게, 젊게 유지하기 위해서는 계속해서 사용해야 한다.

활동은 삶의 법칙이며, 건강의 법칙이다. 신체의 모든 기관은 제각기 특수한 임무를 지니고 있으며, 이들의 임무 수행 여하에 따라서 신체의 발달과 힘이 결정된다. 육체를 사용함으로써 인내와 힘과 활력을 얻게 된다.

매일 운동을 하면 혈액의 순환이 빨라지고 고르게 되지만, 게으르면 혈액이 자유롭게 순환되지 않는다. 삶과 건강에 활력을 주지 못하여 근육도 시들어 버린다. 따라서 근육은 무기력해지고, 병약해지고, 정력적인 활동을 할 수 없게 된다.

규칙적인 운동을 하지 않는 사람들은 피부 상태도 좋지 않다.

피부는 인체의 가장 큰 배설기관이다.

운동을 하면 땀으로 유독 물질이 배설된다. 따라서 피부가 자연스럽게 유독 물질을 배설할 수 있도록 해야 한다. 만약 땀을 배설할 수 있도록 운동을 하지 않으면, 다른 배설기관이 두 배의 짐을 지게 되어 육체적 고통을 일으키게 된다.

정력적인 운동은 혈압을 정상화시키고 건강한 맥박을 유지하게 한다. 정력적인 운동은 종종 심장병의 원인이 되기도 하는 피의 응고를 방지한다.

인간을 비롯한 모든 생명체는 근육의 활동을 통해 체내의 노폐물을 제거한다. 창자의 내벽에는 율동적으로 움직이는 3층의 근육이 있어 파도처럼 움직이며 연동작용을 한다.

만약 운동을 하지 않아 내외부의 근육이 약해지고, 지방이 쌓이게 되면 심각한 결과를 초래한다. 근육이 탄력성을 잃고, 수축력이 저하되면서 장이 막히게 된다.

복부 근육은 노폐물을 제거시키는 데에 중요한 역할을 한다. 이들 근육이 활동하지 않으면 배설되어야 할 노폐물이 쌓이게 된다. 이 노폐물은 중독을 일으키거나 엄청난 유독물질을 만들게 된다.

균형 있는 육체를 유지하려면 운동이 가장 중요하다.

걷기 운동

많은 운동 중에서 걷기가 가장 좋은 운동이라고 말하고 싶다. 걸으면서 등의 한 부분을 만져 보면 걸음을 옮길 때마다 모든 골격과 중추 근육이 리듬감 있게 함께 반응하는 것을 확인할 수 있다. 다른 운동에서는 그와 같은 조화를 이룬 근육 운동과 완전한 혈액순환을 얻지 못한다.

걷는 것은 인간에게는 가장 이상적인 운동이다. 시간을 정해 놓지 말고 자연스럽게, 등이 움푹 패이게 가슴을 펴고 자연스럽게 팔을 똑바로 흔들며 걸어가야 한다.

내가 처한 문제가 아무리 심각하더라도, 신선한 공기 속에서 2~5마일3~8키로 도보를 하면 문제의 답을 구할 수가 있다. 누구든지 활기찬 걸음을 통해 마실 수 있는 신선한 공기 덕택에 더욱 명료하게 생각 할 수 있다.

불안한 기분이 들 때에 걱정, 근심, 우울, 의기소침 그리고 긴장이 자신을 덮칠 때에, 문밖으로 나가 운동을 해보라. 그러지 않으면 이런 어두운 생각들이 자신을 해칠 수가 있다. 그러나 산책이나 다른 종류의 운동은 우리들의 사고思考를 맑게 해 주어 자신이 처한 문제를 스스로 꿰뚫어 볼 수 있는 능력을 줄 것이다. 어떤 종류든 외부에서의 활동은 인간의 이성을 재창조 시켜준다.

복부 운동의 중요성

엉덩이에서 겨드랑이까지의 몸통 근육을 자극하는 운동은 매우 중요하다. 이 근육들은 모두 중추 기관들과 연결되어 있어, 몸통 근육을 발달시키는 것은 곧 중추 근육을 발달시키는 결과가 된다.

등과 허리, 가슴과 복부를 건강하고 탄력있게 유지하면 허파, 간, 심장, 위, 콩팥이 효율적으로 활동한다.

넓은 가슴뼈는 폐를 자유로이 활동하게 하고, 탄력적인 횡경막은 심장을 강하게 박동하게 하며, 고무 같은 허리는 유연하게 신장을 자극하고, 간을 마사지한다. 강한 복부 근육은 위를 떠받쳐 튼튼하게 한다. 이렇게 강하고, 깨끗한 몸통은 육신의 벽을 건강하게 자극하여 시간에 의한 노쇠를 막아낸다.

중추 기관을 마사지하는 것과 같은 몸통 운동은 육체의 전 기관에 막대한 영향을 준다.

운동을 하지 않으면 세포로부터 노폐물을 배설기관으로 옮기는 혈액순환이 충분치 못해 발목과 다리가 붓는 수가 있다. 인간에게는 육체적 상태에 상관없이 운동이 가장 중요한 삶의 한 부분이므로, 운동을 중지해서는 안 된다. 매일의 운동은 병과 노쇠를 예방하고, 인내력과 저항력을 축적시킨다. 운동으로 건강하고, 맑은 혈액이 생산되며, 인체에 침입한 해로운 미생물을 공격하는 백혈구의 수를 적절하게 조절한다. 운동은 정신을 맑고 평온하게 하며, 맑은 공기를 마시면서 5마일(8키로) 정도만 걸으면 감정의 혼란도 중화시켜 준다.

적절한 운동으로 새로운 인간을 만들 수 있다

운동을 하게되면 운동을 하지 않는 사람에 비해 더 오래 살 수 있는 우수한 조건을 갖추게 된다. 규칙적인 운동으로, 남성은 끊임없이 청춘과 같은 건강상태를 계속 유지 할 수가 있다.

운동은 여성을 자신이 원하는 바-사랑스럽게, 여유 있게, 맑은 표정을 지니며 젊게, 무엇보다도 여성스럽게-대로 만들어 준다.

나이가 얼마이든, 규칙적인 운동의 계획에 따라 자신의 생체적인 시각을 되돌리는 작업을 시작할 수 있다. 아래와 같이 적절한 하루의 운동을 계속하면 많은 혜택을 선사 받을 수가 있다.

1. 운동은 호흡순환을 증진시켜 인체 내에 산소공급을 증가시킨다.

운동으로 훨씬 활기에 가득찬 자신을 느끼게 될 것이다.

2. 스트레스와 억압 그리고 긴장에서 해방된다.

긴장은 인체 특히, 목, 등, 척주를 뻣뻣하게 만든다. 운동은 이런 부위의 긴장을 풀어주고 유연성을 높여준다. 따라서 편안함을 느끼게 된다.

3. 만성피로의 극복

만성피로의 극복은 가장 커다란 혜택이다. 만성피로는 뇌의 혈액순환의 결핍으로 인해 생긴다. 운동은 이 부위에 산소를 공급해 에너지와 활력을 생성 시킨다.

4. 운동은 신경을 안정시킨다.

30분 정도의 힘차고 활력 있는 운동만큼 신경을 효과적으로 안정시킬 수 있는 것은 없다. 운동은 밤에 편안한 잠을 이룰 수 있도록 돕는데, 이러한 편안한 잠이 안정과 휴식과 맑은 의식을 유지하는 데 가장 기본이 된다.

5. 운동은 정서의 조절능력을 증진시킨다.

운동은 체내 신경강화에 도움을 주고, 건강한 신경조직과 정신 상태에서 얻을 수 있는 평정을 유지하는데 역시 도움을 준다. 외부적으로 건강 상태가 유지되면 자신의 내부조직과 선腺도 건강해진다. 이것들이 활동을 유지시켜 준다. 운동은 인체의 각 내부 기관, 예를 들어 신경조직, 간, 폐, 신장, 소화기관, 결장, 갑상선 등 여러 기관에 영향을 주어 튼튼하게 한다. 나이는 운동을 하지 않는 구실이 되지 못한다. 결코 운동을 하기에 늙은 나이란 있을 수 없다.

쉬는 것은 녹이 쓰는 것이다. 녹이 쓸어 없어지는 것보다는 닳아 없어지는 것이 훨씬 바람직하다. 스스로 몸을 사용하지 않으면 그것을 잃게 된다는 것을 명심하라.

라파생활운동

혈액순환운동

다섯 손가락을 달걀을 쥐듯이 오므려서 머리와 목 사이에 움푹 들어간 부분왼쪽, 오른쪽 두 곳을 1분 동안 톡톡톡 두드린다. 이 동작이 끝나면 귀 중앙 부분을 잡고 바깥쪽으로 당기고, 귀 아래쪽귓밥을 잡고 아래로 당기고, 귀 위쪽을 잡고 위로 당긴다. 그리고 나서 양 손바닥으로 귀 전체를 앞 뒤로 비빈다. 이 동작도 1분 정도 행한다. 시간대는 아침에 일어났을 때와 잠자기 전이 좋지만 피곤할 때는 때와 장소를 가리지 말고 계속 하면 좋다.

혈액순환운동은 눈이 맑아지고 시력이 좋아진다. 어깨통증도 완화된다. 이 운동을 계속하면 두통과 편두통을 고칠 수 있다. 고혈압 예방과 치료에도 큰 효과가 있다.

경추를 따라 온몸을 관장하는 중추신경계의 진정효과가 있기 때문이다. 특히 경추와 뇌의 연결부위에 위치한 시상하부의 평형을 유지함으로써 청반핵의 이상항진을 안정화시켜 고혈압의 예방, 치료효과를 나타내주는 것이다. 두통이나 편두통도 이런 동작을 반복하면 중추신경계의 평형유지로 빠른효과를 볼 수 있다.

전신혈행운동

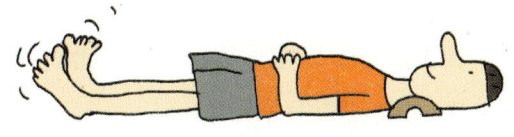

경침을 베고 반듯하게 누워서 두 다리의 뒤 발꿈치 안쪽을 가지런히 붙인다. 두 발끝을 좌우로 벌렸다가 맞부딪친다. 점점 빠르게 반복한다. 처음에는 100번, 200번 하다가 점점 횟수를 늘여간다. 숙달이 되면 발끝치기는 10분에 1,000번 정도를 할 수 있게 된다. 이 운동이 끝나면 고개를 좌우로 돌리는 운동을 한다. 고개를 돌리는 운동 횟수는 발치기 횟수의 절반만 하면 된다. 할 수 있으면 두 운동을 동시에 하면 좋다. 시간도 절약된다. 두 가지 동작을 동시에 하기가 힘들면 발치기와 고개돌리기를 따로 하면 된다. 시간대는 아침에 일어났을 때와 잠자기 전이 좋다. 하지만 어느 때, 어느 장소에서도 하면 된다.

전신혈행운동을 계속하면 두 발의 진동으로 인하여 족삼음경, 음교맥, 충맥, 임맥, 독맥, 대맥 등 중요한 경맥을 자극하게 된다. 항문과 회음부, 선추 앞 쪽에 있는 내 생식기와 직장, 방광, 고환과 성기에서도 충동을 받게 되므로 그 부위의 기관 등이 활성화 된다.

발치기 운동은 심장병, 신장병, 고혈압, 동맥경화증, 류마티스, 관절통, 관절염, 불면증, 무좀, 습진, 그리고 팔다리 부위의 모든 질병에 특효가 있다. 고개 돌리기 운동은 기억력 감퇴와 시력 ,치매예방 등에 특별한 효과가 있다.

혈관망 Wonder Net 운동

원더넷Wonder Net운동은 혈관망 운동인데 특별히 모세혈관망을 활성화시키는 생활운동이다.

누워서 경침을 목 부위에 대고 손발을 되도록 수직으로 높이 올리고 발바닥은 수평으로 한 뒤 손가락은 가볍게 편다. 이 상태에서 가벼운 진동을 1~2분 동안 아침 저녁 1회씩 한다 누구나 할 수 있는 간단한 운동이다. 그러나 원더넷운동의 이론은 깊고 효과가 크다. 하루의 심한 노동 뒤에 피로한 다리를 이끌고 집에 돌아와서는 저녁을 먹고 좀 쉰 다음에 잠자리에 드는 생활을 계속하고 있으면 하지는 점점 붓고 무거워진다. 심장도 조금씩 나빠진다.

심장병이나 혈관병이 발생하는 것도 당연한 일이다. 그런데 취침 전에 원더넷 운동을 1~2분 동안 하고 자면 발이 가벼워지고 기분좋게 잠잘 수가 있다. 그날 하루의 피로를 풀고 잠을 자면 진정한 휴식을 얻을 수가 있는 것이다. 하지만 인간의 다리는 하루 온종일 혹사되고 있는 데도 저녁에 피로를 풀지 않고 피로한 채 잠자리에 든다. 이렇게 되면 발의 피로가 다음날까지 남게 되고 이것이 쌓여서 심장병, 신장병, 고혈압, 동맥경화증 등의 원인이 되는 것이다.

   취침 전에 약 2분 동안 원더넷운동을 실행하는 것이 얼마나 효과가 있는지 모른다. 그리고 아침 기상 때에 원더넷운동을 하고 그날의 일을 시작하면 발도 가볍고 몸과 마음이 상쾌해진다.

   원더넷운동이 어째서 그렇게까지 효과가 있는가? 발은 인간이라는 이동 건축물의 토대이며 따라서 구조역학적으로 과중한 부하가 걸려서 고장을 일으키기 쉽다. 이것을 원더넷운동으로 고칠 수가 있다.

   혈액순환의 원동력인 모세혈관망은 팔다리에 전체의 7할이 있다. 손발을 위로 올려서 가볍게 진동하는 것은 발의 모세혈관 기능을 높여서 혈액순환 특히 정맥계통의 환류를 좋게 한다. 이렇게 해서 심장, 신장, 혈관계통의 기능을 높일 수가 있다. 요컨대 하지의 모세혈관을 활용하여 혈액순환을 정상으로 할 수가 있기 때문이다. 즉 원더넷운동은 심장병, 고혈압, 동맥경화증, 신장병 등 혈관병의 예방과 치료에 상당히 효과가 있다. 특별히 불면증에도 특효가 있다.

라파 반신욕

라파 반신욕은 몸속의 노폐물과 독소를 제거하는 데 최고의 목욕법이다. 방사능물질까지도 배출해낸다. 그리하여 각종 난치병과 불치병이 치료가 된다. 척추와 골반이 틀어진 것도 자동교정이 된다. 척추와 골반이 바르게 되면 눌린 신경들이 정상화 되면서 그로 인한 질병들도 고쳐진다.

면역력이 강화되는 것은 두 말할 필요도 없고 요요현상 없이 자기 키에 맞게 체중이 감량된다. 한 달~석 달 사이에 6~21kg까지 체중이 감량이 가능하다. 반신욕은 물 온도가 중요하다. 물 온도는 38도 전후가 좋다.

다시 말해서 37~39도 정도이다. 40도부터는 반신욕의 효과가 급격히 감소된다. 실행방법은 배꼽에 물이 찰 정도로 하면 된다. 명치 이상을 넘어가면 안 된다. 시간은 20분 이상 해야 한다. 체력이 되면 40분이든 1시간이든 관계없다. 온 몸에 땀이 줄줄 날 때까지 앉아 있어야 한다. 온냉반신욕이 가장 좋다. 다시 말해서 온탕과 냉탕을 번갈아 하라는 것이다. 온탕에 20분 이상 있다가, 냉탕에 1분 10초, 다시 온탕에 1분 10초, 냉탕에 1분 10초, 마지막으로 온탕에 1분 10초, 냉탕에 1분 10초 몸을 담근다. 왜냐하면 땀구멍이 열리고 닫히는 시간이 59초가 지나야 하기 때문이다. 조심할 것은 처음 20분은 반신욕이고, 나머지 냉온탕은 온신욕이다. 그리고 두 손은 그림처럼 해야 한다. 다시 말해서 두 손을 탕 안에 담그면 안 된다. 두한족열 頭寒足熱 에서 두 손은 상반신에 해당하기 때문이다.

냉탕은 암환자는 금물이다. 또 찬물이 싫은 사람, 질병에 걸린 환자들은 냉탕에 들어가지 말고, 샤워기로 자신에게 맞는 차가운 물로 씻는다. 반신욕을 할 수 없는 날은 족욕으로 대신한다.

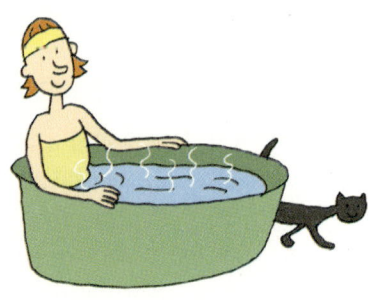

호흡

가슴 호흡

가슴 호흡은 몸통부분의 늑골부위, 특히 가슴 상단 부분의 움직임으로 작용하는 호흡이다. 들숨 때에는 가슴이 커지고 날숨 때에는 수축한다. 이러한 호흡을 할 때에 특히 들숨과 날숨의 최고조에서는 내부에 뛰어난 운동량을 주어 가슴의 크기를 확장시켜 여러모로 인체에 득을 준다.

가슴 호흡은 인체의 활기찬 운동 때에 자연적으로 이루어진다. 그것은 "강제적 호흡"이라고도 정의할 수 있는데, 마치 거대한 증기의 압력이 필요할 때에 보일러에 강제적으로 흡입시키는 것과 같다고 할 수가 있기 때문이다.

횡경막 호흡

횡경막 호흡은 때때로 "복식호흡" 이라고 불리는데 이것은 가슴 호흡과 완전히 다른 형태다. 들숨 때에는 복부가 확장되고 날숨 때에는 복부가 수축된다. 이런 형식의 호흡으로는 복부 부위에는 공기가 들어가지 않는다는 사실에 주의해야 한다. 그것은 불가능하다. 횡경막은 복부로부터 심장과 폐를 분리시키는 일종의 커다란 근육이다.

이 근육이 수축되어 밑으로 내려오면 가슴의 넓은 공간 속에 흡입관을 만들어 공기를 흡입시킨다. 그리고 횡경막이 올라오면 폐 밖으로 공기가 분출된다. 이 근육의 수축, 팽창의 반복은 복부기관의 움직임에 따르며 그것은 앞에서 설명한 바와 같이 복부의 팽창과 수축을 계속시키는 것이다. 이 작용이 복부내에서 고·저압을 반복해서 발생시킨다.

횡경막 호흡은 조용한 호흡방법으로 적당하다. 그리고 '일상적인 호흡'으로 불리어진다. 이것이 아기와 어린이가 하듯 자연스럽게 숨쉬는 방법이다.

태어나서 죽을 때까지 인간이 하는 행동의 하나로서 호흡이 이토록 정확히 이루어질 수 있다는 것이 어쩌면 이상하게 보일 수도 있다. 극소수의 사람만이 평소에도 횡경막 호흡을 한다.

대부분의 사람들은 대체로 가슴 호흡을 한다. 왜냐하면 자라서 성인이 되는 과정에서 의복과 인간이 처해야 하는 한정된 자리 등이 횡경막의 행동 반경을 축소시키기 때문이다. 그리하여 더 많은 가슴 근육이 이 행동을 대신 하도록 강요 받게 된다.

이러한 행동이 가슴 호흡의 습관을 자꾸 증가 시킨다. 오랫동안 이런 습관이 너무 깊게 몸에 배여 있기 때문에 그것을 고치기 위해서는 많은 고통이 수반되는 노력이 필요하다.

복식호흡(횡경막호흡)의 이점

복식호흡은 가슴호흡에 비해 여러 가지의 이점이 있다. 예를 들면 다음과 같다.

1. 혈액내의 산소량의 증가

왜냐하면 공기는 폐의 부위가 낮게 내려와 부피가 확대되었을 때에 주로 많이 들어 가기 때문이다.

2. 복부의 고압과 저압의 순환을 통해 복부내 혈액순환을 자극한다.

이것은 인체기관의 정상적 활동에 가장 중요한 역할을 한다.

3. 연동작용에 자극을 준다

소화와 노폐물의 방출을 촉진 시키는 대장의 운동에 도움을 준다. 가슴호흡에서 복식호흡으로 전환을 하면 만성적인 변비, 체내 가스, 가슴앓이, 소화불량, 간기능 장해 등 여러 가지의 고질 병들을 고치는데 도움을 준다.

4. 신경을 안정시키는 놀라운 효과

복식호흡은 극도로 신경이 예민하거나 정신착란에 걸린 사람에게서 흔히 발견되는 마비성 신경 긴장상태를 치유한다.

복식호흡 실행법

누워있는 동안 복식호흡을 연습하는 것이 좋은 방법이다. 왜냐하면 복식호흡은 누워서 쉽게 실천에 옮길 수가 있기 때문이다.

누운 자세에서 몇 주간 충실히 훈련을 하고 난 후에는 앉은 자세 혹은 선 채로 규칙적인 연습을 계속하자. 복식호흡이 충분히 이루어질 때까지 의식적으로 호흡 연습을 하자. 그러면 무의식적인 습관의 경지까지 이르게 된다.

의식적인 복식호흡은 심장의 기능이 정상에 이르도록 하는 데에 커다란 역할을 한다. 심장이 급격히 뛰거나 호흡이 고르지 못하는 등 여러 가지 심장기능의 비정상적인 증후는 신경이 분열된 사람에게 나타나는 일반적인 증세이다.

복식호흡의 습관은 신경성 질환과 관계없이 반드시 몸에 베이게 해야 하는 건강유지의 필수조건중의 하나이다.

긴장하고 흥분하기 쉬운 성격에는 길고, 느린 복식호흡이 필요하다

많은 요소들이 신경을 격한 감정 속으로 몰고 갈 수가 있다. 걱정과 근심, 슬픔, 충격, 스트레스, 억압, 긴장은 물론이고, 잘못된 가족 관계 역시 신경의 파괴를 가져올 수 있다. 물질적인 문제, 재

정적인 근심, 법적 문제, 질병, 이 모든 것들이 정서의 파괴를 초래할 수 있다. 누구든지 정서적으로 불안한 상태에 놓였을 때 그것을 정상적인 신경조직으로 균형을 이룰 수 있도록 하는 매우 확실한 방법이 있다.

즉시 조용한 곳으로 가라. 비록 실내에 있어야 할 상황이더라도. 먼저 조용히 앉아 있어라. 심장의 박동을 진정 시켜라.

심장이 뛰고 있음을 느낄 것이다. 정서적으로 긴장이 되어 있을 때에는 누구든지 가쁘게 가슴 호흡을 하고 있는 자신을 발견하게 될 것이다.

이제는 바꾸어 숨을 쉬어라. 길고 충분히 복식호흡을 하라. 일분 안에 얼마만큼 길고, 느리게 숨을 쉴 수 있는지 시험해 보라. 몇 분 후에는 심장의 박동이 더 느려짐을 알게 될 것이다. 그러면서 신경은 조용히 가라앉을 것이다.

길고 느린 복식 호흡으로 감정적인 사고에서 논리적인 사고를 할 수 있다. 더 이상 문제를 주관적으로 보지 않을 것이다. 대신에 넓고 객관적인 차원에서 그것들을 바라볼 수가 있다. 적극적인 사고를 통해 정서적 문제의 답을 찾게 된다.

만약 정서적으로 충격을 당했을 때 이러한 방법을 사용한다면 스스로 잃어버리게 될 많은 신경력을 아낄 수가 있다. 이러한 느리고 깊은 복식호흡은 스스로를 진정 시키고 정서적 육체적 파괴로부터 탈출하는 아주 훌륭한 방법이 된다.

휴식

병을 고치고 건강을 회복하기 위해서는 휴식이 필요 불가결한 요소이다.

'휴식'이란 가장 오해하기 쉬운 단어이다. 일반적으로 휴식이라면 술이나, 커피, 홍차, 소다수와 같은 자극성 음료를 마시며 앉아 있는 것쯤으로 생각하지만, 여기서 말하는 휴식이란 이런 의미의 휴식이 아니라 모든 활동으로부터 벗어나 자유로움과 고요함 속에서 쉬는 휴양을 말한다.

휴식rest은 육체와 정신과 영혼의 평화이며, 근심과 걱정으로부터 벗어나 자아의 원기를 회복시키는 것을 뜻한다. 휴식으로 몸과 마음이 모두 다시 신선해지는 것이다. 휴식을 성경에서는 안식이라고 한다. 휴식이란 단순히 다리를 포개고 가만히 앉아 있는 것이 아니다. 이런 자세로 앉아 있으면 발에 피를 공급하는 동맥에 많은 영향을 주어 혈액의 순환을 약화시키게 된다. 다리를 포개고 앉으면 심장에도 부담을 주므로 두 발바닥이 바닥에 닿도록 해야 한다.

휴식한다는 것은 전신에 피의 순환을 자유롭게 하는 것이다. 구두나, 내의의 칼라나, 벨트나, 스타킹 같은 것을 죄어 입고 있다면, 앉아 있던 누워있던 그것은 휴식이 아니다. 최선의 휴식을 위해선 벗어야 한다.

만약 옷을 입어야 한다면 느슨하게 입어야 한다.

종종 사람들은 "나는 쉬어야만 한다"고 말한다. 그러나 그들은 휴식을 한다면서 앉아서는 손가락으로 책상을 두드리거나, 안절부절 하는 모습으로 꾸물거리기가 일쑤다.

휴식도 기술이 있어야 하며, 반드시 배워야 하고 집중력이 있어야 한다. 휴식의 한 방법은 옷을 최대한 적게 입거나, 느슨하게 입고 딱딱한 침대에 들어 눕는 것이다.

가장 좋은 휴식 방법 중의 하나는 일광욕을 하는 것이다. 햇빛은 근육과 신경을 느슨하게 하기 때문이다.

휴식을 하기 위해서는 근심, 걱정, 감정 같은 것을 버리는 법을 배워야 한다. 근육과 신경이 느슨해지면 심장의 박동이 느려진다. 이때는 길고, 느리게 깊은 호흡을 해야만 완전한 휴식을 취할 수가 있게 된다.

휴식의 다른 형태는 잠깐 낮잠을 자는 것이다. 낮잠을 잘 때에는 근육이 완전히 풀어지도록 해야 한다. 의식과 잠재의식은 근육과 신경을 조절하므로 휴식을 할 때에는 완전히 육체를 지배하고 있어야 한다.

예수님은 제자들이 피곤하고 지쳤을 때 "좋아, 잠시 휴식하자" 하고는 시끄러운 예루살렘의 거리로 데리고 가거나, 유대교회로 데려가는 것이 아니라, 푸른 하늘 아래의 조용하고 넓은 곳으로 데려갔다. 거기에서 쇠잔해진 인체의 모든 기관을 재건시키고, 이완시켜 원기를 회복시키고, 두려워하는 마음을 새롭게 고무시켰다.

깨끗한 푸른 하늘 아래에서 맑은 공기를 마시며 휴식을 취하면 생명력은 새로워지는 것이다.

잠

깊은 잠은 꼭 필요하다

수면sleeping은 최상의 원기 회복법이다. 그러나 길고 평화로운 밤잠을 이루어 생기를 되찾는 사람은 드물다. 대부분의 사람들은 담배, 술, 커피, 홍차, 약, 콜라와 같은 자극성 물질을 습관적으로 사용한다. 이 모든 것들이 피곤한 신경을 채찍질하므로, 이러한 자극제를 이용하는 사람들은 신경이 흥분되어 있기 때문에 결코 완전한 휴식과 휴양을 취하지 못한다.

대부분의 사람들은 휴식을 취하려고 하지 않는다. 오늘날 많은 사람들이 잠을 자기 위해 수면제를 복용하고 있는데, 사실 수면제로 잠을 취하는 것은 진정한 잠을 자는 것이 아니다.

어느 누구도 약으로서는 휴식다운 잠을 취할 수가 없다. 약으로 무의식으로는 끌고 갈 수 있으나, 휴식다운 정상적인 만족스러운 잠을 이룰 수가 없다.

인체에 유독 물질이 가득 차면 신경이 자극을 받는다. 이러한 상태에서 어떻게 상쾌한 밤잠을 이룰 수가 있겠는가?

잠으로서 휴식을 취하려면 어두운 방에서 컴퓨터와 TV를 끄고 등을 펴고 누워서 다리를 포개지 말고 양팔은 다리와 나란히 내린 채 들어 눕는다. 신경을 자극하는 것은 최소한 줄인다. 손놀림을 하지 말고 침대 위에 손바닥을 댄다. 두 다리의 사이가 30cm정도가 되게 벌리고 뻗는다. 머리는 작은 베개를 베거나 베지 않거나 어느 쪽이든 편안한 대로 한다.

처음에는 눈을 뜬 채 바로 앞이 아닌 맞은 편 벽이나 천정에 시선을 고정시키고, 상하나 좌우를 두리번거리지 않는다. 이렇게 눈을 고정시키려면 잠깐 동안 눈꺼풀이 떨릴 것이다. 이것이 눈 근육에 방해가 되지는 않는다.

생각은 항상 눈의 운동과 동반 관계에 있다. 눈꺼풀과 눈의 근육을 휴식시킴으로써 생각은 멈추어진다. 눈과 육체의 다른 부분이 휴식하는 마지막 결과 마침내 자연스럽고도 조용하게 원기를 회복시키는 수면에 빠져들게 된다.

불면증으로 고생하면서 잠을 청하기 바로 전이나, 잠을 들게 하기 위하여 독서를 하는 것은 도움이 되지 않는다. 그 이유는 십중팔구 눈의 근육이 피로에 지쳐버리기 때문이다. 독서는 눈을 피로하게 하며, 눈의 근육을 긴장시키고 휴식하려는 것을 방해한다.

방해를 피하라

움직이지 않고 편안히 누워 있는 동안 필요 없이 근육을 긴장시키거나 움직이지 말라. 팔다리를 움직이거나 자세를 바꾸면 완전한 휴식을 취할 수 없게 된다. 어느 정도 휴식을 취한 근육들은 그 상태를 오래 유지시켜야 한다. 지나치게 긴장된 근육들은 휴식 상태가 불편하게 느껴지나 그렇다고 움직이게 되면 불편함을 연장시킬 뿐이다.

계속 근육을 휴식시키면 10~15분 이내에 고통은 사라진다. 근육에 휴식을 주면 근육이 편안해지고 따라서 육체도 정신도 편안해진다. 근육이 불편하다는 것은 긴장해 있다는 뜻이며, 또한 근육에 휴식을 주지 않았다는 뜻이다.

불면증은 10일 내지 2주간만 휴식의 기술을 익히면 깨끗이 고쳐져 매일 밤 달콤하고 아름다운 잠을 즐길 수 있게 되며, 매일 아침 건강하게 새로 태어난 아이처럼 밝고 상쾌한 기분으로 일어날 수 있게 된다.

인체의 근육 세포 속에는 자연적으로 생성된 정신을 안정시키는 조직이 있다. 그것을 사용해야지, 진정제를 복용해서 휴식을 취하는 것에 익숙해져서는 안 된다. 신경 안정제와 휴식은 결코 동반자가 아니다.

일상 생활의 스트레스와 피로를 풀어야 하는 성인들이 필요한 산소량을 섭취할 수가 없을 때에 어떻게 숙면을 기대할 수 있을까?

깊은 잠을 자면서 잠을 자는 동안 신경에너지의 축적을 새롭게 하며 비축하는 능력도 기를 수가 있다. 건강과 행복을 조화시키려면 깊은 잠의 중요성을 인식 해야 한다.

깊게 자면서 꿈을 꾸지 않는다는 것은 좋은 것이다. 공포에 떨거

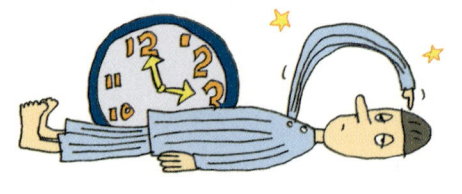
나 실현 가능성이 없는 환상에 얽매이는 등 근심 걱정이 떠나지 않는 상태에서 수면을 취한다면 자지 않는 것보다 못하다.

혈액 속의 산중독증으로 인해 악몽을 꾼다면 역시 독을 만들어 내게 된다. 자면서 몸을 엎치락거리거나 자주 깨어 난다면 그것은 신체의 평형이 흔들려서이다.

잠은 생의 리드미컬한 부분으로 완전한 수면이란 깊고, 규칙적이며 완전히 잊어버리는 시간이어야 한다. 침대에 누워 있는 시간이 중요한 것이 아니고 얼마만큼 깊은 잠을 누리느냐가 중요하다. 의지력으로 적당히 먹고 운동하며 호흡할 수는 있으나 잠은 의지력만으로 되지 않는다. 너무 피곤하여 정신적으로 흥분하면 잠을 이루지 못할 수가 있다.

너무 많이 자는 것은 적게 자는 것보다 못하다. 우둔할 정도로 지나치게 잠을 자면 뇌 속의 혈액순환이 과잉 활동하기 시작하여 꿈을 꾸게 된다.

생각치 못한 불면증

그러나 잠이 오지 않는다면 잠을 청하는 간단한 방법을 고안하라. 가장 좋은 것 중의 하나는 잠의 리듬을 모방하는 것이다. 잠을 잘 잘 수 있도록 자세를 취하고 긴장을 푼 뒤에 눈을 감고, 잘 때처럼 꾸준히 호흡을 한다. 눈을 감으면서 마음의 문을 닫아라. 이것이 잘 안되면 백단위를 손가락으로 체크하면서 맥박에 맞추어 천까지 헤아려 보아라. 이 방법을 쓰면 마지막 손가락까지 못 가서 잠에 곯아 떨어질 것이다.

그렇지 않으면 배를 깔고 두 손을 베개 밑에 넣어 얼굴을 왼쪽으로 돌려라. 이 자세는 대부분의 어린이가 잘 때에 취하는 자연스런 자세로서 긴장을 푸는 잠재적 방법이기 때문에 효과 있게 긴장을 풀어 잠을 잘 수 있게 해준다.

잠은 긴장이 풀렸을 때 찾아 든다는 것을 기억하라. 침대에 누워 요의 밑으로, 마루의 밑으로, 밑으로, 가능한 더 밑으로, 밑으로 빠져 들어라. 그것은 안정과 깊은 잠의 비결이다.

라파성서요법 중에서 원더넷 운동도 불면증에 큰 효과가 있다.

낮잠의 즐거움

낮잠으로 긴장을 푸는 것은 멕시코, 스페인, 스위스, 프랑스와 이탈리아에서 가장 대중화되어 있다. 그들은 하루의 중간에 휴식시간을 갖는다. 그들은 점심식사 후 시에스타 siesta 라고 하는 깊은 잠을 잔다.

소화적 측면에서 말하자면 사람의 위는 식사 후 소화가 잘 되도록 휴식을 요구한다. 식사 후 잠시 동안이라도 위의 자세가 바로 놓이도록 하자. 식사 후에 달리기 선수를 흉내내어 심장의 피를 다리로 보내거나 어려운 책을 읽느라 피를 뇌로 보내는 등의 일을 하지 말라. 짧은 시간만이라도 피를 위에만 보내는 것이 좋다.

어떻게 즐겁고, 행복한 깊은 잠을 취할 수가 있을까

잠을 청할 때의 처방으로 바깥의 신선한 공기를 택하라. 수면제를 복용하면 잘 수가 없다. 다만 약을 복용하는 것에 불과하다. 그것은 머리에 나쁜 영향을 미치는 사악한 습관이다. 이런 약은 중독성이며 위험하다. 날이 갈수록 상습 복용자는 더 많은 양에 의지하게 된다. 수면제는 죽음에까지 이르게 한다.

담배. 커피. 홍차와 콜라는 불면증을 초래한다. 늦은 시간의 과식 또한 잠을 방해한다.

딱딱한 침대에서 자도록 하라. 이런 침대는 자연스럽게 긴장을 풀도록 근육을 쫙 펴게 도와 준다. 몸의 근육과 뼈가 완전히 펴지게 되면 정말 편안히 잘 수가 있다. .가능하면 편안한 잠옷을 입어라. 견비단으로 된 잠옷을 입어라. 특히 여름에는 벌거벗고 자는 것이 새롭고 자유롭다. 견양말은 신고 자면 좋다 어떤 계절이든지 잠옷은 헐겁고 가벼워야 한다. 건전하고 깊고 재활의 편안한 잠으로 보낸 밤은 최적의 건강상태를 보장한다.

삶은 즐기는 것

휴식은 매우 중요하다. 성경에서도 이르기를 하나님은 인간을 위해 매주 하루를 휴식하는 날로 정하셨다. 잦은 행동의 변화는 최상의 건강을 유지하는데 중요한 요인이 된다.

바쁜 날들을 보내면서도 어떤 형태의 레크리에이션이든 가져야 한다.

현대인들은 쥐들의 경주라고 불릴 정도로 미칠 듯한 경쟁 속에서 살아간다. 현대는 약육강식의 시대라 온갖 억압감, 긴장, 스트레스, 긴장감이 쌓인다. 이것이 현대인들이 담배와 약, 커피, 술 등의 자극제를 복용하는 이유가 된다.

기업간의 경쟁뿐만 아니라 기업 내에서도 지위를 높이기 위한 경쟁이 치열하다. 현대인들은 항상 남을 의식해야 하고, 자신을 부각시키려고 애쓰고 있다.

어쩌다가 나쁜 이미지를 주게 되면, 그 이미지를 지우려고 엄청난 정력을 쏟아 붓는다.

여자들 사이에도 경쟁은 있게 마련이다. 회색 머리가 늙어 보인다고 하면 유행에 따라 머리를 염색하느라 많은 시간과 노력을 들인다. 결국 현대의 문명은 인간을 채찍질하여 내몰고 있는 것이나 다름이 없는 것이다.

웃음

　웃음의 긍정적 효과는 많은 연구와 임상으로 이미 널리 알려져 있다. 중병에 대한 놀라운 치료효과도 여러 경로를 통해 밝혀졌다. 국내에서도 유수의 대학병원급 의료기관에서 환자들에게 웃음요법을 강의하고 있으며 일부 의료기관에서는 웃음치료실을 따로 설치하여 운영하고 있기도 하다.
　앞장의 운동편 복식호흡에서 복식호흡의 효과에 대해 설명했는데 이 웃음의 생리학적 관계가 복식호흡과 비슷하다. 사람이 웃게 되면 인체의 반응이 저절로 복식호흡을 하는 것과 같아지는 것이다.
　크게 한번 웃어보라. 복압이 올라가면서 횡경막이 위로 열리게 된다. 크게 웃게 되면 복식호흡으로 깊은 숨을 내쉬게 되는 것과 같이 부교감신경이 활성화되어 혈압이 내려가고 혈액 중의 산소량이 늘어나고 이산화탄소의 양이 감소된다. 이산화탄소의 양이 줄어들게 되면 자연히 이산화탄소에 민감하게 반응하는 중추신경계의 시상하부에 위치한 청반핵이 자극을 덜 받게 돼 근육을 자극하는 신경계도 진정하게 된다.

맥박이 안정되고 각성상태가 가라앉게 돼 평온함을 유지할 수가 있는 것이다.

'웃을일이 없더라도 웃다보면 웃을 일이 생긴다'는 말이 그래서 일리가 있는 것이다. 크게 웃을 때의 신체의 반응상태를 면밀하게 관찰해보면 웃는 동안 신체는 엄청난 변화를 거친다는 사실을 알게 된다. 단순히 추상적으로 웃음이 질병치료와 예방에 효과가 있다는 것이 아니고 웃을 때의 몸 상태를 확인해 보면 이유를 알 수가 있는 것이다. 어린 아이가 잠을 잘 때 가만히 배에 손을 대보면 아이가 가슴이 아닌 배로 호흡하는 것을 알 수 있다. 본능적으로 횡경막이 크게 열리는 복식호흡을 통해 깊은 잠을 잘 수 있도록 하는 것이다.

크게 한번씩 웃을 때마다 산소는 폐부를 통해 혈액으로 흡수되고 이산화탄소는 배출된다. 불안, 초조, 공포, 실망, 좌절, 원망, 증오, 욕심, 분노 등의 온갖 부정적 감정으로 극한 스트레스 상황에 빠지더라도 웃어보라.

웃을 때 생기는 복압은 부교감신경을 자극하여 항진상태인 교감신경과의 평형을 유지하도록 해준다. 교감신경계의 항진으로 분비되는 맹독성의 아드레날린 호르몬을 중화할 수 있도록 부교감신경계의 작용으로 긍정적 호르몬의 분비를 촉진하는 것이다.

하나님은 인간의 이런 연구와 실험 이전에 이미 이 모든 것들을 통찰하시고 항상 기뻐하라고 하셨다. 성경을 통해 범사에 감사하고 기뻐하라고 말씀하신 것이다.

"항상 기뻐하라. 쉬지 말고 기도하라. 모든 일에서 감사하라. 이것이 그리도 예수님 안에서 너희에 대한 하나님의 뜻이니라"(살전 5:16~18)

사람이 나이가 들게 되면 호르몬의 부조화로 교감신경이 항진된다고 한다. 이런 신경계의 불균형은 불안, 초조, 화, 통증 등 갱년기 장애증상으로 나타난다. 공연히 신경질을 내고 짜증이 나서 가정에서나 직장, 이웃간에 말다툼을 하게 된다. 부부간의 금슬도 금이 가게 된다. 이럴 때도 웃으면 해결된다. 우리 옛말에 '웃으면 복이 온다'는 말처럼 웃으면 저절로 화가 풀린다. 하나님이 인체를 그렇게 창조하셨다. 하나님의 피조물인 인간을 위해 하나님은 처음부터 문제와 답을 함께 주셨다. 분노하고 화가 나고 근심 걱정으로 육체가 제어되지 않을 때 정히 웃을 수 없는 입장이라면 찬송가라도 부르면 비슷한 효과를 얻을 수 있다.

찬송가를 부를 때도 단전에 힘이 들어가면서 복압이 생긴다. 크게 웃을 때의 인체의 상태와 비슷하게 되는 것이다.

이런 원리에 의해 음악요법도 인체 생리학적으로 설명할 수 있는데 이 책에서는 내용상 언급을 하지 않고 찬송가 528장 "주여 나의 병든 몸을"으로 대신하겠다. 인체가 어떻게 반응하는지 한번 불러 보라.

기도와 묵상

무병, 장수를 위해
인간은 어떤 심리를 가져야 하는가?

인간은 심리적으로 긍정적인 면과 부정적인 면을 동시에 가지고 있다. 전자는 건설적이나 후자는 파괴적이어서 무용無用과 실패로 인간을 인도한다.

긍정적인 정신 자세가 유리하다는 것은 자명한 일이다. 그리고 이러한 정신 자세는 인내와 끈기로써 얻을 수 있다.

인간의 생각 가운데는 신체의 각 세포에 부정적, 파괴적인 반응을 일으키는 것이 있다. 그 중 가장 심한 것이 공포이며, 약한 것으로는 의기 소침, 근심, 염려, 시기, 질투, 나쁜 의지, 탐욕, 노여움, 증오, 원한, 복수심, 자기 연민 등을 동반한 격한 감정이 있다. 이 모든 것은 정신을 긴장시키고 정력을 낭비, 쇠약하게 만든다.

분노, 공포, 충격은 매우 격렬해서 쉽게 신체의 조직을 흥분시킨다. 걱정과 다른 파괴적 감정은 천천히 작용하지만, 결국 그 결과는 동일하다. 분노와 공포는 소화 장애를 일으키고, 신장과 결장을 엉망으로 만든다. 이것은 과학적으로 증명된 생리학상의 사실이다.

다른 파괴적인 사고와 같이 걱정과 공포는 정신을 혼란시킨다. 건전한 결정을 하는 데에는 맑은 정신이 유리하다. 혼란한 정신으로도 어떤 결론에 도달할 수 없는 것은 아니지만, 그것은 건전하지가 못하다.

생각하는 대로 되어진다

육체는 생각에 따르게 된다는 것을 명심하라. 스스로 생각하는 그대로의 모습을 이루게 된다. 모습의 어느 모서리를 예리하게 만드는 것은 스스로의 마음에 따라 가능해진다.

만약 마음을 부드럽게 하려면 마음을 편하게 가져라. 육체와 마찬가지로 마음 역시 더 훌륭한 도구로 보전할 수가 있다. 만약 그것을 사용하지 않으면 그것을 잃어버리게 될 것이다. 정신적으로나 육체적으로 쉰다는 것은 녹을 쓰게 하는 것이다. 부정적인 사고를 없애 버리고 더 많은 행동을 요구하라. 어떠한 일이나 어떠한 사람이라도 자신의 내부의 힘과 행복을 추구하는 것을 방해하지 못하도록 하라.

스스로 새로운 정신적 패턴을 유지하는 일에 충실해야 한다. 몸은 말이 없음을 명심하라. 자신의 육체가 정신에 따르도록 길들여야 한다. 다음과 같은 성경의 구절 속에는 커다란 진실이 있다고 생각한다.

> 그분께서 기진한 자들에게 능력을 주시며 힘이 없는 자들에게 힘을 더하시느니라. 심지어 소년들도 기진하고 피곤하며 청년들도 완전히 쓰러지되 오직 주를 우러러 바라는 자들은 힘을 회복하리니 그들은 독수리같이 날개 치며 올라갈 것이요, 달려가도 피곤하지 아니하고 걸어가도 기진하지 아니하리로다. (사40:19~31)

하나님과 자연과 같이 있어라. 만약 매일 이 방식으로 두 번씩 묵상하고 내부의 힘을 기른다면 누구든지 인생의 승리자, 정복자, 영광의 개선자가 될 수가 있다고 확신한다. 라파성서요법이 곧 하나님의 요법이기 때문이다.

기도와 묵상

사람이 행복감, 쾌감을 느낄 때 분비되는 호르몬이 엔케팔린 Encophalin과 엔돌핀 Edorphin이다

1970년대 초 영국과 미국의 연구진에 의해 아미노산이 결합된 뇌 내인자로 밝혀졌는데 오늘날 긍정적 호르몬의 대명사가 됐다.

엔돌핀을 구성하는 중요한 아미노산중의 하나가 티로진 thyrosine

이라는 사실도 밝혀졌는데 씨앗종류의 식품에 많이 함유돼 있다. 해바라기씨, 호박씨, 깨등에 많이 포함돼 있어 이런 씨앗종류를 잘 섭취하면 엔돌핀의 중요원료인 티로진 아미노산 공급이 원활해져 행복감과 함께 면역력도 증가된다.

의과학자들은 식물의 씨앗종류를 통해서도 엔돌핀의 생성이 활발해지지만 웃음과 기도와 묵상을 통해서도 엔돌핀의 분비가 활발해지는 사실도 밝혀냈다. 믿음을 가지고 기도하게 되면 실제로 엔돌핀, 엔케팔린 등의 호르몬 분비가 활성화되어 인체의 자연치유력이 강화된다는 것이다.

도파민Dopamine, 세로토닌serotonine 등의 호르몬 분비가 줄어들게 되면 우울증, 불면증의 정신신경계 질환에 노출될 가능성이 높아지는데 기도와 묵상을 하게되면 이런 물질의 분비도 활성화 된다고 한다. 반면 사람이 분노하거나 화를 내게 되면 아드레날린Adrenaline 이라는 호르몬 분비가 활성화 되는데 이 호르몬은 사실상 맹독성의 물질로 이 호르몬이 분비가 되면 교감신경이 항진돼 인체의 모든 기관이 비상상태에 들어간다. 극도의 긴장상태가 되는 것이다. 각성상태에 빠지거나 호전적이 되기 때문에 이런 상태가 잦게 되면 인체의 면역체계도 무너져 버린다. 화를 내거나 분노하게 되면 몸을 상하게 된다는 것은 바로 이런 원리 때문이다.

뇌파라는 말도 요즈음은 보편화된 용어이다. 뇌세포에서 발생하는 생체에너지를 말하는 것으로 1초 동안의 진동회수를 헤르쯔Hz 단위로 표시한다. 19세기 말 독일의 생리학자 한스베르가 박사가 발견하여 오늘에 이르고 있는데 현대의학에서는 알파파, 베타파,

시타파의 세가지 파로 크게 분류하고 있다.

알파파는 부교감신경을 항진시키는 파로 복식호흡이나 기도, 묵상 등을 하게되면 알파파가 나타난다. 따라서 사람이 진정상태거나 평온한 상태에서 나타나는 뇌파이다.

반면 베타파는 교감신경이 항진될 때 나타나는 뇌파로 인체가 각성상태이거나 흥분상태일 때 나타나는 파이다. 시타파는 주로 수면중일 때 나타나는 파이다.

따라서 성경말씀을 되새기며 묵상을 하거나 기도를 하게 되면 부교감신경의 활동으로 평온한 상태가 되면서 도파민, 엔돌핀, 세로토닌 같은 물질의 분비가 촉진된다. 시편을 보면 하나님의 말씀을 묵상하면서 기도하면 마음의 안정을 얻고 육체적으로도 건강해질 수 있다고 했다.

> 내 혼이 골수와 기름진 것으로 배부른 것같이 만족하며 내 입이 기쁜 입술로 주를 찬양하되 내가 나의 침상에서 주를 기억하며 밤중에 주를 묵상할 때에 그리하리이다. 주께서 나의 도움이 되셨사오니 그런즉 내가 주의 날개 그늘을 기뻐하리이다. (시63:5~7)

> 내가 또한 주의 모든 일을 묵상하고 주께서 행하신 일을 이야기하리이다. (시77:12)

> 내가 아침이 밝기 전에 일어나 부르짖었고 주의 말씀에 소망을 두었사오며 주의 말씀을 묵상하려고 내 눈이 밤의 경점들보다 앞서

가나이다. (시119:147~148)

　새벽의 조용한 시간이거나 또는 낮의 조용한 시간, 아니면 잠자리에 들기 전 시간을 이용하여 하나님의 말씀을 묵상하고 심호흡을 하면서 기도를 할 수 있으면 알파파가 형성되면서 인체는 평온한 상태가 된다. 우리들의 마음 뿐 아니라 긍정적 호르몬 분비로 육체도 강건해 질수 있는 것이다.
　기도와 묵상이 어떻게 인체의 면역체계를 강하게 하는지 생리학적으로 살펴보자.
　앞에서 설명했듯이 분노, 화 등의 부정적 감정은 뇌하수체를 자극하여 내분비조직을 통해 다시말해 부신으로 하여 아드레날린이라는 호르몬의 분비를 촉진시켜 결과적으로 면역기능을 떨어뜨린다. 반면 기도와 묵상은 대뇌변연계를 자극하여 시상하부에 평온의 메세지를 전달한다. 이 메시지는 다시 뇌하수체로 전달돼 교감신경과 부교감신경의 평형을 유지시켜 인체의 면역시스템이 정상적으로 활동할 수 있도록 해준다. 흔히 말하는 자가면역력을 증강시켜주는 것이다.
　이렇게 신경계의 평형이 유지되고 면역력이 높아지면 류마티스, 당뇨, 고혈압, 암 등의 중증 질환들도 자연적으로 치료 및 예방이 되는 것이다. 그런데 이런 생리학적 논리 이전에 하나님은 이미 말씀으로 우리에게 이런 사실들을 알려주셨다.

　아무것도 염려하지 말고 오직 모든 일에서 기도와 간구로 너희가

> 요청할 것을 감사와 더불어 하나님께 알리라. 그리하면 모든 이해를 뛰어넘는 하나님의 평강이 그리스도 예수님을 통하여 너희 마음과 생각을 지키시리라. (빌4:6~7)

미국의 정신과 의사이자 『마음의 상태』라는 책을 펴낸 윌리엄 글랫서 박사는 "사람이 기도등을 통하여 자기 정신을 집중시키면 뇌에서 엔케팔린이나 엔돌핀 같은 진통제와 비슷한 물질이 분비되어 병을 자연적으로 치유할 수 있다"고 밝혔다. 윌리엄글랫서 박사는 또 "사람이 약을 믿으면 뇌활동이 긍정적으로 활동하여 병이 더 잘 낫게 된다"며 "이런 사실을 플라시보 효과라고 하는데 기도나 묵상도 일종의 플라시보 효과"라고 설명했다.

『암과 스트레스의 심리적인 인자』의 저자 K 사이몬턴도 1976년도에 믿음의 효과에 대해 실제 암환자 사례를 들어 설명했다.

이처럼 기도하고 묵상하게 되면 놀라운 결과가 일어난다. 하나님은 믿고 기도하고 묵상하는 자에게 믿음의 기적을 보여주신다.

> 그러나 예수님께서 돌이켜 그녀를 보시며 이르시되, 딸아, 안심하라. 네 믿음이 너를 온전하게 하였느니라, 하시니 그 여자가 그 시각부터 온전하게 되니라. (마9:22)

> 그분께서 그녀에게 이르시되, 딸아, 네 믿음이 너를 온전하게 하였으니 평안히 가라. 네 역병에서 놓여 온전할지어다, 하시니라. (막5:34)

설령 중병에 걸렸더라도 하나님께 기도드리고 묵상을 통해 정신을 집중하게 되면 평안히 병에서 놓이게 하여 주신다. 우리 주변에도 기도로써 병을 고친 사례는 무수히 많다. 앞에서 설명한대로 하나님의 섭리는 조목조목 인간의 논리로도 설명되는 것이다.

그런데 우리가 기도와 묵상을 할때 반드시 주의해야 할 점은 하나님을 원망하지 말고 나 자신을 먼저 반성해 보는 일이다. 내가 하나님의 명령에 순종하지 않았기 때문에 나의 평강을 잃어버리고 병에 걸리지 않았나 한번 더 반성해 보는 것이 필요하다. 우리가 병을 고치기 전에 먼저 우리의 죄와 잘못을 회개하고 하나님의 말씀대로 살아야 하는 것이다. 성서에도 '의인은 없나니 하나도 없다'고 했다. 우리 인간은 모두 죄인이다. 그러므로 우리는 회개만 하면 되는 것이다.

> 이것은 기록된바, 의로운 자는 없나니 단 한 사람도 없으며 깨닫는 자도 없고 하나님을 찾는 자도 없으며 그들이 다 길에서 벗어나 함께 무익하게 되고 선을 행하는 자가 없나니 단 한 사람도 없도다. (롬3:10~12)

> 나는 의로운 자들을 부르러 오지 아니하고 죄인들을 불러 회개하게 하려고 왔노라, 하시니라. (눅5:32)

> 쉬지 말고 기도하라. (살전5:17)

기도할 때도 내 뜻대로 하지 말고 하나님 뜻대로 해달라는 기도와 묵상을 하라. 병 치료에 시간이 걸리더라도 하나님 뜻대로 치료될 수 있도록 기도하고 묵상하라.

중병에 걸렸더라도 절망하지 말고 기도와 묵상을 통해 엔케팔린과 엔돌핀을 분비시키고 라파성서요법으로 세포와 뼈와 피를 바꾸면 된다.

기도와 묵상을 통해 권능을 받고 심령의 평안을 회복하게 되면 세상에 못 고칠 병은 없는 것이다. 하나님의 요법인 라파성서요법을 실천하게 되면 자연치유력이 강화돼 누구든지 치유의 기적을 경험하게 될 것이다.

4부

하나님은 어떻게 우리를 구원하시는가?

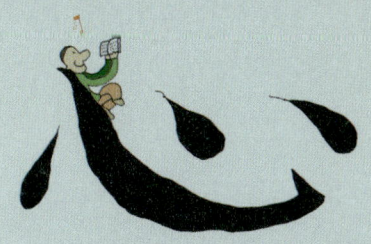

하나님은 사랑이시라

● 말씀: 요일 4:7-10

이 세상 살아가면서 누구라도 꼭 겪는 것이 하나 있습니다.
무엇일까요? 이별입니다.
기쁘고 아름다운 이별도 있겠지만 대부분은 슬프고
안타까운 이별이지요.

나훈아의 〈무시로〉입니다.
이미 와버린 이별인데 슬퍼도 울지 말아요.
이미 때 늦은 이별인데 미련을 두지 말아요.
눈물을 감추어요. 눈물을 아껴요.
이별보다 더 아픈 게 외로움인데
무시로 무리로 그리울 때 울어요.

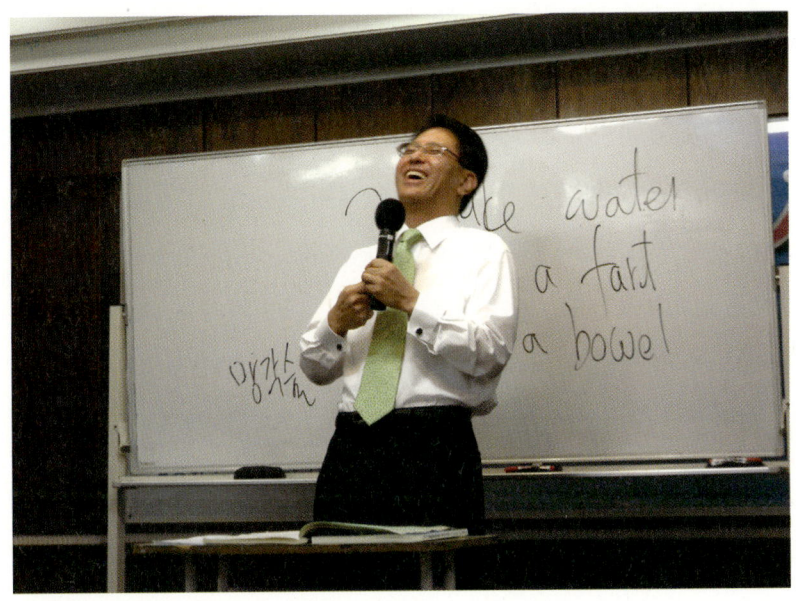
2011년 8월 사랑진교회 영어비전스쿨에서 강의하는 모습

이별은 누구에게나 찾아옵니다. '회자정리'라 했던가요!
만나면 헤어지고 헤어지면 또 만나게 되어 있습니다.
'C'est la vie.' 그게 인생이지요!
그러나 한번 헤어지면 다시는 만날 수 없는 인생의 마지막 이별이 있습니다. 그것은 모든 것과의 이별입니다. 따뜻한 공간과도 이별입니다. 수많은 시간과도 이별입니다. 사랑하는 사람과도 이별입니다. 미워하는 사람과도 이별입니다.
우리 모두의 인생에는 그 때가 옵니다.

인생의 마지막 이별인 죽음!

이것은 모든 사람에게 찾아오는 것입니다.
이것은 이 세상과의 영원한 이별입니다.

사람이 죽으면 "돌아가셨다."고 말합니다.
사람이 죽으면 도대체 어디로 돌아간다는 것입니까?

솔로몬 왕이 쓴 전도서에 이렇게 기록되어 있습니다.
사람이나 짐승이나 모두 흙에서 나와 흙으로 돌아가지만, 사람의 영은 우리를 이 땅에 보내신 하나님께 돌아가느니라. (전 3:20-21)

준비해야 합니다. '일생일사' 아닙니까?
누구나 한 번 태어나면 한 번은 죽습니다.
그러나 죽는다고 모든 것이 끝나는 건 아닙니다.

성경 히브리서는 증거 합니다.
「한번 죽는 것은 사람들에게 정해진 것이요,
 그 후에는 심판이 있으리니.」 히 9:27

"아니, 죽으면 끝이지! 뭘 심판이니 지옥이니 그럴 얘길 하나!"
네, 그렇게 생각할 수 있습니다.

그러나 성경은 세 가지의 죽음이 있다고 말씀합니다.

첫 번째로 '영적 죽음'이 있습니다.

이것은 영이 죽어있다는 말입니다!

'영적 죽음'이란 우리를 만드신 하나님 생명의 근원이 되신 하나님과의 관계가 끊어져 있는 것을 말합니다.

하나님을 모르는 사람은 '지금 육신은 살아있지만 영적 죽음에 처해 있습니다. 하나님과의 관계가 완전히 끊어진 것입니다.

여러분, 살아있는 나무에서 나뭇가지 하나를 둑 떼어내면 이 가지는 죽었을까요? 살았을까요?

"아직은 파랗기 때문에 살았다! 아니다 꺾였기 때문에 죽었다!"

어느 게 맞습니까? 둘 다 맞습니다.

비록 나무에서 떨어져 나왔지만 얼마 동안은 살 수 있겠지요.

한 일주일 정도는 살겠지요.

사람도 그렇습니다!

사람도 하나님과 완전히 관계가 끊어진 상태로 세상에 태어나지만 한 7, 80년은 삽니다. 그래서 사람들은 하나님과 관계가 끊어져서 영적으로 죽은 상태지만 육신이 살아 있으니까 살아 있는 것으로 생각합니다. 기껏해야 7, 80년 사는 것이 전부라고 생각한다 그 말입니다. 그러면 나무에서 꺾여져 나온 나뭇가지는 시간이 지나면 어떻게 됩니까?

물이 다 빠져서 누렇게 말라비틀어집니다. 마찬가지로 우리 인간도 7, 80년을 살면 물이 다 빠지고 쭈글쭈글해져서 마침내 죽게 됩니다. 이것을 '육신의 죽음'이라고 합니다.

"한 번 죽는 것은 사람들에게 정해진 것이요." 할 때 '한번 죽는 것'은 바로 두 번째 죽음인 '육신의 죽음'을 말하는 것입니다.

그런데 인간에게는 '세 번째 죽음'이 있습니다.

이 누렇게 말라버린 나뭇가지를 누가 와서 주워갑니까?

청소하는 사람이 가져가서 불에 던져 버립니다.

우리 육신이 죽고 나면 남아 있는 혼을 누가 와서 가져가는 줄 아십니까? 마귀가 와서 끌고 갑니다. 어디로 갑니까?

하나님께서 죄인을 위해 준비하신 무서운 곳이 있습니다.

그곳은 '지옥'이라고 하고 '불호수'라고도 하는데 그곳에서 영원히 고통당하는 것을 '심판'이라고 합니다.

"죽은 후에는 심판이 있으리니" 할 때의 '심판'이 바로 이것입니다.

이곳에는 한 번 들어가면 다시는 나올 기회가 없습니다. 왜냐하면 하나님께로 돌아오지 않고 하나님을 섬기지 않았던 모든 죄 짐을 지고 영원히 심판 받는 곳이기 때문입니다.

이것을 성경에서는 '영원한 죽음'이라고 합니다.

인생의 마지막 이별인 육신의 죽음과 그 이후에 찾아오는 영원한 죽음! 이게 장난이 아닙니다.

우리의 죄 때문에 처해 있는 상황이 심각하지 않습니까?

하나님과 끊어진 영적 죽음의 상태요 언젠가는 내 눈 앞에 다가올 육신의 죽음을 맞게 될 상황입니다.

어떻게 해야 합니까?

하나님을 만나야 합니다. 하나님을 만나야 살 수 있습니다.
하지만 교회만 다닌다고 하나님을 만나는 것은 아닙니다.
하나님을 만나기 위해서는 회개해야 합니다.

회개가 무엇입니까?
회개는 내 인생에서 하나님과 나의 관계 외에는 그 무엇도 중요하지 않다는 것을 깨달을 때 시작됩니다. 떨어져 나온 가지가 나무에 접붙임 당하는 것처럼 하나님께 접붙임 당하는 것입니다.
여기서 기억하실 것은 후회와 회개는 전혀 다른 것이라는 사실입니다. 말 그대로 후회는 말로만 하는 것입니다. 그리고는 또 저지르고 또 다시 말로만 후회합니다.
"아 괴롭다. 다시는 그러지 말아야지!"
그러나 '회개'는 '후회'가 아닙니다.
말로 하는 것이 아니라 행함으로 합니다.

회개는 왔다가 사라지는 일시적인 감정이 아닙니다.
회개는 의지와 행동에 변화를 줄 만큼 깊은 것입니다. 자신이 해야 한다 느끼는 일을 실천에 옮기지 않는 한, 그 사람은 회개한 것이 아닙니다.

진심으로 회개한다는 것은 하나님 앞에서 자신이 죄인임을 깊이 깨닫고, 그분이 보시기에 기뻐하실 일이라면 무엇이든지 하기로 결심하는 것입니다.

그것이 무엇일까요?

그것은 바로 가던 길에서 돌아서서 하나님 아버지께로 돌아오는 것입니다.

돌아오기만 하면 다 용서하시고 안아주실 텐데 왜 우리는 하나님께 돌아오는 것이 이렇게 힘든 것일까요?

그것은 '죄', '죄'때문입니다.

인간이 실패하고 절망하고 고독하고 불행과 고통에 빠지는 것은 '죄' 때문입니다. 죄의 끝은 사망입니다. 인간은 누구나 죄 때문에 죽습니다. 그러나 우리 인간을 사랑하시는 하나님은 인간이 죄 때문에 괴로워하다가 멸망의 길로 가는 것을 원치 아니하십니다.

하나님은 모든 사람이 진리를 알고 구원 받기를 원하십니다. 그래서 하나님은 지난 역사 속에서 인간의 죄를 없애는 길을 준비하셨습니다. 우리를 살리는 복된 길을 예비하셨습니다. 처음에는 법을 주셨습니다. 십계명을 주셨습니다. 이 법을 지키고 행하면 되었습니다. 그러나 욕심 많은 인간들은 이 법을 지키지 못했습니다. 그래서 죄가 더 깊어지고 많아졌습니다.

그러자 하나님은 죄를 없애는 방법으로 인간 대신 짐승을 죽여 죄사함을 받도록 하셨지요. 인간이 죄를 지었지만 그 죄를 없애기 위해 짐승을 잡아 하나님께 제사를 지냈던 것입니다. 이것이 한국에서도 조상에게 제사 지내는 형태로 남아 있습니다. 그런데 인간의 마음이 악하니까 그 제사도 형식이 되고 말았습니다.

"내가 하나님께 죄를 지었구나! 그러니 양 한 마리를 하나님께 드려 제사지내면 되겠네!"하고는 진심으로 회개하지는 않았습니다.

할 수 없이 하나님은 당신이 직접 보낸 사람들을 통하여 말씀하셨습니다. 그들이 구약 시대의 대언자요 선지자들입니다.

너희는 내게로 돌아오라. 사악한 자는 자기 길을 버리고 불의한 자는 자기 생각을 버리고 내게로 돌아오라. 그리하면 내가 너희를 긍휼히 여기리라. 내게로 돌아오라. 내가 넘치게 용서하리라.

그러나 인간들은 하나님이 보낸 사람들의 말도 듣지 않았습니다. 도리어 그 말이 듣기 싫어서 그들을 핍박하고 죽이기까지 했습니다. 이것이 인간의 역사요 성경의 기록입니다.

이제 인간에게는 희망이 없어졌습니다!

죄 때문에 인간은 모두 죽게 되었습니다.

그래도 하나님은 인간을 끝까지 포기하지 않으셨습니다.

하나님의 열심으로 인간의 죄 문제를 해결할 수 있는 마지막 길 하나를 열어주셨습니다. 무엇일까요?

돌아오라고, 돌아오라고 아무리 애타게 불러도 바위처럼 끄떡없기에 기다리다, 기다리다 지친, 하나님께서 자신이 몸소 인간의 몸을 입고 이 땅에 오셨습니다.

그분이 바로 '예수 그리스도'입니다.

예수 그리스도 그분의 일생을 한마디로 압축하면 '사랑'입니다.
예수 그리스도는 우리를 향하신 하나님의 놀라운 사랑입니다.

성경 요한 일서는 증거 합니다.
우리를 향하신 하나님의 사랑이 이렇게 나타나신바 되었으니. 하나님께서 자신의 독생자 예수를 세상에 보내신 것은 우리로 하여금 예수님을 통하여 살게 하려 하심이라. 우리가 하나님을 사랑한 것이 아니요 그분이 우리를 사랑하셨기에 자신의 아들을 보내사 우리의 죄들을 위한 화해헌물로 삼으셨나니 여기에 사랑이 있느니라. (요일 4:9~10)

오래전 인도에 어질고 위대한 왕이 살았습니다. 왕은 백성을 사랑하고 나라를 잘 다스렸습니다. 나라는 태평성대를 이어갔습니다. 그러던 어느 날 왕이 나이가 많아지자 자기가 죽고 난 후의 나라가 걱정이 되었습니다. 그래서 모범적인 국법을 만들었습니다. 왕을 포함한 그 누구라도 법을 어기면 처벌을 받게 했습니다. 법이 시행되고 일주일이 지난 후에 최초로 그 법을 어긴 사람이 나타났습니다. 바로 왕의 어머니였습니다. 왕의 어머니는 채찍 서른아홉 대를 맞아야 하는 간음죄를 저질렀습니다.

그러자 온 나라가 두 쪽으로 갈라섰습니다.
"왕은 효자라서 차라 어머니를 벌주지 못하실 거야."

"아니야! 우리 왕은 약속을 지키시는 분이라 자신이 만든 법을 어기지 않으실 거야!"

나이 지긋한 어머니는 굵은 채찍으로 열대만 맞아도 뼈가 으스러져 죽게 될 것입니다.

여러분이 왕이라면 어떻게 할 것 같습니까?

어머니를 살리느냐, 법을 살리느냐, 여론이 분분한 가운데 마침내 재판 날이 왔습니다.

온 백성이 모인 가운데 왕은 판결을 내렸습니다.

"채찍으로 쳐라!"

무시무시한 소리를 내며 채찍이 어머니의 등을 사정없이 내려쳤습니다. 어머니의 신음소리와 백성들의 탄식소리가 동시에 터져 나왔습니다. 그때, 왕이 명령했습니다.

"잠깐만 기다려라!"

왕은 자신의 웃옷을 벗고는 어머니를 감싸 안았습니다.

그리고는 어머니를 대신하여 나머지 서른여덟 대를 맞았습니다.

왕은 법도 살리고 어머니도 살렸습니다.

바로 그분이 '예수 그리스도'입니다!

천지 만물을 창조하시고 우리를 만드신 그분이 하늘 영광 다 버리고 이 땅에 오셔서 죄와 범법으로 인해 죽을 수밖에 없는 우리를 대신하여 돌아가셨습니다.

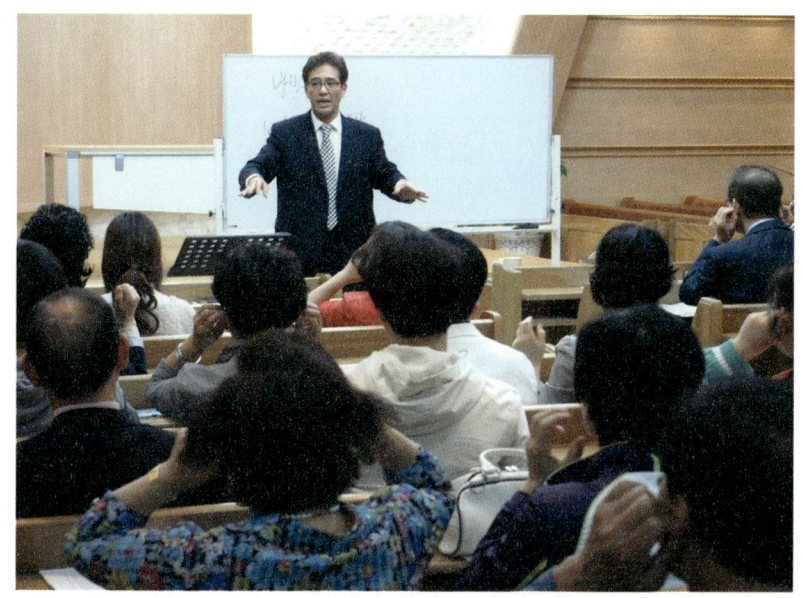
2014년 4월 27일 사랑진교회에서 라파성서요법 강의 중 생활운동을 설명하는 모습

우리 때문에 우리의 죄 때문에 예수 그리스도 그분은 말로 다 할 수 없는 멸시와 천대를 받으시고 채찍에 맞아 뼈가 허옇게 드러난 채로 갈보리 언덕 십자가 위에 달리셨습니다.

혀가 턱에 달라붙고 침은 질그릇 조각 같이 마르고 심장은 밀초 같이 되어 내장 한 가운데서 녹았습니다. 그렇게 예수님은 십자가의 모진 고통을 당하시고 물같이 쏟아지셨습니다.
그렇게 예수님은 하나님의 법도 살리고 우리도 살리셨습니다.

그리고는 우리를 하나님과 화해하게 하셨습니다.

끊어졌던 하나님과 우리의 관계를 회복시키셨습니다.
이분이 바로 하나님의 아들 예수 그리스도입니다.
예수 그리스도는 하나님의 사랑입니다.

누구든지 이 사랑을 받아들인 자는 어떤 죄라도 용서함 받고 구원을 얻습니다. 하나님의 그 크신 사랑과 은혜를 받아드리면 하나님 자녀가 됩니다.

이 땅을 사는 동안 고통 속에 살지 않습니다.
절망 속에 살지 않습니다. 고통 속에 살지 않습니다.
영원한 생명이 주어집니다.
참 평안과 안식이 주어집니다. 기쁨이 넘쳐납니다.

죄사함 받아 죄가 없어졌기에 하나님과 화목하게 살아갈 수 있습니다.
하나님과 화목했기에, 부부간에도 부모 자식 간에도 형제간에도 이웃 간에도 화목하게 살 수 있습니다.

노하기를 더디하시고, 용서하기를 속히 하시는 분이 하나님이십니다.
연기 나는 심지도 끄지 아니하시고 상한 갈대도 꺾지 아니하시는 분이 우리 하나님이십니다!

"연탄재 함부로 발로 차지 마라
너는 누구에게 한 번이라도 뜨거운 사람이었느냐."
안도현의 시詩, 〈너에게 묻는다〉

그렇습니다!
이 긍휼의 하나님이 이 위로의 하나님이 나의 하나님이십니다!
이 하나님이 나를 애타게 찾고 계십니다.

아직도 내 인생에 하나님이 필요하다는 것을 깨닫지 못한 분이 계십니까?
이미 신자이지만 하나님과의 첫사랑을 잃어버린 분이 계십니까?
그분과의 사이가 멀어진 분이 계십니까?
어서 돌아오십시오! 속히 돌아오십시오!
지금 이 순간이 그 시간일 수 있습니다.
인생의 마지막 이별이 오기 전에 곤고한 날이 이르기 전에 하나님을 만나시기를 소망합니다.

잊지 마십시오. "하나님은 사랑이시라!"

하나님은 어떻게 우리를 구원하시는가?

● 말씀: 딤후 1:8~12

조용필의 노래, 「어제, 오늘 그리고」의 노랫말입니다.

바람소리처럼 밀려 사라져간 인생길
우린 무슨 사랑 어떤 사랑했나.
텅 빈 가슴속에 가득 채울 것을 찾아서
우린 정처 없이 떠나가고 있네.

여기 길 떠나는 저기 방황하는 사람아
우린 모두 같이 떠나가고 있구나.
끝없이 시작된 방랑 속에서
어제도 오늘도 나는 울었네.

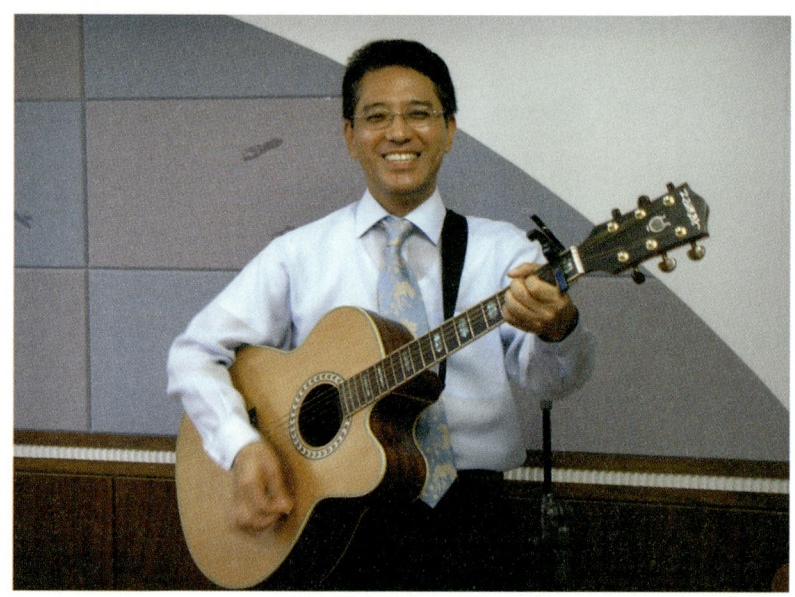
2010년 8월 사랑진교회 영어비전스쿨에서 기타치고 노래하는 모습

어제 우리가 찾은 것은 무엇인가
잃은 것은 무엇인가 버린 것은 무엇인가
오늘 우리가 찾은 것은 무엇인가
잃은 것은 무엇인가 남은 것은 무엇인가

나는 어떻습니까? 내 인생은 어떻습니까?
나는 인생에서 어떤 성공을 이루었습니까?
어떻게 살아가고 있습니까?
흘러가는 세월 어떻게 하고 있습니까?
병들거나 파산하거나 실직했을 때 어떻게 대처하고 있습니까?

다가오는 죽음을 어떻게 바라봅니까?
앞날에 대해서는 어떠합니까?

인생이란 이런 문제들로 가득 차 있습니다. 무엇보다 중요한 것은 오늘 말씀에서 바울이 그랬던 것과 똑같이 인생의 문제들을 대할 수 있느냐 하는 것입니다.

"내게 어떤 일이 일어난다 해도 설령 고난이 내 인생길을 덮친 다 해도 나는 흔들리지도 않고 굴복하지도 않고 희망을 잃지 않을 것이다. 이런 일들은 내게 아무런 영향을 미치지 못한다. 나는 부끄러워하지 않을 것이다." 이렇게 말할 수 있습니까?

만약 할 수 있다면, 어떤 근거에서 그렇게 말할 수 있을까요?
가스펠Gospel, 복음이지요.
'복음' 때문에 우리는 그렇게 할 수 있습니다.
왜냐하면 복음은 이 세상에서 가장 실제적인 것이기 때문입니다.

복음은 삶의 방식입니다. 복음은 우리에게 구원과 해방, 새로운 삶의 길, 승리와 기쁨에 이르는 길, 그리고 구원을 얻는 방법을 제공합니다. 삶과 죽음, 실패와 좌절, 예측할 수 없는 운명 속에서도 부끄러워하지 않고 괴로워하지 않고, 낙심하지 않는 것은 복음을 믿고 있기 때문이라고 바울은 증거 합니다.

그러면, 도대체 복음이란 무엇입니까?

복음이란, 복된 소식, 기쁜 소식, 생명의 소식입니다.

복음이란 구원의 메시지입니다.

복음이란, 우리 인생의 모든 문제를 단번에, 영원히 해결하신 예수 그리스도의 십자가의 승리입니다.

기억하십시오!

하나님이 주시는 모든 복은, 복음을 믿지 않고는 얻을 수 없습니다. 교회에 출석하는 것으로는 부족합니다. 복음을 믿지 않고, 그 가르침을 의지하지 않고는 어느 누구도 '구원의 복'을 얻을 수 없습니다.

복음은 우리 인생의 모든 문제를 해결합니다.

복음은 하나님의 완벽한 계획입니다.

그러나 조심할 게 하나 있습니다.

복음은 단지 사람들을 위로하는 것이 아닙니다.

"그래 너무 실망하지 마! 곧 나아지게 될 거야! 곧 잊어버리게 될 거라는 거, 너도 알고 있잖아! 시간이 흐르면 다 치료될 거고, 지금 상태도 네가 생각하는 것만큼 나쁘진 않아!" 하면서 사람을 위로하는 것은 복음의 역할이 아닙니다.

성경은 근심에 쌓인 사람들에게 "기뻐하라. 모든 것이 잘 될 거라는 거, 너도 알고 있지 않느냐?"라고 말하지는 않습니다. 오히려 성경은 하나님과 그 분이 창조하신 세상에 대한 그분의 목적을 깨닫게 함으로 문제를 해결하려 합니다. 성경은 인간의 의문에 해답을 주고, 인간은 누구이며 인간 문제의 본질은 무엇인지 가르칩니다. 다른 말로 표현하면 인간은 하나님을 떠나 타락했으며, 구원을 받아야 한다는 것입니다. 무엇보다도 인간은 자신이 지은 '죄'로부터 구원받아야 합니다.

인간은 하나님 앞에 범죄 했습니다. 인간은 하나님의 법을 어겨서 하나님의 진노 아래 있습니다. 그러자 하나님이 세상을 기뻐하지 않으시므로, 세상이 오늘날 같이 되었습니다. 그러나 하나님은 인간의 이런 모습에도 불구하고, 복을 베푸십니다. 주 하나님은 악한 자와 선한 자에게 똑같이 햇빛을 주시며 의로운 자와 불의한 자에게 비를 내리시는 분입니다. 그럼에도 불구하고 인간은 하나님의 계획대로 살고 있지 않으며 세상은 하나님이 본래 지으셨던 의도대로 있지 않습니다.

이 모든 것은 인간이 지은 죄와 그 죄로 인해 인간이 받은 형벌의 결과입니다. 그러므로 우리는 자신이 지은 죄에서 구원받을 필요가 있습니다. 왜냐하면 우리는 하나님께 대하여 범죄 했기 때문입니다. 또한 인간은 자신이 지은 죄로부터 구원받아 할 뿐 아니라, "죄의 권세"에서 구원받아야 합니다. 우리는 모두 태어나면서 죄의 권세아래 있습니다.

우리는 금지된 것을 더 하고 싶어 하고, 자기 고집이나 악한 습관대로 행하기를 좋아합니다. 이것은 우리가 죄의 권세아래 있다는 증거입니다. 누가 이 죄의 권세에 대항할 수 있습니까? 그러므로 우리는 자신이 지은 죄와 죄의 권세로부터 구원받아야 합니다.

나아가서 '죄의 오염'에서도 구원받아야 합니다.
우리 인간에게 두려운 것은 자신에게 금지된 것을 행하는 것이 아니라 금지된 것을 행하고 싶어 하는 인간의 본성입니다. 이것이 바로 인간이 오염된 증거입니다.

인간의 마음과 감정은 철저하게 오염되었으며 완전히 부패했습니다. 우리가 부패한 음식을 먹을 수 없듯이, 하나님은 부패한 인간을 받아들일 수 없으십니다. 그러므로 인간의 근본 문제를 해결하기 위해서 인간은 자신이 지은 죄와 죄의 권세와 죄의 오염에서 구원받아야 합니다. 그러기 위해 무엇보다도 인간은 하나님의 사랑과 은총을 회복해야 합니다. 하나님과 올바른 관계를 유지하여야 합니다. 이것은 근본적인 문제요, 중차대한 문제입니다. 왜냐하면 우리가 하나님과 올바르게 되고, 그 분의 은총아래 있기 전까지는 행복과 평화 그리고 인생에서의 참된 승리를 기대할 수 없기 때문입니다.

그러면, 도대체 인간은 어떻게 구원받을 수 있는가?
인간이 자신이 범한 죄와 죄의 권세, 그리고 본성에 얽혀 있는 죄의 오염에서 구원받으려면 어떻게 해야 할까요?

먼저 하나님께서 우리를 구원하시고 거룩한 부르심으로 부르신 것은 우리의 행위에 따른 것이 아니라는 것, 이것을 기억해야 합니다. 오늘날 우리의 많은 근심은 이 말씀의 의미를 깨닫지 못하는데 서 옵니다. 사람에게는 뭔가 선한 행위를 함으로써 구원을 받으려 는 본성이 있습니다. 조심해야 합니다. 그렇게 해서 구원받는다고 생각하는 것을 '행위구원'이라고 합니다. 이것은 로마카톨릭의 구원 관입니다. 불교의 구원관입니다. 카톨릭은 사상적으로 서양불교입 니다. 이 구원관은 전혀, 조금도, 성경적이지 않습니다.

그러면, 왜 우리는 행위에 의해서 구원받지 못할까요?

이유는 인간이 할 수 있는 모든 것을 힘에 넘치게 행했다 하더라 도 그것은 하나님이 요구하시는 구원의 조건이 아니기 때문입니다.

현대인들은 흔히들 이렇게 주장합니다.

"아, 사람이 착하게 살고 선하게 행동하고, 남에게 해를 끼치지 않으면 됐지! 뭐가 문제야!"

성경에서는 이것을 '자기 의'라고 합니다. 왜냐하면 인간의 행위 는 최선을 다한다 해도 항상 불완전하고 불충분하기 때문입니다. 그런데 하나님은 절대적인 완전함을 요구하십니다.

하나님은 인간에게 율법을 주시면서, "율법을 지켜라. 그리하면, 너희가 그로인해 살리라."하셨습니다. 그러나 인간은 율법을 완벽 하게 지킬 수 없습니다. 그러므로 하나님을 만족시킬 수 없습니다. 그런데도 하나님은 절대적인 안전을 요구하십니다. 왜냐하면, 하나님 그 분이 완전하신 분이기 때문입니다.

　하나님은 처음에 완전하게 지으셨습니다. 완전함은 하나님의 속성이기 때문에, 완전한 것 외에는 하나님을 만족시킬 수 없습니다.
　그러므로 인간이 아무리 선하게 행동한다 할지라도 하나님이 보시기에는 쓸모없는 것입니다. 바울은 그것을 '배설물'이라 했고, 이사야는 그것을 '더러운 누더기'라 했습니다. 인간은 율법을 만족시킬 수 없습니다. 그러므로 인간은 스스로 자신을 구원할 수 없습니다.
　그러므로 인간의 눈으로 볼 때 아무리 선하고 훌륭한 사람이라 해도 구원받은 것은 아닙니다. 심지어 교회를 다니고, 침례나 세례를 받았다고 해도 구원을 받지 않을 수도 있습니다. 왜냐하면 구원은 우리가 쌓아올린 의로운 행위에 달린 것이 아니기 때문입니다.

　그렇다면 구원에 있어서 무엇이 본질적인 것입니까?
　성경 디모데 후서는 이렇게 증거 합니다

　구원은 우리의 행위에 따른 것이 아니요, 하나님 자신의 목적과 은혜에 따른 것이라. 이 은혜는 세상이 시작되기 전에 그리스도 예수님 안에서 우리에게 주어졌으나, 이제 우리의 구원자 예수 그리스도의 나타나심으로 분명히 드러났으니, 그분께서는 죽음을 폐하시고 복음을 통해 생명과 죽지 아니함을 밝히 드러내셨느니라. (딤후 1:9~10)

그렇습니다. !

우리를 구원하시는 분은 하나님이십니다. 하나님은 그 분의 위대한 목적과 은혜 안에서 우리를 구원하실 길을 마련하셨습니다.

이것이 창세전에 계획된 하나님의 목적이며 그분의 은혜입니다.

은혜란 무엇입니까?

은혜란 전혀 받을 만한 자격이 없는 사람에게 베푸는 하나님의 사랑입니다. 이것은 애쓰지 않고, 공들이지 않고 얻은 사랑입니다.

우리 중에 하나님의 은혜를 받을 자격이 있는 사람은 아무도 없습니다. 우리는 모두 추하고 절망적이며 죄인이고 하나님께 버림을 받은 자들입니다. 그러나 하나님은 목적을 갖고 계시는데, 그것은 은혜의 목적입니다. 하나님은 그리스도 예수님 안에서 영원 전부터 그것을 이루셨습니다. 하나님의 은혜가 이제 우리 구주 예수 그리스도의 나타내심으로 분명히 드러났습니다.

예수 그리스도께서는 죽음을 죽이시고, 복음을 통해 생명과 죽지 아니함을 밝히 드러내신 분입니다. 그러므로 인간은 오직 하나님의 아들 예수 그리스도와 그 분이 이루신 일로 인해 구원받을 수 있고, 하나님과 화해할 수 있습니다.

이것이 복음의 핵심입니다.

성경 사도행전 4장에서 베드로는 강력하게 증거 합니다.

다른 사람 안에는 구원이 없나니 , 하늘아래 우리를 구원할 다른 이름을 사람들 가운데 주신 일이 없느니라. 그 이름은 예수 그리스도이니라.

왜 그런 것일까요? 인간은 왜 자신을 구원 할 수 없을까요? 왜 하나님의 아들 예수께서 하늘에서 이 땅으로 내려 오셔야 했을까요?

그 이유는 인간이 하나님의 법인 율법을 파괴했지만, 하나님의 법은 존경받아야 하기 때문입니다. 하나님의 법은 일점일획이라도 존경을 받고 복종 받아야 합니다. 이것은 율법이 요구하는 것입니다.

그런데, 또 다른 요구가 있습니다. 우리가 지은 죄를 어찌할 것입니까? 이 죄를 어떻게 지우려 합니까?

우리의 죄는 용서함 받아야 하며, 하나님의 존귀함은 만족을 얻지 않으면 안됩니다.

이것이 율법의 또 다른 요구입니다. 인간은 자기 죄가 속죄함을 얻으며, 하나님께 완전히 복종하기 전까지는 결코 구원을 받을 수 없습니다. 그러나 인간 스스로는 그 일을 이룰 수 없습니다. 그래서 하나님이 인간에게 율법을 주셨지만, 그 자체로는 인간을 구원할 수 없습니다. 왜냐하면 율법은 인간에게 행하도록 맡겨졌지만, 인간은 결코 그것을 이룰 수 없기 때문입니다.

성경 로마서는 증거 합니다.
모든 사람이 죄를 지어 하나님의 영광에 이르지 못하더니(롬 3:23)

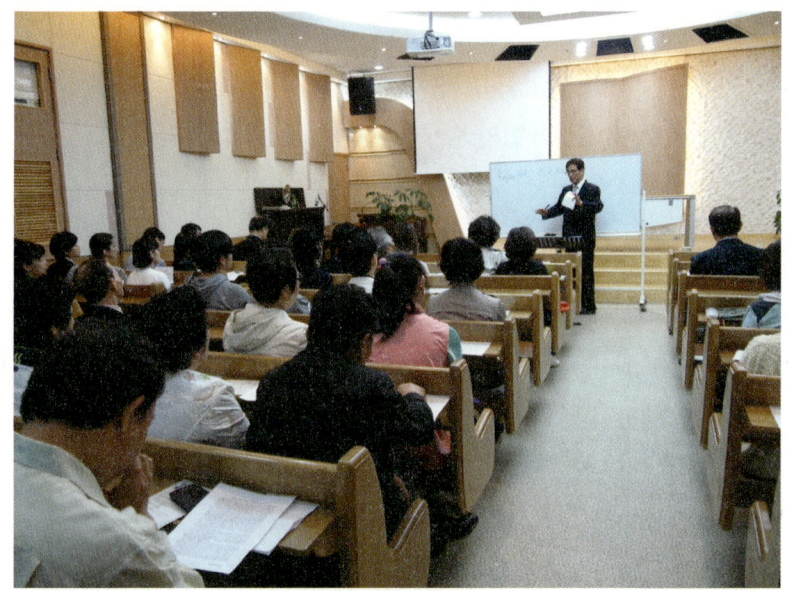
2014년 4월 27일 사랑진교회에서 라파성서요법을 강의하는 모습

의인은 없나니 단 한 사람도 없으며(롬 3:10)
그렇습니다.
인간은 하나님의 법을 받았지만, 지키지 못했고, 지킬 수 없습니다. 하여 하나님께서는 "율법이 하지 못하는 것'을 위하여 한량없는 은혜와 긍휼 가운데 그의 아들을 보내셨습니다.

기억하십시오!
오직 예수님만이 완전한 하나님이시며, 완전한 인간이시기 때문에 우리가 하지 못하는 것을 하실 수 있습니다.

예수님은 인간으로 이 땅에 사시면서, 하나님의 법에 완전하게 복종했던 유일한 분이십니다. 그를 보내신 분은 하나님이시며, 하나님이 그를 보내심은 율법의 요구를 이루기 위함이십니다.

그를 보내신 것은 하나님의 은혜입니다.

하나님은 세상을 사랑하셔서 독생자 예수 그리스도를 우리에게 주셨습니다. 예수님은 오셔서 율법대로 완전하게 사셨고, 순종하며 십자가로 나아가셨습니다.

"예수님의 십자가에서 무슨 일이 일어났습니까?"
하나님은 십자가에서 우리의 죄를 위해 예수님을 화해 헌물로 삼으셨습니다. 이것이 예수 그리스도께서 갈보리 언덕 십자가에서 죽으셨던 이유입니다.

하나님은 우리의 죄를 가져가셔서 당신의 아들에게 맡기셨습니다. 하나님의 아들은 순결하시고 결코 죄가 없으십니다. 하지만, 예수님은 자신을 우리 죄에 대해 책임져야 할 자로 여기셨습니다.

이것이 하나님의 목적이고 은혜입니다.
그리고 이것은 십자가 위의 그리스도 안에서 이루어집니다.

성경 이사야는 증거 합니다.
참으로 예수 그리스도는 우리의 고통을 짊어지고 우리의 슬픔을 담당하였거늘 우리는 그가 매를 맞고 하나님께 맞아 고난을 당한다고 생각하였노라. 그러나, 그는 우리의 범죄들로 인해 부상을 당하고 우리의 불법들로 인해 상하였노라. 그가 징벌을 받음으로 우리가 화평을 누리고, 그가 채찍에 맞음으로 우리가 고침을 받았도다. 우리는 다 양 같아서 길을 잃고, 각각 자기 길로 갔거늘 주께서는 우리 모두의 불법을 그에게 담당시키셨도다. (사 53: 4~6)

여러분!
이것이 복음이며, 구원의 메시지입니다.
이것이 인간이 구원받는 유일한 길입니다.

성경 디모데 전서는 증거 합니다.
신실하다. 모든 사람이 온전히 받아들이기에 합당한 이 말이여! 그리스도 예수님께서 죄인들을 구원하시려고 세상에 오셨다. 하였도다! 죄인 중에 내가 괴수니라. (딤전 1:15)

그렇습니다.
인간은 하나님과 화해하며 죄사함을 얻고 속죄함을 얻을 때까지는 하나님의 복을 누리지 못합니다. 참 평안도 없습니다. 진정한 기쁨도 없습니다.

이 세상에 오셔서 사시다가 죽으시고, 삼일 만에 부활하신 예수 그리스도! 그 분은 하나님의 목적과 은혜에 따라 보내심을 받은 분입니다. 그리스도가 이루신 모든 일은 우리를 위한 것입니다. 그러므로 우리가 해야 할 일은 단 하나! 주 예수 그리스도를 의지하는 것입니다. 단지 무능함과 절망과 죄 중에 빠져 있는 우리는 행위로 구원받을 수 없습니다. 우리의 구원은 하나님의 사람인 '토플래디' 처럼 고백할 수 있느냐에 달려 있습니다.

"내 손의 수고로는 주님의 율법이 요구하는 것을 이룰 수 없습니다. 나의 열심이 쉴 줄을 모르며 내 눈물이 영원히 흐른다 해도, 모든 죄 값을 치를 수 없을 것입니다. 주님이 구원하셔야 합니다. 그리고 주님만이 하실 수 있습니다.
  내 손으로 아무것도 가져 올 수 없습니다.
  다만 주님이 십자가에 매달립니다.
  옷 입기 위해 벌거벗은 채로 나옵니다.
  은혜를 위해 무력하게 바라봅니다.
  더러운 모습 그대로 샘물로 달려옵니다.
  구주여, 나를 씻기소서!
  그리하지 아니하시면 나는 죽어갈 것입니다."

예수 그리스도는 창세전에 나를 무지로부터 구원하셨습니다.
  그 분은 나를 하나님의 진노로부터 구원하셨습니다.
  그리고 세상과 육신과 사단 마귀의 압제로부터 구원하셨습니다.
  그 분은 나를 지옥으로부터 구원하셨으며, 새 생명을 주시기 위해 구원하셨습니다. 그 생명은 영혼 안에 있는 하나님의 생명이기에 이 땅에서 시작하여 영원한 영광 가운데 활짝 피어 날 것입니다.

잊지 마십시오!

하나님의 변함없는 목적은 "인생 살면서 내게 어떤 고난이 와도 나는 부끄러워하지 않는다. 나는 내가 믿어 온 분이 누구신지 알고 있다. 또 마지막 날에 내가 주님께 맡긴 것을 그 분께서 능히 지키실 것을 확신한다." 이렇게 고백하게 하는 것입니다.

이제 그만 하나님 아버지께 돌아오십시오.

돌아오기만 하면, 하나님께서는 예수 그리스도가 흘리신 보혈의 공로로, 피의 공로로, 우리의 모든 죄와 허물을 용서하십니다.
새롭게 하십니다. 회복시켜 주십니다. 부끄럽지 않게 하십니다.

돌아오십시오! 주님이 구원하시고 지키십니다.

잃으면 잃으리라

● 말씀: 창 43 : 11~14

아프리카에 가면 원숭이를 잡아먹는 부족들이 있습니다.

원숭이를 잡는 방법이 간단한데 원숭이의 욕심을 이용합니다.

원숭이들은 의심이 많고 욕심이 많습니다. 아프리카 토인들이 원숭이를 잡는 방법은 항아리를 이용합니다. 항아리 안에 원숭이가 좋아하는 먹을 것을 넣어놓고 기다립니다. 의심 많은 원숭이들은 처음에는 의심을 하다가 시간이 지나면 항아리에 다가갑니다. 항아리 안에 있는 바나나 같은 음식을 잡으려고 손을 넣었다가 욕심이 많아서 한 손 가득 움켜쥐고 손을 빼려고 해도 빠지지 않습니다. 이때를 기다리던 토인들은 도망가지 못하는 원숭이를 잡습니다. 바나나를 놓고 도망가면 살 수 있었을 텐데 욕심 많은 원숭이는 토인들에게 잡혀 죽고 맙니다.

내 인생에서 아직도 내가 놓지 못하는 것이 있다면 그게 과연 무엇일까요?

　지금으로부터 3,700년 전에 살았던 야곱과 그 가족의 일대기를 통해 내가 놓지 못하는 이 문제를 상고해 보려고 합니다.

　야곱은 탐욕과 시샘으로 점철된 파란만장한 고난의 일생을 살았습니다. 그는 자신이 얻고자 하는 것은 어떤 수단을 동원해서라도 심지어 속이고 빼앗아서라도 기어코 손에 넣고야마는 사람이었습니다. 야곱은 성경에 나오는 하나님의 사람 중에서 가장 인간적인 수완으로 살았던 사람입니다. 그는 어머니 뱃속에서 나올 때부터 쌍둥이 형인 에서와 먼저 나오려고 싸우다가 결국 지게 되어 둘째로 태어납니다. 야곱은 태어날 때부터 승부욕이 강했습니다. 성년이 된 어느 날 사냥에서 돌아 온 굶주린 형 에서를 속여서 팥죽 한 그릇에 장자권을 빼앗고 맙니다. 그리고는 하나님이 허락하신 복을 기다리지 못하고 아버지 이삭이 나이가 많아 눈이 멀자 어머니 리브가와 짜고 눈 먼 아버지를 속이고 장자의 축복을 가로챕니다. 형 에서가 아버지에게 복을 빌어 달라고 애원을 하지만 더 이상 줄 복이 없다는 얘기만 돌아옵니다. 이 일로 형 에서가 격분하여 야곱을 죽이려고 하자 형의 분노를 피해 외삼촌 라반의 집으로 도망을 갑니다. 거기서 외삼촌의 둘째 딸, 운명적인 여자, 라헬을 만납니다. 아름다운 여자 라헬을 보는 순간 첫 눈에 반해 그녀를 사랑하게 되는데 이때부터 야곱을 향하신 하나님의 연단과 본격적인 훈련이 시작됩니다. 하나님은 야곱의 한 평생을 통해 버리고 또 버리는 훈련을 시키십니다. 포기하고 또 포기하는 훈련을 시키십니다.

295

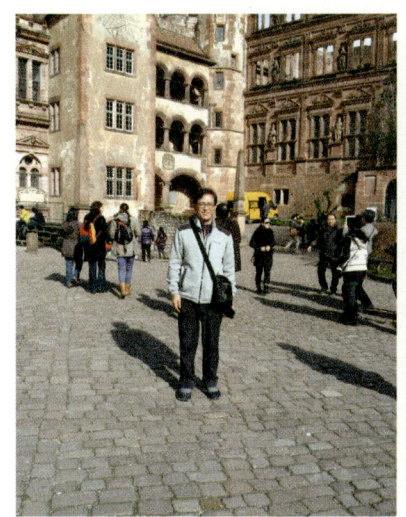
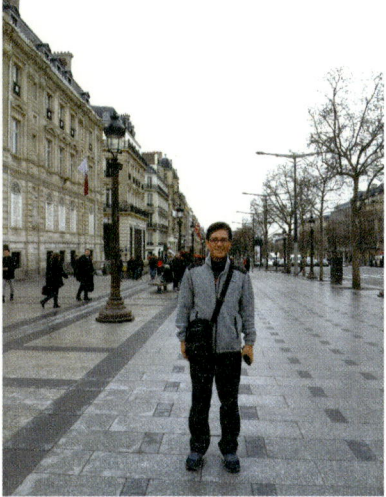

2014년 2월 유럽종교개혁지 순례여행 중 독일 하이델베르크 고성에서 찍은 사진
2014년 2월 유럽종교개혁지 순례여행 중 프랑스 개선문 대로에서 찍은 사진

먼저 야곱은 사랑하는 여인 라헬을 얻기 위해 청춘을 포기합니다. 그것도 외삼촌 라반의 속임수로 인해 장장 14년 동안 노예같이 일했습니다. 낮에는 갈증이, 밤에는 서리가 그를 쇠약하게 했고 날밤을 세운 날이 수 천 날이었습니다.

또 외삼촌의 가축을 위해 육년 동안 밤낮을 가리지 않고 물불을 가리지 않고 섬겼는데 외삼촌 라반은 야곱의 품삯을 열 번이나 바꾸어서 지불했습니다. 일가를 이루고 처자식을 먹여 살리기 위해 그런 수모를 견디면서 야곱은 자존심을 버립니다.

20년의 타향살이를 마치고 고향으로 돌아가는 길에서 형 에서의 분노를 피하기 위해 얍복 강가에서 천사와 씨름하다가 잘못 살았던 인생을 내려놓습니다.

"네 이름이 무엇이냐?"고 되묻는 천사 앞에 야곱은 무너집니다. 그리고는 가식의 옷을 벗고는 처절하게 고백합니다.

"나는 야곱입니다." "나는 사기꾼입니다. 나는 범법자입니다. 나는 벌레만도 못합니다. 나는 야곱입니다."

야곱은 자기를 내려놓습니다.

그래도 아직 세상에 미련이 많았던 야곱의 고향으로, 하나님의 땅으로 돌아오지 않고 타락하고 음란한 도시 살렘 앞에 장막을 치고 삽니다. 어느 날 딸 디나가 강간을 당합니다. 그로 인해 야곱의 아들들은 손에 피를 묻힙니다. 야곱은 마침내 가정에 남아있던 이방신들을 내버리게 됩니다. 그리고는 세상을 등지고 벧엘로 올라갑니다.

딸 디나 사건으로 두 손 두 발 다 들었던 야곱은 벧엘에서 이동하던 중에 생명처럼 사랑했던 라헬이 막내 베냐민을 낳다가 죽습니다. 야곱은 이제 사랑도 내려놓습니다.

한 평생 변함없이 사랑했던 여자 라헬! 그녀가 낳은 아들 요셉이 짐승에게 찢겨 죽었다는 소식을 듣습니다. 라헬이 죽은 후에 왕족이 입는 채식 옷을 입히면서 사랑하고 편애했던 아들 요셉! 같이 따라 죽고 싶을 만큼 애착을 가졌던 요셉!

이제 야곱은 자식에 대한 애착도 내려놓습니다.

많은 세월이 흐르고 온 지면에 기근이 들게 되자 야곱의 가족들도 굶어 죽을 처지가 됩니다. 할 수 없이 야곱은 식량을 구하러 아들들을 이집트로 보냈는데 일이 꼬여서 막내아들 베냐민을 그 땅으로 보내야 할 일이 생겼습니다.

베냐민은 누구입니까? 청춘을 불태워 사랑했던 여인 라헬! 그녀가 낳은 두 아들 요셉과 베냐민! 벌써 오래 전에 가슴 속에 묻은 아들 요셉, 이제 막내아들 베냐민 밖에 남지 않았는데 이 아들을 보내라니! 그는 늙은 야곱의 마지막 안식처요 소망이었습니다. 그러나 온 가족을 살리려면 베냐민을 떠나 보낼 수밖에 없습니다.

"안 된다고 안 된다고, 그럴 수는 없다"고 절규하던 야곱, 마침내 마지막 남아있던 애착을 내려놓습니다.

너희 동생도 데리고 일어나서 다시 그 사람에게로 가라. 전능자 하나님께서 그 사람 앞에서 너희에게 긍휼을 베푸사 그가 너희의 다른 형제와 베냐민을 돌려 보내시기를 원하노라. 내가 자식들을 잃게 되면 잃으리로다. (창 43:13~14)

야곱의 생애에서 끝까지 놓지 못했던 막내아들 베냐민!
이제 그를 떠나보냅니다. 아니, 베냐민을 떠나 보낸게 아니라 한 많은 자기 일생을 떠나보낸 것입니다.

"내가 자식들을 잃게 되면 잃으리로다."

"잃으면 잃으리라"

이제 야곱은 모든 것을 내려놓고 그리고 자기 자신도 내려놓습니다. 그러자 그때부터 하나님이 그를 도우십니다.

건축공학과를 나온 한 젊은이가 있었습니다. 대학원 진학을 앞둔 1999년 11월 어머니가 뇌출혈로 쓰러졌습니다. 식물인간이 되어버린 어머니! 그 어머니와 함께 나눈 고통의 시간들은 이 젊은이에게 많은 변화를 가져다 주었습니다. 남은 것이라곤 슬픔뿐이라고 생각했는데 절벽 같은 절망을 뚫고 가족들은 희망을 품게 되었습니다. 수많은 날들을 술에 의지해 살던 아버지가 교회에 나가게 되었고 여동생은 어머니가 쓰러졌던 그 삶의 현장에서 일하게 되었습니다. 그는 한 번도 언제까지 어머니를 회복시켜 달라고 기도하지 않았습니다. 이 땅에서 이루어지지 않으면 하늘나라에서 이루어질 것을 믿었기 때문입니다. 그러던 2004년 겨울, 어머니의 병간호로 집이 경매에 넘어가게 되자 어머니를 요양병원으로 모셨습니다. 7년간 어머니를 모신 후 하나님은 그에게 새로운 복의 길을 열어주셨습니다. 건축가의 꿈도, 가슴 설레는 연애도 포기했던 그에게 한 여성이 이메일을 보냈습니다.

"어머니 간호를 같이하고 싶다"고!

그녀는 10개월 동안 그와 함께 지극정성으로 어머니를 간호했습니다. 그는 마음과 얼굴이 고운 그녀와 서른 아홉 되던 2007년에 한 가정을 이루었습니다. 현재 대성닷컴 출판사 작가로 일하는 황교진이 바로 그 주인공입니다. 그는 이제 말기환자의 고통과 고독을 함께하는 호스피스 목회자의 길을 걷고 싶어 합니다.

그가 했던 간증입니다.
"기적이란 상황을 바꾸지 않지만 자신의 마음이 바뀌는 것이라고 생각합니다. 감당할 수 없는 시험이라도 하나님께 기도하면 마음을 바꿔주십니다. 이것이 제가 행복을 누리는 비결입니다."

그렇습니다. 가장 큰 기적은 내가 바뀌는 것입니다.
야곱이 모든 것을 다 버리고 빈손 들고 하나님 앞에 서니 그분이 야곱을 인도하셨습니다.
구원의 길로, 회복의 길로, 기쁨의 길로, 만남의 길로, 생명의 길로, 평안의 길로, 복된 길로, 영광의 길로, 야곱을 인도하셨습니다.

아름다운 미모와 착한 심성, 신실한 믿음을 소유했던 별처럼 빛나는 여인 에스더! 나라와 민족이 멸망의 위기에 처하자 부귀영화를 누리던 왕후의 자리에서 박차고 일어나 왕의 부름 없이 왕의 뜰에 나가면 누구라도 그 자리에서 목이 달아나는 것을 알면서도 생명을 걸고 절대 권력자 아하수에로 앞으로 나아가 나라와 민족을 구했던 하나님의 사람 에스더!
그녀가 남긴 단호한 외침이 지금도 들리는 듯 합니다.
"죽으면 죽으리라!"

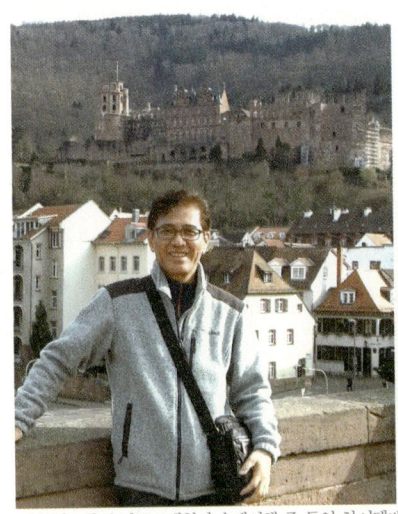
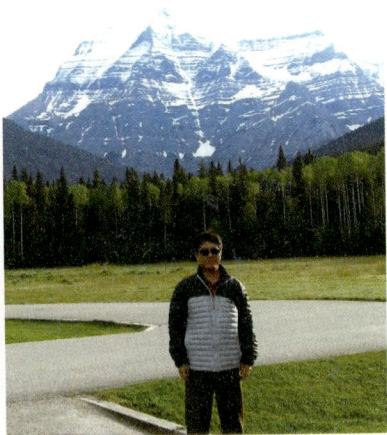

2014년 2월 유럽종교개혁지 순례여행 중 독일 하이델베르크 고성을 배경으로 찍은사진
2013년 5월 미국 미드웨스턴 신학대학교 박사과정을 마치고 미국 동부 여행중 찍은사진

"내가 죽고자 하면 내가 사는 줄 믿습니다."

절대군주 느부갓네살이 다스리던 바빌론 제국!
　왕이 세운 금 형상에게 경배하지 않는 자는 누구든지 불타는 용광굴에 던져버리리라는 무서운 명령이 내려졌습니다.
　그때 다니엘의 세 친구 사드락과 메삭과 아벳느고는 그 금 형상에게 절을 하지 않았습니다. 격노한 왕이 소리칩니다.
　"불타는 용광로냐, 너희가 섬기는 하나님이냐? 결정해라!"

다니엘의 세 친구들은 한결 같이 대답합니다.
　"오 왕이시여! 왕이 우리를 불타는 용광로에 던져 넣더라도 우리가 섬기는 하나님께서 우리를 건져 내시리이다. 그러나 그리 아니하실찌라도 우리는 왕이 세우신 금 형상에게 경배하지 않겠나이다."

　신앙의 절개를 지킨 그들에게 주 하나님은 불타는 용광로 안에서도 함께 계셨고 기어코 그들을 건져내시고 바빌론 온 지방에서 그들을 높이셨습니다.

　'그리 아니하실지라도' 그들이 외쳤던 고백은
'죽으면 죽으리라' 던 에스더의 외침을 생각나게 합니다.

　'잃으면 잃으리라' 모든 것을 내려놓고 하나님께 맡기는 야곱! 그 때부터 하나님은 야곱을 인도하시고 복주시기 시작합니다.
　모든 것을 내려놓은 야곱, 이제 하나님의 사람이 되어 그 분의 뜻대로 행하기 시작합니다.

　이집트의 왕 파라오를 만나도 당당하게 파라오를 축복하고 나옵니다. 야곱이 늙어 병이 들자 요셉은 자기의 두 아들을 야곱에게 데려옵니다. 야곱은 오른 손을 작은 손자 에브라임 머리에 얹고 왼손을 큰 손자 므낫세의 머리에 얹었습니다. 요셉이 깜짝 놀라 '아버지여 오른손을 큰 손자에게 얹으소서' 하니 야곱이 거절하면서 '내 아들아 나도 안다. 그러나 동생이 형보다 더 크게 되리라' 하면서 하나님의 뜻대로 손자들을 축복합니다. 이어서 열두 아들들을 다 불러 모으고는 한 사람 한 사람 축복하고 각 사람의 복에 따라 그들을 추복합니다. 그리고는 자기 지팡이 머리에 의지하여 하나님을 경배하고 숨을 거둡니다.

여러분 가장 큰 기적은 내가 바뀌는 것입니다.

시편기자는 이렇게 찬양합니다.
야곱의 하나님을 자기 도움으로 삼으며 주 자기 하나님께 소망을 두는 자는 행복하도다. (시 146:5)

야곱의 청춘을 포기하게 만든 사랑했던 여인 라헬!
그녀가 떠나가자 사랑도 떠나갑니다.
딸 디나의 불행한 사건으로 야곱은 모든 이방신을 버리고 떠납니다.
'내가 애곡하며 무덤에 내려가 내 아들에게로 가리라'
울부짖으며 함께 죽고 싶었던 아들 요셉의 사망 소식!
가슴이 무너져 내리면서 '잃으면 잃으리라' 소리치면서 머나먼 땅으로 보내야 했던 야곱의 마지막 소망 베냐민!

야곱은 자신이 소중하게 생각했던 모든 것, 자신이 가장 사랑했던 사람들을 다 내려놓습니다. 험악한 세월을 살았던 자기 자신도 내려놓습니다. 그리고는 진정한 자신의 모습을 발견합니다.
'하나님이 누구신지, 내가 누구인지를 알게 됩니다.'

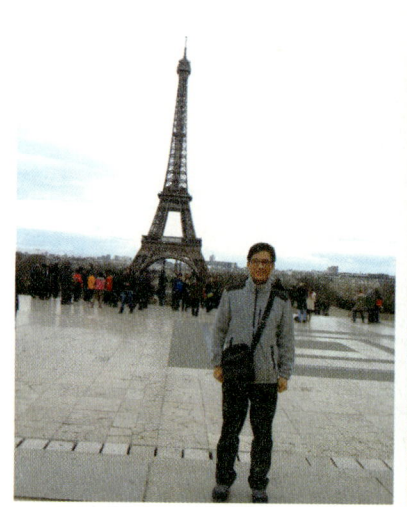
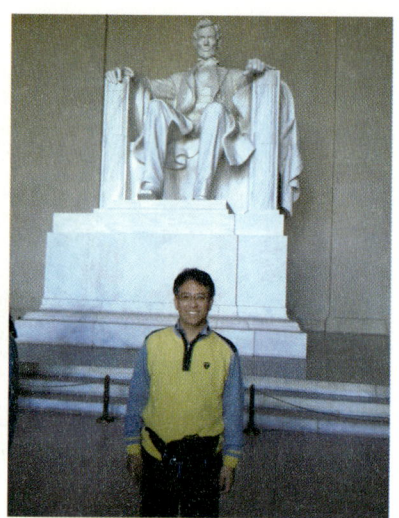

2014년 2월 유럽종교개혁지 순례여행 중 프랑스 에펠탑을 배경으로 찍은 사진
미국 동부 여행 중 링컨기념관 안에서 찍은 사진

여러분, 나의 라헬은 누구입니까?
나의 요셉은 누구입니까?
나의 베냐민은 누구입니까?
돈입니까? 행복입니까? 공부입니까? 출세입니까?
용서할 수 없는 남편입니까? 이해하기 힘든 아내입니까?
자식입니까? 부모입니까?
한 많은 내 인생입니까? 버릴 수 없는 자존심입니까?
아니면 용서할 수 없는 나 자신입니까?

지금 이 순간도 내가 놓을 수 없는 것은 무엇입니까?
야곱처럼 나도 내려놓아야 합니다. 포기해야 합니다. 그리고는 빈손 들고 주님 앞에 나와야 합니다. 그럴 때 주님이 이 손을 잡아 주시고 그분의 길로 푸른 초장으로 인도해 주십니다.
  구원의 길로, 생명의 길로, 평안의 길로 인도하십니다.

모든 것 다 내려놓고, 빈손 들고, 십자가 붙들면 삽니다.!
'잃으면 잃으리라' 야곱의 고백이 나의 고백이 되기를 소망합니다.

다시 한 번 묻겠습니다.
"아직도 놓지 못하는 나의 베냐민은 무엇입니까?"

당신의 베냐민은 무엇입니까?
내려놓으면 삽니다.
주님이 인도하십니다.

라파성서요법 메뉴얼

1. 무기미네랄(무기광물질)과 중금속이 없는 순수물(증류수)을 마셔라.

어른은 매일 약 2.5ℓ의 수분을 섭취해야 되는데 그중 약 0.5ℓ는 음식물을 통하여 자연스럽게 섭취하고 있다. 그러므로 우리들은 하루에 적어도 한 2ℓ 2,000cc정도의 순수물증류수을 마셔야 한다. 그래야 몸이 필요로 하는 수분이 충분히 채워지고 몸 속의 노폐물이 제거된다.

2. 무기미네랄(간수)과 중금속이 없는 순수소금을 섭취하라.

우리 몸의 체액이 양수 상태와 같은 염분농도를 유지할 때 각종 세균의 감염에서 우리 몸을 지킬 수가 있고 대사성질환인 암, 당뇨병, 위장병, 간경변, 심장병, 피부병 등에서 벗어날 수 있게 된다.

인간을 포함한 모든 동물의 체액은 소금기를 함유하고 있으며 이 소금에 의해 혈액이 맑아지고 혈액 본래의 기능을 가지게 된다. 순수소금을 충분히 섭취하여 체액을 양수0.9%상태로 만들어야 한다. 0.9%의 체액을 유지할 때 면역력을 높여서 각종 성인병을 예방, 치유할 수 있다.

* 순수소금을 섭취하는 방법

처음 먹을 때는 하루 3회 2g씩 따끈한 물에 타서 마신다. 아침에는 2g을 공복 시에 마시고 낮과 저녁에는 식후 30분 후에 마시는 것이 가장 이상적이다. 머그잔 180cc에 순수소금 2g을 타서 마신다. 이유는 약 0.9%의 생리식염수 상태에서 가장 흡수력이 빠르기 때문이다.

섭취하는 총량은 몸무게 60kg인 사람이 건강을 유지하기 위해서는 하루에 순수소금 약 12g을 먹어줘야 한다. 암환자를 비롯한 각종 성인병환자는 순수소금 12g이상을 섭취해야 한다. 2g짜리 소금을 1~2개월 정도 먹고 나면 2~3개월 후부터는 3g을 하루에 3~4회 정도로 섭취하는 것이 좋다.

3. 까다로운 식이요법을 하다가 중단하지 말고 대체식을 하라.

라파엘 대체식은 불치병과 난치병을 비롯한 각종 질병을 근원적으로 낫게 하는 에너지식이다. 만성피로를 회복하거나 건강을 되찾기 위해서는 에너지식인 대체식을 아침, 점심, 저녁에 1포 15g씩 먹으면 된다.

암환자를 비롯한 각종 생활습관병 환자는 에너지공급과 완치를 위해서 대체식을 아침, 점심, 저녁에 2포 15g 2개씩을 먹으면 된다. 씹기가 힘든 환자는 대체식을 입에 조금 물고 있으면 부드러워진다. 그때 씹어 먹으면 된다. 아니면 대체식에 물이나 주스를 조금 타서 씹어 먹으면 된다.

4. 라파생활운동

1) 혈액순환운동

다섯 손가락을 달걀을 쥐듯이 오므려서 머리와 목 사이에 움푹 들어간 부분 왼쪽, 오른쪽 두 곳을 1분 동안 톡톡톡 두드린다. 이 동작이 끝나면 귀 중앙 부분을 잡고 바깥쪽으로 당기고, 귀 아래쪽 귓밥을 잡고 아래로 당기고, 귀 위쪽을 잡고 위로 당긴다. 그리고나서 양 손바닥으로 귀 전체를 앞뒤로 비빈다. 이 동작도 1분 정도 행한다. 시간대는 아침에 일어났을 때와 잠자기 전이 좋지만 피곤할 때는 때와 장소를 가리지 말고 계속 하면 좋다. 두통, 편두통, 중풍, 뇌혈관 질환 예방과 치유에 아주 좋다.

2) 전신혈행운동

경침을 베고 반듯하게 누워서 두 다리의 뒤 발꿈치 안쪽을 가지런히 붙인다. 두 발끝을 좌우로 벌렸다가 맞부딪친다. 점점 빠르게 반복한다. 처음에는

100번, 200번 하다가 점점 횟수를 늘여간다. 숙달이 되면 발끝치기는 10분에 1,000번 정도를 할 수 있게 된다. 이 운동이 끝나면 고개를 좌우로 돌리는 운동을 한다. 고개를 돌리는 운동 횟수는 발치기 횟수의 절반만 하면 된다. 할 수 있으면 두 운동을 동시에 하면 좋다. 시간도 절약된다. 두 가지 동작을 동시에 하기가 힘들면 발치기와 고개돌리기를 따로 하면 된다. 시간대는 아침에 일어났을 때와 잠자기 전이 좋다. 하지만 어느 때, 어느 장소에서도 하면 된다. 이 운동의 효과는 이루 말로 할 수 없을 만큼 좋다.

3) 혈관망(Wonder Net)운동
누워서 나무베개를 목 부위에 대고 손발을 되도록 수직으로 높이 올리고 발바닥은 수평으로 한 뒤 손가락은 가볍게 편다. 이 상태에서 가벼운 진동을 1~2분 동안 아침 저녁 1회씩 한다. 누구나 할 수 있는 간단한 운동이다. 그러나 원더넷운동의 이론은 깊고 효과가 크다.

4) 라파 반신욕
반신욕은 몸속의 노폐물과 독소를 제거하는 최고의 목욕법이다. 척추와 골반이 틀어진 것도 자동교정이 된다. 척추와 골반이 바르게 되면 눌린 신경들이 정상화 되면서 그로 인한 질병들도 고쳐진다. 면역력이 강화되는 것은 두 말할 필요도 없고 요요현상 없이 자기 키에 맞게 체중이 감량된다. 한 달에서 석 달 사이에 6~21kg까지 체중이 감량이 가능하다. 반신욕은 물 온도가 중요하다. 물 온도는 37도에서 39도 사이가 좋다. 40도부터는 반신욕의 효과가 급격히 감소된다. 실행방법은 배꼽위에 물이 찰 정도로 하면 된다. 명치 이상을 넘어가면 안 된다. 시간은 20분 이상 해야 한다. 체력이 되면 40분이든 1시간이든 관계없다. 온 몸에 땀이 줄줄 날 때까지 앉아 있어야 한다. 온냉 반신욕이 가장 좋다. 다시 말해서 온탕과 냉탕을 번갈아 하라는 것이다. 온탕에

20분 이상 있다가, 냉탕에 1분 10초, 다시 온탕에 1분 10초, 냉탕에 1분 10초, 마지막으로 온탕에 1분 10초, 냉탕에 1분 10초 순서로 몸을 담근다. 조심할 것은 처음 20분은 반신욕이고, 나머지 냉온탕은 온신욕이다.

냉탕은 암환자는 금물이다. 또 찬물이 싫은 사람, 질병에 걸린 환자들은 냉탕에 들어가지 말고, 샤워기로 자신에게 맞는 차가운 물로 씻는다. 조심할 것은 두 손을 탕 안에 담그면 안 된다. 두한족열頭寒足熱에서 두 손은 상반신에 해당하기 때문이다.

5. 명현현상

명현이란 한의학적 용어로 질병이나 신체의 나쁜 부위가 치료되는 과정에서 일시적으로 나타나는 여러 가지 증상들을 말한다. 두통, 발열, 발적, 가려움, 두드러기 또는 질병의 상태가 더 악화되는 등의 형태로 나타난다.

대개 3~5일 정도 지나면 소실되나 간혹 3~4주 또는 2~3개월씩 명현현상이 지속되는 경우도 있다.

순수소금, 대체식, 증류기 상담문의
070-8232-6701 / 010-3864-6263 : 프리엘

까페 : 프리엘
cafe.naver.com/freeell

홈페이지
www.라파요법.com

라파의 뜻

라파성서요법에서 '라파'는 히브리어 여호와 라파(Yahweh Rapha) אפר הוהי 에서 나온 것이다. '여호와 라파'는 '치료하시는 하나님'(출15:26)이라는 뜻이다.

| 참고 문헌

강길전, 홍달수, 양자의학 새로운 의학의 탄생. 서울 : 돋을새김, 2013.
김진목, 위험한 의학 현명한 치료. 서울 : 전나무숲, 2012.
김항선, 건강 백세시대 내몸 관리. 서울 : 문무사, 2011.
공동철, 아프면 낫는다. 서울 : 민중출판사, 2006.
김동하, 석보경, 맹학영, 보완대체의학개론. 서울 : 한올출판사, 2010.
김승조외, 암 어떻게 치료할 것인가. 서울 : 건강신문사, 2003.
김성동, 감기에서 백혈병까지의 비밀. 서울 : 건강신문사, 2008.
김용태, 간질환(간염, 간경화, 간암)고치는 기적의 식이요법. 서울 : 건강신문사, 2009.
김용태, 암 당뇨 비만을 고친 사람들(성서요법). 서울 : 건강신문사, 2010.
김용태, 김용태 약사의 오줌요법. 서울 : 건강신문사, 2013.
고오다 미쯔오, 니시생채식 교본. 배성권 역. 서울 : 건강신문사, 2013.
김일훈, 신약 神藥. 서울 : (주)인산가, 2010.
김종배, 신비한 인체 창조섭리. 서울 : 국민일보사, 1993.
김태수외, 한국자연의학개론. 서울 : 건강신문사, 2000.
김태수, 체질을 바꾸는 법. 서울 : 건강신문사, 2003.
김태수, 한국자연의학회. 서울 : (주)새로운사람들, 2004.
김홍국, 자연건강법의 이해. 서울 : 건강신문사, 2009.
노먼 워커, 야채즙 과일즙. 윤승천 역. 서울 : 건강신문사, 2013.
나카지마 미쯔오, 꽃송이버섯 베타글루칸 1.3. 김태식 역. 서울 : 건강신문사,

2014.

데이비드 A. 케슬러, 과식의 종말. 이순영 역. 서울 : (주)문예출판사, 2010.

데이비드 우튼, 의학의 진실. 윤미경 역, 서울 : 마티, 2007.

D. 린드세이벅슨, 환경호르몬의 반격. 김소정 역, 파주 : 아롬미디어, 2012.

로버트 S. 멘델존, 나는 현대의학을 믿지 않는다. 남점순 역. 서울 : (주)문예출판사, 2007.

랜딜 피츠제럴드, 100년 동안의 거짓말. 신현승 역, 서울 : (주)시공사, 2012.

릭 스미스, 브루스 루리, SLOW DEATH. 임지원 역, 서울 : 동아일보사, 2012.

마이클 폴란, 잡식 동물의 딜레마. 조윤정 역, 서울 : 다른세상, 2012.

메리앤 J, 리가토, 이브의 몸. 임지원 역, 서울 : (주)사이언스 북스, 2004.

멜빈 코너, 현대 의학의 위기. 소의영 외 역, 서울 : (주)사이언스 북스, 2012.

막스 거슨, 암을 고치는 막스 거슨 식사 요법의 비밀. 김태수 역. 서울 : 건강신문사, 2013.

마이클 E. 오크스, 불량 음식. 박은영 역. 서울 : 도서출판 열대림, 2008.

마오싱 니, 100세 혁명. 김정미 역. 서울 : 부광, 2007.

브래그, 폴 C. 중추신경 자율신경 강화법. 김태수, 윤승천 역. 서울 : 건강신문사, 2013.

브래그, 폴 C. 물의 신비, 물에 대한 충격적인 진실. 김태수 역. 서울 : 홍익제, 1993.

브래그, 폴 C. 물만 잘 마셔도 오래 산다. 김태수 역. 서울 : (주)새로운사람들, 2005.

브렌트 키드만, 암 영양요법. 임종삼 역. 서울 : 건강다이제스트사, 1996.

박석종, 웃음요법. 서울 : 건강신문사, 2008.

박종권, 인격이 인격을 치료한다. 서울 : 기독출판 에벤에셀, 1982.

신도 요시하루, 만병을 고치는 냉기제거 건강법. 김수경 역. 파주 : 김영사, 2009.

신야 히로미, 병 안 걸리고 사는 법. 이근아 역. 서울 : 도서출판 이아소, 2006.

사이토 마사시, 체온 1도가 내 몸을 살린다. 이진후 역. 서울 : 나라원, 2012.

샤론 모알렘, 아파야 산다. 김소영 역, 파주: 김영사, 2013.

서울대 체력과학노화연구소, 조선일보, 장수의 비밀. 서울 : 조선일보사, 2003.

아보 도루, 50대가 꼭 알아야 할 건강비법. 박인용 역. 서울 : (주)한언, 2008.

알레한드로 융거, CLEAN:씻어내고 새롭게 태어나는 내 몸 혁명. 조진경 역, 서울 : 쌤앤파 커스(주), 2012.

오카모토 유타카, 의사의 90%는 암을 오해하고 있다. 김정환 역, 서울 : 싸이프레스, 2012.

이승남, 내 가족을 위협하는 밥상의 유혹. 서울: 경향미디어, 2010.

이은희, 하리하라의 몸이야기. 서울 : 북하우스 퍼블리셔스, 2013.

안국준, 물과 소금 어떻게 섭취하면 좋을까. 서울 : 태웅출판사, 2006.

안병수, 내 아이를 해치는 달콤한 유혹. 경기 : (주)국일출판사, 2005.

야도마에 토시로, 베타글루칸의 매력. 안수열 역. 서울 : 건강신문사, 2007.

야마시타 쇼지, 과학이 낳은 미래의 물. 서울 : 도서출만 지식서관, 1993.

요코쿠라 츠네오, SOS! 배불뚝이. 나희 역. 경기 : (주)살림출판사, 2009.

이명복, 사상체질 팔상체질 감별법. 서울 : 건강신문사, 2007.

이명복, 사상체질 팔상체질 식이요법. 서울 : 건강신문사, 2007.

이시하라 유미, 체온 1도 올리면 면연력이 5배 높아진다. 황미숙 역. 서울 :도서출판 예인, 2010.

이재복, 빛살림 정골요법. 서울 : 도서출판 창조, 2008.

아보 도오루, 알기 쉬운 체온면역학. 김기현 역. 서울 : 중앙생활사, 2012.

아베 쓰카사, 인간이 만든 위대한 속임수 식품첨가물. 안병수 역. 파주 : (주)

국일출판사, 2008.
요시미즈 노부히로, 암환자를 구하는 제4의 치료. 편집팀 역. 안양 : 도서출판 자연과생명, 2010.
이세희, 물, 어떻게 선택할 것인가. 서울 : 홍익제, 1995.
이용남, 환경오염과 건강. Los Angeles, CA : 미국 시조사, 1989.
이왕림, 내장비만. 서울 : 랜덤하우스중앙, 2005.
양영철, 21세기 현대의학의 새로운 발견 '셀레늄'. 서울 : 건강신문사, 2008.
이준남, 알고 먹으면 음식으로도 병을 고칠 수 있다. 서울 : 건강신문사, 2003.
이준남, 알고먹는 영양보충제. 서울 : 건강신문사, 2009.
임헌석, 톡톡 건강법. 서울 : 이루, 2012.
양정현, 유방암 진료실에서 못다한 이야기. 서울 : 건강신문사, 2010.
와타나베 쇼, 니시건강법. 김홍국 역. 서울 : 건강신문사, 2013.
오홍근, 보완대체의학. 서울 : 도서출판 아카데미아, 2008.
저르치 아르마이, 암치료에 효과있는 110가지 방법. 양영철 역. 서울 : 건강신문사, 2006.
장석원, 암세포가 두려워하는 AHCC의 비밀. 서울 : 건강신문사. 2006.
제임스 다우드, 비타민 D 다이어트. 김민숙 역. 서울 : 윌리엄북스, 2011.
제롬 캐시러, 더러운 손의 의사들, 최보문 역, 서울 : (주)양문, 2008.
제임스 콜만, NATURALLY DANGEROUS. 윤영삼 역, 서울 : 다산 북스, 2008.
존 로빈스, 존 로빈스의 음식혁명. 안의정 역, 서울 : (주)시공사, 2012.
자우 페이 첸, 세계 최고의 의사 당신 몸 안에 있다. 정가진 역. 서울 : 도서출판 꿈과의지, 2013.
조기호, MBC라디오 동의보감2. 서울 : 부광, 2013.
지은상, 수소수비지니스. 서울 : 건강신문사, 2011.

최경송, 사람을 살리는 대체의학. 서울 : 도서출판 창해, 2009.

최경송, 사람을 살리는 해독요법. 서울 : 도서출판 창해, 2009.

최성희, 은종방, 힐링푸드. 서울 : 도서출판 아카데미북, 2007.

최이윤, 신통한 급소지압. 서울 : 생활지압연구회, 2008.

최옥병, 암을 이겨내는 지혜 & 암 정복 성공비결 10가지. 서울 : 건강신문사, 2003.

최옥병, 통합의학적 암 치료 프로그램. 서울 : 건강신문사, 2012.

크레이그 샘스, 우리가 꼭 알아야 할 음식에 관한 47가지 진실. 이경식 역. 서울 : Human & Books, 2005.

쿠라모치 츠네오, 위대한 면역의 힘. 김태식 역. 서울 : 건강신문사, 2009.

쿠라모치 츠네오, 5종 복합 면역요법. 김태식 역, 서울 : 건강신문사, 2011.

필립 얀시, 폴 브랜드, 나를 지으신 하나님의 놀라운 손길. 정동섭 역. 서울 : 생명의말씀사, 2002.

폴 씨 브래그, 단식 - 건강하게 오래 사는 법. 김태수 역. 서울 : 건강신문사, 2013.

히가시 시게요시, 고다 미쓰오, 혈액의 모든 것. 나희 역. 파주 : (주)살림출판사, 2008.

호시노 요시히코, 암승리자들의 증언. 김정희 역. 서울 : 건강신문사, 2013.

황성주, 성서 건강학. 서울 : 국민일보사, 1992.

홍혜걸, KBS 생로병사의 비밀. 파주 : 도서출판 가치창조, 2012.

허현회, 그들은 어떻게 권력이 되었는가. 서울 : 시대의창, 2013.

하병근, 비타민 C 면역의 비밀. 서울 : 페가수스, 2009.

하병근, 비타민 C 항암의 비밀. 서울 : 페가수스, 2010.

한만청, 암과 싸우지 말고 친구가 돼라. 서울 : 중앙 M&B, 2001.

후나세 스케, 항암제로 살해당하다. 김하경 역. 서울 : 중앙생활사, 2006.

해리 콜린스, 트레버 핀치, 닥터 골렘. 이정호, 김명진 역, 서울 : (주)사이언스 북스, 2009.

후나세 스케, 의식주의 무서운 이야기. 윤새라 역, 파주 : 어젠다, 2014.

Batmanghelidj, Fereydoon. 물, 치료의 핵심이다. 김성미 역. 서울 : 물병자리, 2007.

Ehgartner, Bert. 질병예찬. 홍이정 역. 서울 : 성균관대학교 출판부, 2009.

Jane Scrivner, 내 몸의 독소를 씻어내는 물. 이지영 역. 서울 : 팜파스, 2007.

KBS〈생로병사의 비밀〉제작팀, 생로병사의 비밀2. 경기 : 도서출판 가치창조, 2006.

Keith, Lierre. 채식의 배신. 김희정 역. 서울 : 부키(주), 2013.

Lloyd-Jones, D. Martyn. 의학과 치유. 정득실 역. 서울 : 생명의 말씀사, 1994.

M.R. De Haan, 하나님의 과학. 정동수, 서현정 역. 서울 : 도서출판 말씀과 만남, 1995.

Souccar, Thierry. 우유의 역습. 김성희 역. 파주 : (주)알마, 2009.

Reymond, William. 독소, 죽음을 부르는 만찬. 이희성 역. 서울 : 랜덤하우스코리아(주), 2008.

S.J 호트, 미국 의학계가 감춘 진실. 김태수 역. 서울 : 건강신문사, 2009.

Wallach, Joel. 죽은 의사는 거짓말을 하지 않는다. 박우철 역. 서울 : 도서출판 꿈과의지, 2007.

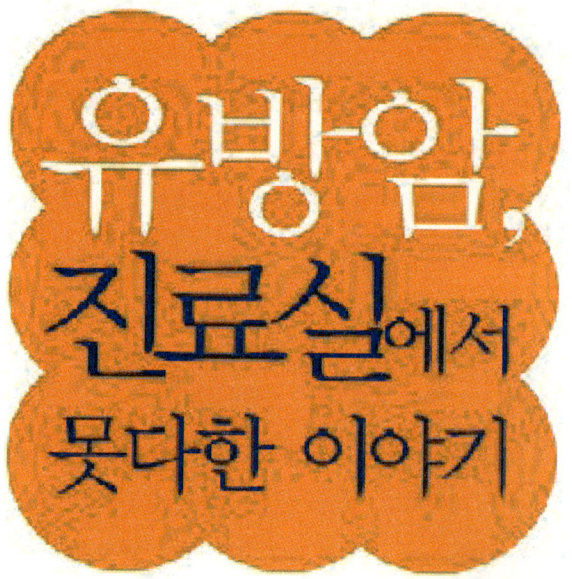

양정현 원장 지음 / 224면 / 값 15,000원

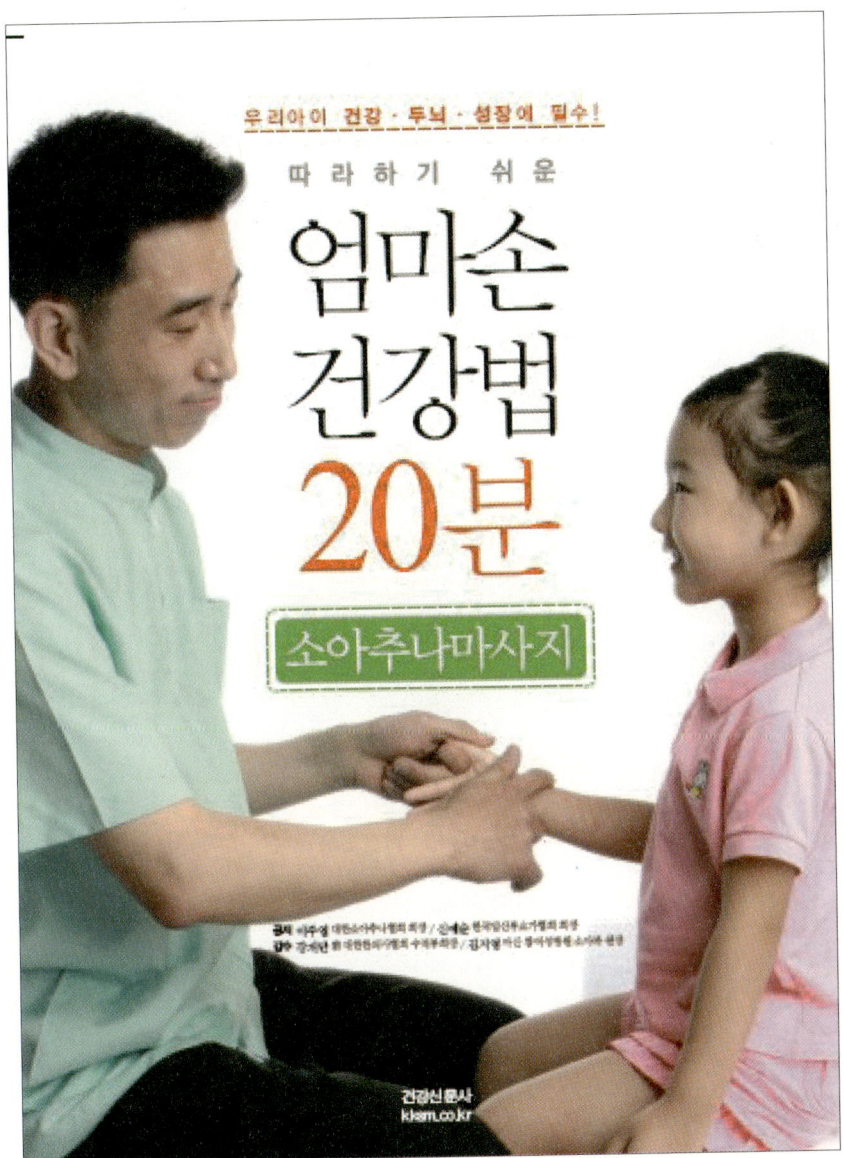

이주엽, 신예순 공저 / 212면 / 값 20,000원

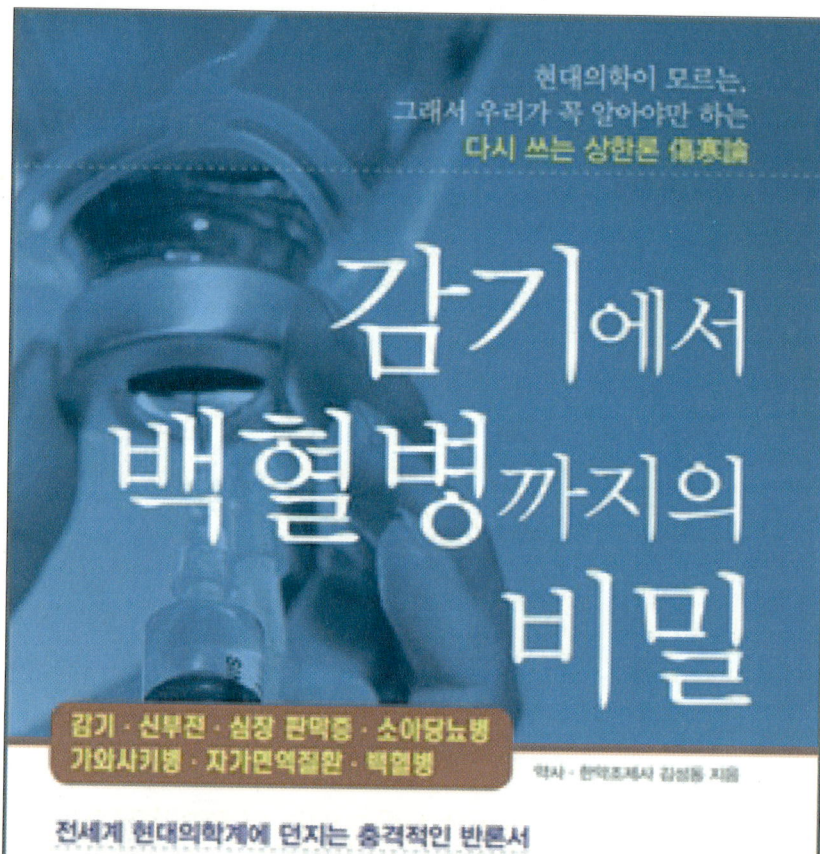

약사 김성동 지음 / 624면 / 값 30,000원

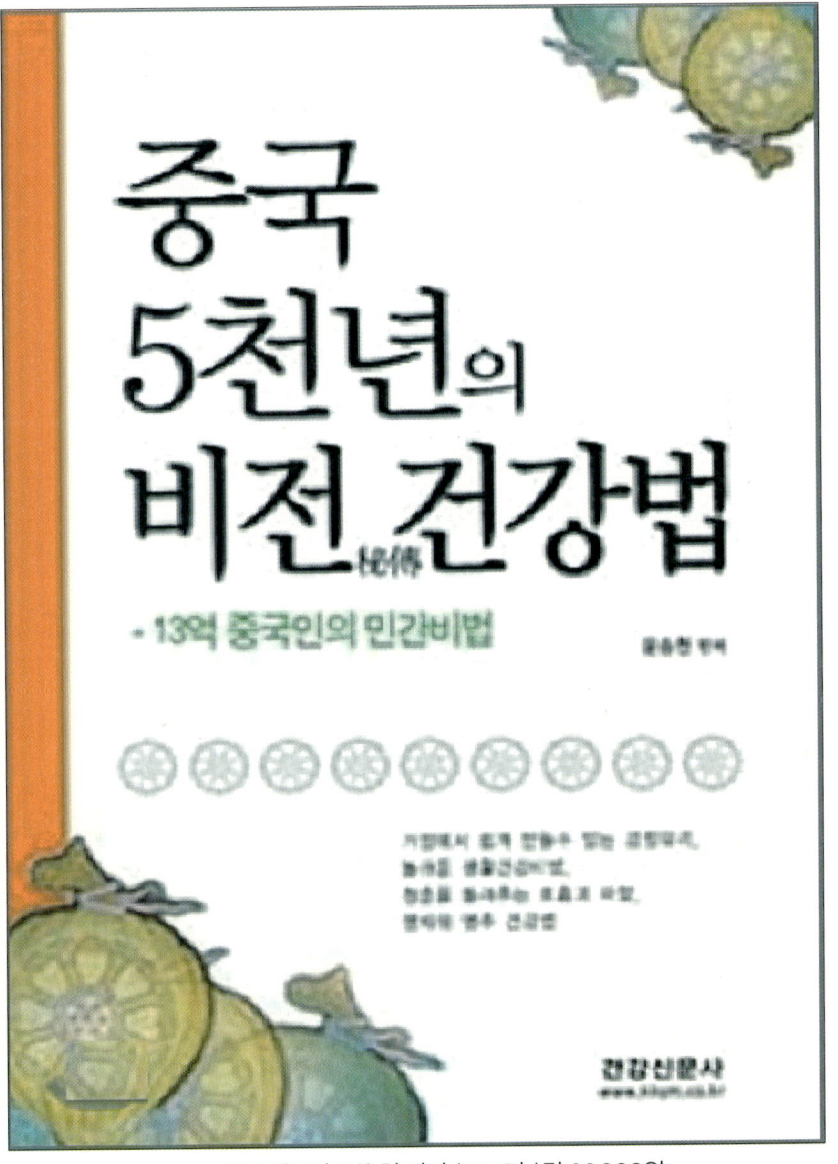

의료평론가 윤승천 편저 / 264면 / 값 20,000원

라파성서요법

1판 1쇄_ 2014년 5월 20일
2판 1쇄_ 2014년 7월 10일

지은이_ 김현일
감　수_ 윤승천
발행인_ 윤예제
발행처_ (주)건강신문사

등록번호_ 제8-00181호
주소_ 서울 은평구 응암동 578-72번지
전화_ 02-305-6077(대표)
팩스_ 02-305-1436

값_ 25,000원
ISBN 978-89-6267-065-3　　03510

* 잘못된 책은 바꾸어 드립니다.
* 이 책에 대한 판권과 모든 저작권은 (주)건강신문사에 있습니다. 허가 없는 무단인용 및 복제, 복사, 인터넷 게재를 금합니다.